便秘诊治进展

BIANMI ZHENZHI JINZHAN

王本军　编著

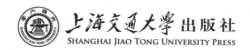
上海交通大学出版社
SHANGHAI JIAO TONG UNIVERSITY PRESS

内容提要

　　本书以便秘为主题，介绍便秘的病因与病机、解剖与病理生理等；然后详细阐述便秘的诊断与治疗，内容涵盖临床表现、辅助检查、诊断标准、生活习惯的调节、中医特色治疗以及手术治疗等，并且在起居、饮食和运动方面给予相应指导，有利于疾病的预防与调养；列举肿瘤、糖尿病、脑卒中、肠梗阻、痔疮、肛裂在内的便秘相关疾病，并进行逐一讲解。本书将理论知识与临床实践紧密结合，旨在帮助临床肛肠科医务工作者巩固理论知识，提高诊治水平。

图书在版编目（CIP）数据

便秘诊治进展 / 王本军编著. --上海 ： 上海交通
大学出版社，2023.12
　　ISBN 978-7-313-29637-5

　　Ⅰ．①便… Ⅱ．①王… Ⅲ．①便秘—诊疗 Ⅳ.
①R574.62

　　中国国家版本馆CIP数据核字（2023）第196100号

便秘诊治进展
BIANMI ZHENZHI JINZHAN

编　　著：王本军
出版发行：上海交通大学出版社
邮政编码：200030
印　　制：广东虎彩云印刷有限公司
开　　本：710mm×1000mm　1/16
字　　数：230千字
版　　次：2023年12月第1版
书　　号：ISBN 978-7-313-29637-5
定　　价：198.00元

地　　址：上海市番禺路951号
电　　话：021-64071208
经　　销：全国新华书店
印　　张：13.25
插　　页：2
印　　次：2023年12月第1次印刷

著者简介

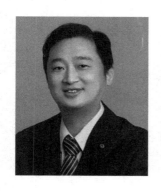

王本军

　　副主任医师，硕士研究生导师，山东省中医院肛肠科副主任。山东省医师协会肛肠病专业委员会青年副主任委员，山东省医学会肛肠分会委员，山东中医药学会名医学术研究专业委员会副主任委员，中国民族医药学会外科分会副会长，中国民族医药学会外治疗法分会副会长，世界中医药学会联合会外科分会理事，世界中医药学会联合会虚实挂线专业委员会理事，中医药高等教育学会临床教育研究会肛肠分会常务理事，中国医药教育协会委员，山东省第三批省级中医师承学术继承人，山东省中医院"青年名中医"。擅长中西医结合微创治疗混合痔、肛裂、肛瘘、肛周脓肿等肛肠科常见病、多发病；擅长药物及手术综合治疗便秘、直肠脱垂、炎症性肠病等肛肠科疑难疾病；擅长结直肠肿瘤腹腔镜微创手术、化疗及中医药结合的综合治疗，对应用中医中药对化疗减毒增效及减少术后复发转移有较深入研究。主持和参研厅局级课题2项，山东省自然基金课题3项。在国家级及省级核心期刊上发表学术论文20多篇，发表SCI论文6篇。拥有国家发明专利3项，主编学术专著5部。

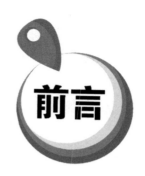

前言

　　排便是一个复杂的生理过程,受多个系统、多种因素的影响,当某种因素或多种因素异常时就可能出现排便障碍进而导致便秘。便秘可以是暂时性的,也可以长期持续存在;可以是功能性或器质性的,也可以两者兼有,相互影响。

　　随着现代社会生活节奏的加快和生活方式的转变,便秘已成为一种常见疾病,并且患者的年龄跨度越来越大,不再仅限于体弱老人,学龄前儿童与青壮年也有发病。便秘虽不会直接致命,但长期便秘可以诱发心脑血管疾病、肿瘤,甚至阿尔茨海默病等,严重影响人们的身心健康和生活质量。因此,对便秘的预防与治疗有十分重要的意义。

　　为向读者传递便秘的相关诊治理论及预防知识,本人特结合自身多年临床工作经验,编写了《便秘诊治进展》一书。首先,本书阐述了便秘的理论基础,包括病因与病机、解剖与生理、流行病学以及分类与分型等内容;其次,对便秘的诊断与治疗进行介绍,内容涵盖诊断的具体措施、相关诊断标准以及中西医治疗便秘的不同方法等;再次,在起居、饮食与运动预防和不同人群的便秘调养方面给予指导;最后,借鉴大量前沿文献,对便秘相关疾病的研究进展展开叙述。本书从临床实际出发,以理论为基础,研究为指导,实践为延伸,内容丰富、语言简洁、层次分明。通过阅读本书,不仅能够帮助临床相关医务工作者巩固理论架构,提高诊治水平,而且可以为广大读者普及便秘相关知识,达到全民了解便秘并科学防治便秘的目的。

　　本书由 2022 年度齐鲁医派中医学术流派传承项目基金(H20221021-01)、山东省自然科学基金(ZR2015HL109)、山东中医药科技发展计划项目(2019-0140、M-2023305)、重庆市科卫联合中医药科研项目(2019ZY023477、2020ZY023931),2023 年度中国民族医药学会科研项目(2023ZY099-71)、山东省中医院"青年名中医"培育项目资助出版,在此表示衷心的感谢。

　　由于编者时间有限,书中若存在疏漏之处,恳请广大读者提出宝贵意见,以期再版时修改、完善。

王本军

山东省中医院

2023 年 6 月

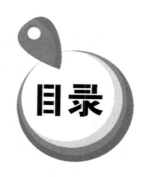

目录

第 一 章

便秘的理论基础

第一节 中医病因与病机

中医学认为,便秘是大便秘结不通,排便时间延长或欲大便而艰涩不畅的一种病证。中医学早在《黄帝内经》中就有关于便秘的记载,如《素问·玉机真脏论》记载"脉盛、皮热、腹胀、前后不通、闷瞀,此为五实。"此后,历代医家对便秘的论述颇多,如张仲景根据便秘的不同特征,以"阴秘、阳秘、脾约"为纲,创立了阴秘、阳秘、虚秘、实秘、寒秘、热秘的辨证论治学说。《诸病源候论·卷之十四·大便难候》曰:"大便难者,由五脏不调,阴阳偏有虚实,谓三焦不和,则冷热并结故也……又云:邪在肾,亦令大便难……又,渴利之家,大便也难,所以尔者,为津液枯竭,致令肠胃干燥。"李东垣在《兰室秘藏·卷下·大便燥结门》中系统地论述了大便结燥的病因病机,并创通幽汤、润燥汤、润肠丸等专方治疗大便秘结。

刘完素在《素问·玄机原病式》中指出:"风、热、火,同阳也;燥、湿、寒,同阴也。又燥、湿,小异也……故火胜金而风生,则风能胜湿,热能耗液而反寒,阳实阴虚,则风热胜于水湿而为燥也。热燥在里,耗其津液,故大便秘结,消渴生焉。"认为六淫侵袭,每致热燥在里,阴津不足,大肠津亏,肠道干涩,大便燥结。

《兰室秘藏·卷下·大便燥结门》曰:"饥饱劳役,损伤胃气。及食辛辣厚味之物,而助火邪,伏于血中,耗散真阴,津液亏少,故大便燥结。然燥结亦有风燥、热燥、阴结、阳结之类。"《证治汇补》指出:"或房事过度、饮食不节,或恣饮酒浆,多食辛辣,饮食之火,起于脾胃,淫欲之火,起于命门,以致火盛水亏,传送失常,渐成燥结之证。"《医学正传·卷之六·秘结》论:"夫肾主五液,故肾实则津液足而大便滋润,肾虚则津液竭而大便燥结。原其所由,皆房劳过度,饮食失节,或恣饮酒浆,过食辛热,饮食之火起于脾胃,淫欲之火起于命门,以致火盛水亏,津液

— 1 —

不生,故传道失常,渐成燥结之证。"均认为过食辛热,饮酒无度,房事不节,终致肾虚津亏,脾伤胃热,肠道受损,便结由生。《景岳全书》指出:"老人便结,大都皆属血燥。盖人年四十而阴气自半,则阴虚之渐也。此外则越老越衰,精血日耗,故多有干""秘结证,凡属老人、虚人、阴脏人及产后、病后、多汗后,或小水过多,或亡血、失血、大吐、大泻之后,多有病为燥结者。盖此非气血之亏,即津液之耗。"《医学正传·卷之六·秘结》指出:"便秘……又有年高血少,津液枯涸,或因有所脱血,津液暴竭,种种不同,固难一例而推焉。"关于产妇,《金匮要略·妇人产后病脉证治第二十一二》曰:"新产妇人有三病:一者病痉,二者病郁冒,三者大便难,何谓也?"认为年老、产后、体质虚弱、病后、素体多汗、小便过多、失血吐泻等凡致阴血亏虚,津液耗伤者,均可致大便秘结。

中医学认为,大肠、肛门是"传导之官,变化出焉"之处,即"排出大便的地方"。从古人对大肠生理病理机制的描述来看,古人说的大肠实际就包括了结肠与直肠,《灵枢·肠胃篇》将结肠、直肠的解剖生理精要地概括为"广肠附脊,以受回肠"。明显的含义为,直肠附着于骶脊(不能松弛),以便于接受回肠以下的传输物(反应灵敏)。如果人体中气不足,气虚下陷,导致直肠不能"附脊"而发生松弛或接受功能反应迟钝,粪便不能从这里下排,即会出现粪便积留,导致便秘。可见,中医很早就认识到肛门、结肠、直肠的运动与感觉功能是大便正常排出至关重要的一个环节。至于肛门的功能,《素问·五脏别论》讲得更加精辟:"魄门亦为五脏使,水谷不得久藏。"此处的"水谷"指的是食物经胃肠道消化吸收而后的"浊阴"即粪便,粪便应及时经肛门排出。肛门本身虽无吸收功能,但起着使食物(水谷)不得久留胃肠道的作用,有着"司开合"的功能。如果肛门功能发生异常,粪便积留,不能及时从这里排出,就会发生便秘。同时也指出魄门的启闭功能受五脏之气的调解,而其启闭正常与否又影响着脏腑气机的升降。

一、心神主宰

"心者,五脏六腑之大主",起着主宰生命活动的作用,心脏功能正常,则脏腑活动协调。心失所主,则脏腑气机逆乱,百病丛生,主不明则传导之官的大肠必会受其影响。这正与现代医学认识到的便秘与心理障碍密切相关的观点不谋而合。况且心主血脉,血液运载着营养物质供养全身,大肠魄门无不依赖血液的营养灌溉而行使其传导排泄作用。倘若心血不足,血虚津少,肠腑失濡,魄门难启,则大便干结如栗,不能正常排出而成便秘。心主神,人的精神意识、思维活动受其主宰,但心神的正常生理功能有赖于气机出入升降,若魄门开闭有度,气机升降有序,则思维敏捷,精神振奋,反之易见惊悸怔忡,甚则谵狂迷乱。

二、肝气条达

肝的疏泄功能对全身各脏腑组织的气机升降起着平衡、协调的作用,与脾胃的关系尤为密切,因为肝的疏泄功能主要通过协调脾胃气机升降来完成,使清阳之气升发以助脾的运化,浊阴之气下降以助胃的受纳腐熟以及大肠的传导排泄,清升浊降,魄门启闭有常,糟粕粪便有规律地排出又促进了气机的和畅顺达。若肝失疏泄,往往犯脾克胃、气机升降失常、运化失司则魄门开合失度,而出现便秘。肝郁气滞也会影响到人的情志,这都说明了精神情志与便秘之间的密切联系。

三、脾气升提

脾主运化,所谓运化,除了将水谷化生的精微物质输送至全身以外,还包括肠道的吸收、传送、排泄等功能,故脾与大肠、魄门在生理功能和病理变化上息息相关。五脏六腑及魄门正常生理活动所需要的水谷精微,有赖于脾的运化作用,大肠的传导、魄门的启闭以及糟粕的排泄,同样也有赖于脾的运化功能。而脾的运化特点是以上升为主,"脾气主升""脾升则健",脾的升清功能正常,就是常说的脾气健运,水谷精微等营养物质便可正常吸收与输布,魄门亦能开合有节;若脾气不升,健运失职,消化、吸收、排泄功能亦因之而失常,魄门难以正常开闭则为便秘。

四、肺气肃降

肺主气,人身之气均为肺所主,其功能体现为肺的宣发和肃降作用,肺气的宣肃也同样调节着气机升降出入运动。肺与大肠为脏腑表里关系,大肠的传导,魄门的开合,也需依赖肺气的清肃下降。肺气肃降,大肠之气亦随之而降,魄门正常开闭,大便排泄通畅。而魄门的正常开闭,排便的通畅反过来又有助于肺气的肃降,肺气得降则能肃清肺及呼吸道内的异物,保持呼吸道的清净,所以说"大肠之所以能传导者,以其为肺之腑,肺气下达,故能传导,是以理大便必治脏,脏腑同治",此即"脏实泻其腑"之例。正如清《石室秘录·大便闭结》云:"大便闭结者,人以为大肠燥甚,谁知是肺气燥乎?肺燥则清肃之气不能下行大肠。"

五、肾气固摄

肾为"先天之本",是人体生命的源泉,肾中元阳对机体各脏腑组织起着推动温煦作用,如脾的运化赖肾以温煦和滋润。同时肾司二便,主开合,肾中阴阳平衡,肾气固摄,开合协调,则魄门的启闭有序,排泄功能正常。若肾阳亏虚,命门火衰,温煦无权,不能助脾胃腐熟水谷,开合失司,关门不利,则魄门启闭无节,排便功能出现异常。肾阳亏损,寒湿内生,浊阴凝聚,温煦无权致大肠传送失司,魄门固闭不开,引起便秘。正如《素问·至真要大论》中所云:"太阴司天,病阴痹大便难,阴气不用,病本于肾。"明代虞抟《医学正传》从肾阴与津液关系的角度,认识便秘与肾密切相关,指出"故肾实则津液足而大便滋润,肾虚则津液竭而大便结燥。"其原因"皆房劳过度……淫欲之火起于命门,以致火盛水亏,津液不生,故传导失常,渐成结燥之证。"明确指出肾虚导致气滞、津液暴竭,可以引起便秘。

所以,魄门的开合,虽直接由肠道所主,但与心神的主宰、肝气的条达、脾气的升提、肺气的肃降、肾气的固摄密切相关,魄门的功能不仅可以直接反映消化道功能正常与否,同时还反映了内在脏腑的状况。同时,中医学对人体功能变化多归于"气"的盛衰,肛门直肠功能改变导致的便秘即由"气"的不足和"气"机失调所导致。"气"的不足多与脾虚中气不足或肾虚阳气不足有关,中气不足则气虚下陷,阳气不足则大肠推动无力,直肠肌膜脱陷(直肠黏膜内脱垂、直肠前突、会阴下降等)导致排便困难,"气"机失调则肛门开合失利(盆底肌功能失调等)而发生便秘。《金匮要略·便秘统论》云:"气内滞而物不行",明确提出脾虚水谷不运,气机失调是导致便秘的主要原因。《重订严氏济生方·秘结论治》云:"大肠者,传导之官,变化出焉……摄养乖理,三焦气涩,运掉不行,于是乎壅结于肠胃之间,遂成五秘之患。"也提出三焦气涩滞不行,使肠胃气机阻滞可导致便秘发生。

气与血有着"气行则血行,气滞则血滞"的关系,肛肠气机不利,血亦随之郁滞,渐至肠道血脉瘀塞,经络痹阻,糟粕停留,因而便秘。正如明代戴原礼《秘传证治要诀及类方》所述:"又有气秘,强败通之,虽通复闭,或迫之使通,因而下血者,此惟当顺气,气顺便自通。顺气之法,又当求温暖之利,曾有下巴豆等药不通,进丹附却通,不可不知。"

此外,津液亏少,肠失濡润,大便燥结不运亦可致大便排出不畅,《兰室秘藏·大便结燥》云:"津液润则大便如常,若饥饱失节,劳役过度,损伤胃气及食辛热味厚之物而助火邪,伏于血中,耗伤真阴,津液亏少,故大便结燥……有年老气虚、津液不足而结燥者。"《景岳全书·秘结》云:"秘结证,凡属老人、虚人、阴脏之人及产后、病后、多汗后,或小水过多,或亡血失血大吐大泻之后,多有病为燥结者,盖此非气血之亏,即津液之耗。"明确指出津液的不足亦是导致便秘的重要原因。

综上所述,中医学认为,排便障碍性便秘虽属大肠、肛门的传导失常,但与脏腑、阴阳、气血、津液的功能失调有关,主要是由于饮食不节、起居失摄、劳倦内伤、五志过极、年老体虚、女性生产等病因,导致五脏功能失调、气机郁滞、血瘀津亏使大肠传导失司、肛门开合不利而产生的。而排便障碍的主要病机是直肠肛门的气机失调、气虚不运,以及津液的不足。

脾为后天之本,气的生成主要有赖于脾的运化,且脾虚不化生水谷则五脏之气均不得以生;同时脾虚失运,致水谷不化,进而郁滞肠内;脾又主肌肉,脾虚精微不化生,直肠肛门肌肉失于荣养,收缩无力形成排便推进无力,导致直肠肛门的气机失调和气虚不运,产生排便障碍。

肝主疏泄,又司气之主升,关乎着人体气机的调畅,其气机条达,其他脏腑功能方能协调,升降出入方可有司,水谷得以运化,糟粕自然顺降,大便方可有常。肝失疏泄,气机郁结,升降失司,推动无能,致糟粕郁滞肠腑,肛门不得正常开合、排便气机失调而为排便障碍之证。

肾为先天之本,又司二便,主开合,五脏气机均有赖肾中元阳的推动温煦,若肾阳不足则五脏不得温煦,脾气亦无以化生,大肠推动无力。肾阴亏虚、津液不足、大肠传化燥涩亦成排便障碍。所以,五脏中与排便障碍的关系最为密切的又当属脾、肝、肾。

总之,中医学认为导致便秘的原因很多。外因责于六淫之邪来犯,以燥、热、湿为主因;内因责于情志失和,气机郁滞,还有饮食不节,劳逸不当等。同时,瘀血、痰浊、水湿、体虚、误治等亦可致便秘的发生。此外,便秘的发生尚与地域、年龄、性别、体质、生活习俗等相关。

第二节　西医解剖与生理基础

一、结肠解剖

结肠包括盲肠、升结肠、横结肠、降结肠和乙状结肠。结肠长度存在一定的差异,平均长度150 cm,结肠肠腔中属盲肠最大,向尾侧逐渐变小,至直肠部位扩大成直肠壶腹。

(一)结肠的形态结构

1.盲肠

盲肠长约6 cm,直径约7 cm,是结肠壁最薄、位置最浅的部分。正常位于右髂窝,中肠旋转不良者盲肠可位于左上腹、胃前或右上腹。回肠进入盲肠的开口处为回盲瓣,其功能为防止结肠内容物反流入小肠。由于回盲瓣的功能存在,结肠梗阻常为闭祥性肠梗阻,容易导致盲肠过度扩张、坏死及穿孔。阑尾一般长5～7 cm,最长可达 15 cm,短者仅 0.2 cm,也有双阑尾畸形。阑尾为腹膜内位器官,腹膜沿着管壁的一侧构成扇形或三角形系膜,称阑尾系膜。阑尾常见位置有回肠下位(约占 41.3%)、盲肠后位(约占 29.4%)、盲肠下位(约占 17.4%)和回盲前位(约占 7.4%)。

2.升结肠

升结肠是盲肠的延续,一般长约 15 cm,升结肠与横结肠移行部位称为结肠右曲或肝曲。升结肠为腹膜间位器官,肠壁的前面及两侧面均被腹膜覆盖,后面借疏松结缔组织连于腹后壁。其右髂腰筋膜和右肾筋膜前层形成 Toldt 筋膜,该筋膜内无血管经过,在升结肠癌手术中沿此筋膜分离可以减少出血。升结肠内面与肠祥相邻,前面及外面与腹前壁、腹外侧壁或大网膜右缘及部分小肠祥相邻。结肠右曲位于右肾与肝叶之间,因直接与肝叶相接,故在肝右叶下面常形成压迹;其前内侧与十二指肠降部及胆囊底相接。

3.横结肠

横结肠长约 50 cm,在右季肋区起自结肠右曲,起初向左下前方延伸,逐渐转向左后方,直至左季肋区,构成一向下的弓形弯曲。在脾门的下侧,横结肠由后向前转向下,形成结肠左曲,也称脾曲。其位置较结肠右曲略高,并且更贴近腹后壁,弯曲的角度一般较结肠右曲大。横结肠自结肠左曲向下移行于降结肠。横结肠的起始端为腹膜间位,前面由腹膜覆盖,后面则借结缔组织连于十二指肠降部和胰头的前面,而其余部分直至结肠左曲,均为腹膜内位,完全被腹膜包裹,并且沿着系膜带,2 层收膜构成宽阔的横结肠系膜,悬系在胰体的前面。

4.降结肠

降结肠长约 23 cm,于左季肋区结肠左曲开始,沿左肾外侧缘和腰方肌的前面下行,达髂嵴平面,移行为乙状结肠。降结肠位于左腹外侧区,较升结肠距中线稍远,位置深,管径相对稍小。前面完全被小肠祥遮盖。降结肠亦属腹膜间位器官,腹膜覆盖肠管的前面及两侧,后面借结缔组织连于腹后壁,因此位置较固定。

5.乙状结肠

乙状结肠是位于降结肠和直肠之间的一段肠管。长度差异较大,成人一般为 40 cm 左右。乙状结肠始端在左髂嵴处与降结肠相移行,起初向下方延至盆腔入口,于腰大肌的内缘再转向内上,形成此段肠管的第 1 个弯曲,肠管向内上方越过髂总动脉分叉处,急转向下,形成第 2 个弯曲,至第 3 骶椎平面续为直肠。

乙状结肠亦为腹膜内位器官,因此腹膜包裹肠管后,形成幅度较宽的乙状结肠系膜,将乙状结肠固定于左髂窝和小骨盆后壁,系膜根的附着线常呈"人"字形。乙状结肠系膜在肠管的中段幅度较宽,向上、下两端系膜幅度逐渐变短而消失,故乙状结肠与降结肠和直肠相移行处均被固定而不能移动,而中段活动范围较大。乙状结肠系膜幅度的长短并不十分恒定,一般小儿时期相对较长,是造成乙状结肠扭转的因素之一。直肠和乙状结肠交界处距齿线 13～18 cm,为肿瘤的好发部位。

(二)结肠的血管

右半结肠的动脉来自肠系膜上动脉分出的结肠中动脉右侧支、结肠右动脉和回结肠动脉,横结肠的血液供应来自肠系膜上动脉的结肠中动脉,左半结肠动脉来自肠系膜下动脉分出的结肠左动脉和乙状结肠动脉,此处还有边缘动脉和终末动脉。

1.肠系膜上动脉

肠系膜上动脉起自腹主动脉。从十二指肠水平部与胰体下缘间穿出。在小肠系膜根部的 2 层腹膜中向右下方走行。其下行的过程呈轻度弯曲,弯曲的凸侧朝向左下方,弯曲的凹侧朝向右侧,肠系膜上静脉在其右侧伴行。弯曲的凸侧发出肠动脉 12～16 支供应小肠,而其凹侧则发出结中肠动脉、右结肠动脉及回结肠动脉供应结肠。

2.结肠中动脉

结肠中动脉在胰腺下缘起于肠系膜上动脉,自胃左后方进入横结肠系膜,向下向前向右,分成左右 2 支。右支在结肠右曲附近与结肠右动脉的升支吻合,供应横结肠右 1/3;左支主要与结肠左动脉的外支吻合,供给左 2/3 横结肠。在横结肠系膜的左半有一个无血管区,常在此区穿过横结肠系膜进行手术。约 25% 的人无结肠中动脉,由结肠右动脉的 1 支代替,少数人有 2 支结肠中动脉。

3.结肠右动脉

结肠右动脉在结肠中动脉起点下 1～3 cm 处起于肠系膜上动脉,在腹膜后,右肾下方向右横过下腔静脉、右侧精索(卵巢血管)和右输尿管,分成升降 2 支。升支主要与结肠中动脉的右支吻合,降支与回结肠动脉升支吻合,结肠右动脉供给升结肠和结肠右曲的血液。

4.回结肠动脉

回结肠动脉在结肠右动脉起点下方起于肠系膜上动脉,有时与结肠动脉合成一条主干,在十二指肠水平部下方分成升降2支。升支与结肠右动脉降支吻合,降支到回盲部分成前后两支,与肠系膜上动脉的回肠支吻合。此动脉供应升结肠下段、回盲部和回肠末段。

5.结肠左动脉

结肠左动脉在十二指肠下方由肠系膜下动脉左侧分出,在腹膜后向上向外横过精索或卵巢血管、左输尿管及肠系膜下静脉,行向结肠左曲,分成升降2支。升支向上横过左肾下端,主要与结肠中动脉的左支吻合,供给降结肠上段、结肠左曲和左1/3横结肠;降支向左,又分成升降2支与乙状结肠吻合,供给降结肠下段。

6.乙状结肠动脉

乙状结肠动脉一般为1~3支,但也可多达7支,直接起自肠系膜下动脉,或与左结肠动脉共干发出。乙状结肠动脉行于乙状结肠系膜内,每支又分为升支与降支,它们彼此呈弓状吻合外。最上一支乙状结肠动脉的升支与左结肠动脉的降支吻合,最下一支乙状结肠动脉的降支与直肠上动脉的分支吻合。

7.肠系膜下动脉

肠系膜下动脉距腹主动脉分叉上方3~4 cm,对十二指肠降段下缘,起于腹主动脉前面,向下向左,横过左髂总动脉,成为直肠上动脉,其分支有结肠左动脉和乙状结肠动脉。

8.边缘动脉

各结肠动脉间互相吻合形成的连续动脉弓为边缘动脉,自回盲部至直肠乙状结肠接连处,与肠系膜边缘平行。这种吻合可由单一动脉接连,或由一二级动脉弓接连,对结肠切除有重要关系。如边缘动脉完好,在肠系膜下动脉起点结扎切断,仍能维持左半结肠血液供应。但边缘动脉保持侧支循环距离不同,有的结肠中动脉与结肠左动脉之间缺乏吻合,有的结肠右动脉与回结肠动脉之间缺乏吻合。因此,结肠切除前应注意检查边缘动脉分布情况,如果结肠断端血供不良则容易造成肠段缺血导致吻合口漏或肠坏死。

9.终末动脉

终末动脉由边缘动脉分出长短不同的小动脉,与结肠成垂直方向到结肠壁内。其短支由边缘动脉或由其长支分出,分布于近肠系膜侧的肠壁;长支由边缘动脉而来,在浆膜与肌层之间,到结肠带下方,穿过肌层,与对侧的分支吻合,分布于黏膜下层。肠脂垂根部常有终末动脉,切除肠脂垂时不可牵拉动脉以免损伤。在行结肠与结肠吻合时,需切除两端结肠的终末支及系膜约 1 cm,保证吻合口浆膜层对合,防止吻合口漏,如终末支结扎切断过多也会发生吻合口漏。

10.结肠的静脉

(1)结肠壁内静脉丛汇集成小静脉,在肠系膜缘汇合成较大静脉,与结肠动脉并行,成为与结肠动脉相应的静脉。

(2)结肠中静脉、结肠右静脉和回结肠静脉合成肠系膜上静脉入门静脉。

(3)左半结肠静脉经过乙状结肠静脉和结肠左静脉,成为肠系膜下静脉,在肠系腹下动脉外侧向上到十二指肠空肠由外侧转向右,经过胰腺后方入脾静脉,最后入门静脉。

(三)结肠淋巴组织

结肠淋巴组织以回盲部最多,乙状结肠次之,结肠右曲和结肠左曲较少。降结肠最少,分为壁内丛、中间丛和壁外丛。

1.壁内丛

壁内丛包括结肠黏膜、黏膜下层、肌间和浆膜下淋巴丛。由小淋巴管互相交通,并与上方和下方的淋巴网相连,以围绕肠壁的交通丰富,因此结肠癌易围绕肠壁环行蔓延而形成梗阻。

2.中间丛

中间丛为连接壁内丛和壁外丛的淋巴管。

3.壁外丛

壁外丛包括肠壁外的淋巴管和淋巴丛,这些淋巴结分为 4 组。

(1)结肠上淋巴结:位于肠壁肠脂垂内,沿结肠带最多,在乙状结肠最为显著。

(2)结肠旁淋巴结:位于边缘动脉附近及动脉和肠壁之间。

(3)中间淋巴结:位于结肠动脉周围。

(4)中央淋巴结:位于肠系膜上、下动脉周围。肿瘤转移可沿淋巴网转移至不同的淋巴结,转移至不同组淋巴结其预后差异较大。

(四)结肠的神经支配

1.右半结肠

右半结肠由迷走神经发出的副交感神经纤维和由肠系膜上神经丛发出的交感神经纤维供应。由肠系膜上神经丛发出的神经纤维,随结肠动脉及其分支分布于右半结肠的平滑肌和肠腺。

2.左半结肠

左半结肠由盆内脏神经发出的副交感神经纤维和肠系膜下神经丛发出的交感神经纤维供应。交感神经有抑制肠蠕动和使肛门内括约肌收缩的作用,副交感神经有增加肠蠕动、促进分泌、使肛门内括约肌松弛作用。肠感受器很多是副交感神经,有牵张、触觉、化学和渗透压感受器。

二、直肠肛管解剖

(一)直肠肛管形态

直肠为结肠的延续,为结直肠的终末部分,长 12~15 cm,上端在第 3 骶椎平面与乙状结肠相接,下端在齿状线处与肛管相连。直肠无结肠带、肠脂垂、结肠袋和完整肠系膜,在矢状位有骶曲和会阴曲。

1.直肠壶腹部

直肠壶腹部由乙状结肠向下移行逐渐扩大形成,直肠壶腹部有上、中,下 3 个半月形皱襞,内含环形肌纤维,称直肠瓣,又称 Houston 瓣,其位置排列大致为左-右-左。中瓣多与腹膜反折平面对应。男性的前腹膜反折距离肛外缘 7~9 cm,女性的前腹膜反折距离肛外缘 5.0~7.5 cm。直肠扩张时直肠瓣可消失,直肠瓣有阻止粪便排出的作用,直肠壶腹的最下端变细与肛管相接。

2.肛直角

直肠末段绕过尾骨尖转向后下方,形成一个向前的弓形弯曲称会阴曲,形成肛直角,其在静息状态下为 90°~100°,在控制排便中起重要作用。

3.肛管

(1)解剖学肛管:上自齿线,下至肛缘,长 1.2~1.5 cm,是根据组织的来源(来自外胚层)和形态学决定的,即肛管上段的表层是柱状上皮和移行上皮,下段为移行上皮和鳞状上皮。解剖学肛管外只有部分括约肌包绕。

(2)外科学肛管:上自肛管直肠环上缘(齿线上方约 1.5 cm),下至肛缘,长约 4 cm。外科学肛管是从临床角度提出的,其范围较大,包括直肠末端,肛门括约肌环绕着外科学肛管。外科学肛管分法对肛肠外科手术有重要意义,便于术中保留括约肌,防止术后肛门失禁。

4.齿状线

齿状线是直肠与肛管的交界线,又称梳状线,由肛瓣和肛柱下端组成,呈锯齿状。由齿状线向下延伸约 1.5 cm,围绕肛管表面形成一个环形隆起,称肛梳或痔环。此区由未角化的复层扁平上皮覆盖,其深部含有痔外静脉丛,故在活体痔环表面呈微蓝色,光滑而有光泽。此部皮肤借致密结缔组织与肌层紧密附着,有时在齿状线以下,沿着肛门内括约肌内面遗留一层灰白色环形的肛直带,为导致低位直肠颈狭窄和痔发生的解剖学基础。由于齿状线上下的组织胚胎来源不同,故齿状线上下的血液供应、神经支配的来源、淋巴引流的方向均不同。

5.肛白线

在肛梳的下缘有一环状的白线为肛白线,或称 Hilton 线,是肛门内、外括约肌的分界处。直肠指检时,沿着白线可触知一条环形浅沟。白线以下移行于肛门,是后肠与原肛相连接的标志线,即内、外胚层的交界处。

6.肛柱

肛柱又称直肠柱,齿线以上直肠黏膜纵行的条状皱襞,长 1～2 cm,共有 6～14 个,是肛门括约肌收缩的结果,当直肠扩张时肛柱可以消失。肛柱内有直肠上动脉的终末支和齿状线上静脉丛汇集成的同名静脉,内痔即由此静脉丛曲张、扩大而成。各肛柱下端之间借半月形的膜皱襞相连,这些半月形的膜皱襞称肛瓣。

7.肛窦

肛窦为两直肠柱下端与肛瓣相连形成的许多袋状小隐窝,共有 6～8 个。肛窦开口向上,深 0.3～0.5 cm,其底部有肛腺的开口。肛窦有储存黏液润滑大便的作用,肛窦发育畸形是婴儿肛旁感染和肛瘘的原因之一。

8.肛腺

肛腺开口于肛窦底部,共有 4～8 个,多集中在肛管后壁。肛腺在黏膜下有一管状部分,称肛腺管。肛腺管多数呈葡萄状,少数呈单腺管,2/3 的肛腺向下向外伸展到内括约肌层,少数可伸展到联合纵肌,极少数可到外括约肌或肛旁间隙。肛腺感染是肛旁感染和肛瘘形成的重要原因。

9.肛乳头

肛乳头为三角形的上皮突起,在直肠柱下端,沿齿状线排列,共有 2～6 个。肛乳突基底呈淡红色,尖端呈灰白色,直径 0.1～0.3 cm。肛乳突在感染、外伤等因素的影响下可发生肥大。

10.肛垫

肛垫位于直肠下端,由上皮、黏膜下层的血管、平滑肌和弹力纤维组成,称为"肛管血管垫",简称"肛垫"。3 个主要的肛垫分别位于肛管左侧、右前侧、右后侧,是人人均有的正常结构,类似于人体的勃起组织,可以根据需要收缩和扩张。

肛垫上皮含有丰富的神经感受器,可维持肛管压力及其黏膜分泌功能,与人类的精细控便有密切关系。当黏膜下层的血管因调节障碍发生瘀血或肛垫的支撑组织 Parks 韧带和 Treitzs 肌发生变性断裂时,肛垫下移即形成痔。

(二)肛管直肠的毗邻

1.肠系膜及直肠周围结构

(1)直肠系膜:直肠为腹膜间位器官,没有传统意义的系膜。盆筋膜脏层所包裹的直肠背侧脂肪及其结缔组织、血管和淋巴组织,由于骨盆的特殊形状,只在直肠的上 1/3 形成膜状结构;而中下 1/3 是从直肠的后方及两侧包裹着直肠,形成半圈 1.5～2.0 cm 厚的结缔组织。肛肠外科称为直肠系膜,后方与骶前间隙有明显的分界,侧方由于侧韧带与盆腔侧壁相连,无明显分界,上自第 3 骶椎前方,下达盆膈,所以直肠癌的全直肠系膜切除是指切除从第 3 骶椎前方至盆膈直肠后方及双侧联系直肠的疏松结缔组织。

(2)直肠侧韧带:由直肠侧方直肠中动静脉、骶神经、脂肪和结缔组织构成,基底位于盆腔侧壁、顶端进入直肠的三角结构,当直肠被牵拉时可显出。

(3)直肠筋膜:直肠前方为直肠膀胱膈或直肠阴道隔,又称为迪氏筋膜。这层筋膜是腹膜反折的延伸,是直肠与男性精囊腺、前列腺以及女性阴道之间的间隙,与盆膈上筋膜融合,是直肠腹膜反折以下的前间隙。行直肠癌手术时,直肠前方分离必须通过此间隙。直肠后面无迪氏筋膜,其脏层筋膜即直肠深筋膜,系结肠带延伸形成的结缔组织,包绕直肠中段。壁层盆筋膜覆盖骶尾骨腹侧面,正中变厚,向下延伸至肛管直肠连接部,形成直肠悬韧带。

2.肛管直肠周围的间隙

在直肠和肛管周围有数个充满脂肪的间隙,又称为外科解剖间隙,分肛提肌上下 2 组。

(1)骨盆直肠间隙:位于肛提肌上盆腔腹膜下,在直肠两侧,左右各一个,因位置深,顶部和两侧为软组织,发生感染后会大量积脓,不易发现。

(2)直肠后间隙:位于直肠和骶骨之间,与两侧骨盆直肠间隙相通,直肠后间隙脓肿易穿破直肠或向下穿破肛提肌。

(3)坐骨直肠间隙:位于肛管两侧,左右各一个,在肛管后相通。

(4)肛门周围间隙:位于坐骨肛管横隔及肛门周围的皮肤之间,在肛管后相通。该间隙脓肿局部症状明显,易于发现。直肠肛管周围间隙相互交通,因此当一个间隙的感染不能有效控制常引起其他间隙的感染。

(三)肛管直肠和盆底肌肉

直肠和肛管肌肉分为随意肌和非随意肌。随意肌位于肛管之外即肛管外括约肌和肛提肌,非随意肌位于肛门壁内,即肛管内括约肌,中间肌为联合纵肌,既有随意肌纤维也有非随意肌纤维。上述肌肉能保持肛管的闭合和开放。

1.肛管内括约肌

肛管内括约肌由直肠环肌层在直肠下端延续增厚形成,属于平滑肌,齿状线下约 0.7 cm.齿状线上约 1.5 cm,上界在肛直环平面,下界达肛管内外括约肌间沟,其下缘与肛管外括约肌隔以联合纵肌形成肌间隔。肛管内括约肌与排便自制关系密切,未排便时内括约肌呈持续性不自主的收缩状态,闭合肛管,排便时充分松弛,保证肛管足够扩张。

2.肛管外括约肌

MRI 三维成像显示肛管外括约肌不是以往认为的皮下部、浅部和深部三部分,而是呈上、下(或浅、深)两部的复合体。肛管外括约肌下部呈环状,在该平面组织学证实为内外括约肌纤维、联合纵肌纤维交织混合的肌肉复合体。肛管外括约肌上部是耻骨直肠肌向下延续而成,在此平面肛管外括约肌不是一个完整的肌环,其前正中线常缺失,此种形态学模式不能起到环状括约肌的作用,仅能改变肛直角和实现肛内闭合。肛管外括约肌平时闭合肛管。排便时舒张,帮助排便,排便后又立即使肛管闭合。

3.联合纵肌

联合纵肌由 3 层肌纤维组成,内层是直肠纵肌的延伸,中层是肛提肌悬带,外层是外括约肌深部纤维的延伸。3 层在括约肌下方形成很多纤维隔,其功能主要包括以下 2 个方面。

(1)固定肛管:联合纵肌层属肛管各部的中轴,似肛管的骨架,借其丰富的放射状纤维,将肛管各部包括内、外括约肌联系在一起,形成一个功能整体。这些纵肌纤维不仅固定括约肌,还通过肛周脂肪,附着于骨盆壁和皮肤,穿过内括约肌止于齿状线附近的黏膜,因而对预防直肠黏膜脱垂及内痔脱出起一定作用。

(2)协助括约功能:联合纵肌在括约肌内部呈网状,与肌纤维相黏着。肛管协助括约功能是联合纵肌形成的弹性网与括约肌共同活动的结果。联合纵肌层组织疏松,也为肛周感染的蔓延提供了有利条件。

4.肛提肌

肛提肌是直肠周围形成盆底的一层肌肉,由耻骨直肠肌、耻骨尾骨肌及髂骨尾骨肌三部分组成,起自骨盆两侧壁,斜行向下止于直肠壁下部两侧。MRI 动态观察活体状态下的肛提肌为穹隆状,不像解剖所见的漏斗形。对于承托盆腔内脏、帮助排便及括约肛管有重要作用。

5.肛管直肠环

在肛管直肠连接部,肛管内括约肌、联合纵肌纤维、肛管外括约肌深部和耻骨直肠肌形成一个肌环,即肛管直肠环,直肠指诊时可触到。此环有重要括约功能,如手术时不慎完全切除,可致肛门失禁。

6.括约肌复合体

随着 MRI 和超声等影像技术的应用,有学者提出括约肌复合体的概念,指肛管内、外括约肌、耻骨直肠肌和联合纵肌共同组成的形态功能统一体。正确认识此概念对于肛门部重建手术具有重要意义。

7.会阴体

会阴体为尿生殖膈后缘肛门与阴道或阴囊根部之间的区域,其中心点附着有肛管外括约肌、球海绵体肌和会阴浅肌。此处入路可修补会阴撕裂、陈旧性会阴缺损和直肠阴道瘘等。

(四)肛管直肠神经支配

直肠由交感神经和副交感神经支配。交感神经主要来自腹下神经丛。该丛位于腹主动脉分叉下方,在直肠深筋膜之外分成左右 2 支,各向下与骶部副交感神经会合,在直肠侧韧带两旁组成坐骨神经丛。

肛管周围主要由阴部神经的分支痔下神经、前括约肌神经、肛尾神经和第 1 骶神经会阴支所支配。故肛门周围局部浸润麻醉,应注射一圈,特别是两侧及后方要浸润完全。

盆腔自主神经损伤可使精囊、前列腺失去收缩能力则不能射精。骶部副交感神经由第 2～4 骶神经分出,为支配排尿和阴茎勃起的主要神经,在直肠癌手术时保留盆腔自主神经可以减少术后男性性功能障碍和排尿功能障碍。

(五)肛管直肠血液供应和淋巴回流

1.动脉

肛管直肠动脉来自直肠上动脉、直肠下动脉、肛门动脉和骶中动脉 4 支。

(1)直肠上动脉:肠系膜下动脉的末支。

(2)直肠下动脉:由髂内动脉前干或阴部内动脉分出,左右各一支通过直肠侧韧带进入直肠,与直肠上动脉在齿状线上下相吻合。

(3)肛门动脉:由两侧阴部内动脉分出,通过坐骨直肠间隙,供应肛管和括约肌,并与直肠上下动脉相吻合。

(4)骶中动脉:由腹主动脉分叉处的后壁分出,紧靠骶骨前面下行,供应直肠下端的后壁。

2.静脉

肛管直肠周围静脉有 2 个静脉丛。

(1)痔内静脉丛:位于齿状线上方的黏膜下层,汇集成数支小静脉,穿过直肠肌层成为直肠上静脉,经肠系膜下静脉回流入门静脉。

(2)痔外静脉丛:位于齿状线下方,汇集肛管及其周围的静脉,经肛管直肠外方形成肛门静脉和直肠下静脉,它们分别通过阴部内静脉和髂内静脉回流到下腔静脉。

3.淋巴引流

肛管直肠的淋巴引流以齿状线为界,分上、下 2 组。上组在齿状线以上,引流途径向上、向两侧和向下。向上沿直肠上血管到肠系膜下血管根部淋巴结,这是直肠最主要的淋巴引流途径;向两侧者先引流至直肠侧韧带的直肠下血管淋巴结,再到盆腔侧壁的髂内淋巴结;向下穿透肛提肌至坐骨直肠间隙,伴随肛管血管到达髂内淋巴结。下组在齿状线以下,向外经会阴部到达腹股沟淋巴结,然后到髂外淋巴结,也可经坐骨直肠间隙汇入髂内淋巴结。上下两组淋巴结有时有吻合支互相交通,因此,直肠癌有时也可转移到腹股沟淋巴结。

三、结直肠的分泌与吸收

结直肠的主要功能之一是吸收水和电解质,其吸收能力从近端至远端逐渐递减,主要吸收水、钠离子等电解质、短链脂肪酸、氨和其他细菌代谢产物,但不能吸收蛋白质和脂肪。结直肠对水、电解质,特别是钠的吸收和分泌是其复杂功能的核心过程。正常情况下,机体 90% 的水分和电解质在小肠吸收,由结直肠吸收 $500\sim1\,000$ mL 水后由粪便排出 $100\sim150$ mL 水。水的吸收是被动过程,受肠腔内容物体积和流量的影响。各种溶质特别是 NaCl 在肠腔和组织间所产生的渗透梯度是吸收水分的主要动力。结直肠主要通过调节钠的吸收和保留来实现对水分吸收的调节。钠的吸收靠钠泵主动转运,可逆浓度梯度和电位梯度将钠离子主动回吸收入血液,并通过结直肠黏膜的屏障来限制吸收的钠离子反流到肠腔。结直肠的吸收功能有很大潜力,能部分代偿小肠的吸收障碍。

进入结直肠的粪便被细菌酵解成短链脂肪酸,短链脂肪酸可直接被结直肠黏膜吸收入血,提供热量,被称为"结直肠黏膜的特异性营养物质",是重要的能量物质。结直肠也是产生和吸收氨的重要部位,其主要来源于血液中的尿素,经细菌分解产生氨进入肝脏,再合成尿素和氨基酸。氨的吸收主要受结直肠腔内pH 的影响(pH 降低时氨的吸收就下降)。氨吸收后被血液运至肝脏,通过鸟氨酸循环合成尿素,一部分由肾脏排出或合成蛋白质,小部分随粪便排出体外。胆汁酸在结直肠吸收量很少,只占 5%~10%,但它对结直肠吸收水、电解质的功能却有很大影响。如结直肠吸收胆汁酸的功能障碍,或进入结直肠的胆汁酸过多时,滞留在结直肠内的胆汁酸受细菌的分解和代谢,产生胆酸和去氧胆酸等物质,能抑制结直肠对水和电解质的吸收,造成胆汁性腹泻。此外,结直肠中的细菌分解粪便产生吲哚、胺素、氨、酚、硫化氢等毒性产物,在结直肠吸收或肝脏代谢。肝病患者肝脏解毒功能低下,或有毒物质产生过多时,可能产生如肝性脑病等自身中毒症状。

结直肠黏膜无绒毛,但有许多杯状细胞,近端结直肠的杯状细胞比远端多,它可分泌浓稠的碱性黏液,结直肠黏液中的黏液蛋白能保护直肠黏膜和润滑粪便,使粪便易于下行,并保护肠壁防止机械性损伤,免遭细菌侵入。直接刺激黏膜的杯状细胞或刺激副交感神经,可使肠壁黏液分泌增加,因此炎症刺激和(或)情绪紊乱时,可引起黏液便和排便次数增加。

结直肠的卡哈尔间质细胞能分泌数种内分泌激素,主要有血管活性肠肽、5-羟色胺、P 物质、胰高血糖素、生长抑素、脑啡肽等。这些因子也影响结直肠的吸收和分泌功能。

影响结直肠吸收和分泌的因素包括醛固酮、生长抑素和血管活性肠肽等胃肠激素、自主神经、肠神经系统以及胆酸和脂肪酸。

四、结直肠微生态

肠道中含有大量的细菌,正常健康人的粪便细菌数为 10^{13} 个左右,常见菌种有数十种,有厌氧菌和需氧菌,专性厌氧菌占总数的 99.9%。

(一)分类

1.有益菌

有益菌又称共生菌,如双歧杆菌、乳杆菌、优杆菌等。

2.中间菌

中间菌包括肠球菌、大肠埃希菌、拟杆菌等,这些细菌对人体既有益也有害,两者兼而有之。

3.有害菌

有害菌包括绿脓杆菌、葡萄球菌、梭状芽孢杆菌等,这些细菌可对机体产生一些有益作用,但主要是有害作用。特别是肠道菌群失调的情况下,其有害或致病作用尤为明显。

(二)肠道菌群的形成与演化

新生儿出生时及出生后一天左右,肠道及胎粪几乎没有细菌,24 小时后,细菌开始在肠道内定植、生长。新生儿肠道菌群开始增殖的主要为大肠埃希菌、肠球菌和葡萄球菌等。这些菌生长后,消耗了生活环境内的氧气,降低了肠道 pH,为厌氧菌生长创造了条件。出生 3~4 天后,乳杆菌、双歧杆菌开始迅速繁殖,出生第 8 天时,双歧杆菌的数量已占据绝对优势。出生 8 天后,肠道菌群开始了第 1 次新的变化——大肠埃希菌、肠球菌数量下降,而双歧杆菌数量升高。到婴儿离乳期,肠道菌群又发生第 2 次变化——双歧杆菌数量下降,而拟杆菌、优杆菌与消化链球菌等细菌数量占优。至离乳期后,婴儿的肠道菌群逐渐与成人肠道菌群接近。青少年及成年期,肠道菌群种类及数量相当稳定,基本没有大的变化。但当人进入老年期后,肠道菌群进入第 3 次变化——有益菌双歧杆菌的数量减少,而有害性和腐败性的细菌如大肠埃希菌、肠球菌,乳杆菌与梭状芽孢杆菌等菌的数量增多。因此临床合理使用益生菌、益生元等微生态制剂调整肠道菌群失调引起的便秘和腹泻是很必要的。

五、结直肠的动力学

结直肠的运动功能主要表现为对肠内容物进行混合、搅拌,使其附着于黏膜表面,向结直肠远端推送粪便,贮存粪便以及激发排便反射后迅速将肠内容物排出体外。

(一)结直肠的运动形式

根据结直肠的电生理特性和 X 线及核素显像研究,结直肠有两大运动形式,非推进性运动和推进性运动。

1.非推进性运动

非推进性运动即袋状往返运动,结直肠环肌收缩使黏膜折叠成袋状,这种收缩在不同部位交替反复发生,使袋内的肠内容物向相反 2 个方向作短距离往返移动。这种缓慢揉搓作用使肠内容物混合并与肠黏膜接触,有利于水、电解质和短链脂肪酸的吸收,使粪流变稠、干燥。乙状结肠的袋状往返运动与形成卵圆形粪块有关。

2.推进性运动

(1)集团运动:结肠的推进性运动有两型,≥10.0 kPa(75 mmHg)的高幅推进式收缩和<5.3 kPa(40 mmHg)的低幅推进式收缩。高幅推进式收缩又称集团运动,使粪便以较快的速度向乙状结肠甚至直肠推进,一般在餐后,尤其早餐后容易出现,是一种进行较快、推进较远、收缩强烈的蠕动,频率为 24 小时约 6 次。进食后发生者又称为"胃-结肠反射",如果此反射过分敏感,则每餐之后均有排便活动,此多见于儿童。

(2)分节推进运动:一个结肠袋的肌肉收缩,将袋内的肠内容物推进到远端相邻的结肠袋内,使其在混合和研磨的同时缓慢向结直肠远端推进。

(3)蠕动:由一些稳定向前的收缩波组成,使结直肠内容物以 1～2 cm/min 的速度规律、稳定地向远端缓慢移行。

(二)结直肠运动的调节

正常结直肠的协同收缩主要由肠神经系统和卡哈尔间质细胞控制,分为肌源性调节和神经调节两方面。

1.肌源性调节

研究表明,胃肠道卡哈尔间质细胞是一种特殊的间质细胞,是胃肠道平滑肌活动的起搏点,并通过其网格状结构推进电活动的传播,还作为肠神经系统参与胃肠道神经递质的传递。卡哈尔间质细胞在胃肠道的正常运动中扮演了重要角色。卡哈尔间质细胞发育缺陷、缺氧、炎症介质、氧化应激等外源性因素可诱导卡哈尔间质细胞发生表型转化,导致胃肠动力障碍。结肠慢传输性便秘患者所有各区段结肠中的卡哈尔间质细胞数量减少可能涉及其发生。

2.神经调节

目前对参与结直肠运动的神经及其作用机制并没有完全了解,主要由 3 个层次来调节。

(1)第 1 层次为中枢神经系统的大脑皮质、延髓和脊髓,其通过甲状腺素释放激素激活或通过降钙素调节基因相关肽抑制迷走神经功能而调节肠道运动。下丘脑通过肾上腺素能神经引起结肠运动亢进,同时可能为阿片肽、P 物质、铃蟾素、降钙素调节基因相关肽等中枢肽类递质发挥作用的主要部位。

(2)第 2 层次为外源性神经,包括副交感神经、交感神经和非胆碱能非肾上腺素能神经系统,副交感神经对肠道起兴奋作用,交感神经对肠道起抑制作用。非胆碱能非肾上腺素能神经是肠道舒张的强有力神经系统,并与肠蠕动的下行性抑制有关。

（3）第3层次为肠神经系统,又称肠道壁内神经丛,它由黏膜下神经丛和肠肌神经丛组成。壁内神经丛是结直肠蠕动运动的神经基础,刺激肠黏膜引起神经冲动→黏膜下神经丛→肠肌神经丛,使被刺激处近端肠管收缩,远端肠管舒张。如此一缩一张,变成向下传送的蠕动波,驱使肠内容物向肛侧移动。当结直肠壁内神经丛缺乏节细胞时,如先天性巨结肠、全结肠无神经节细胞症的病肠就不能出现节律性舒张,而是出现持续性收缩,引起便秘。肠神经系统接受中枢和外源性神经的支配,同时又具有独立性,能单独调节肠道运动。神经调节主要通过兴奋性和抑制性2类胃肠激素(肽类激素)来实现。兴奋性肽类激素主要有乙酰胆碱、P物质、脑啡肽等,抑制性肽类激素主要包括血管活性肠肽、降钙素基因相关肽和一氧化氮等。

(三)影响结肠运动的因素

1.进餐

一般餐后不久即产生很强的便意,表现为结肠的集团运动频率增加,婴儿和儿童较成人明显,称为胃结肠反射。

2.活动

早晨起床和活动可使结直肠运动明显加强,而长期不活动或卧床者容易便秘。

3.外科手术

由于手术刺激抑制胃肠运动的儿茶酚胺的释放和肠肌神经丛抑制性神经元,使肠肌不能产生有效收缩而出现术后肠麻痹。

4.睡眠

睡眠状态下结肠缺乏高幅推进式收缩,唤醒后结肠运动功能明显增强。

六、排便的生理

排便是一种非常复杂而协调的动作,是由多个系统参与的生理反射功能。排便不仅是非意识性反射活动,而且还受大脑高级中枢的意识性控制。餐后由于结肠的运动,乙状结肠收缩增加并推动粪便进入直肠,产生一定压力,使直肠扩张,肛门内括约肌随之舒张,于是粪便进入肛管与感觉灵敏的上段内壁接触,感受到直肠扩张和接触粪便的复合感觉就会产生便意,这种冲动向上传达到大脑皮质。如果这时候没有排便条件,腹下神经和阴部神经发出冲动,盆膈的横纹肌及肛门外括约肌都强烈地收缩,同时整个结肠运动也受到抑制,制止粪便排出。坐位或蹲位准备排便时,深吸气,关闭声门,胸腹部及直肠肌肉收缩,肛提肌收缩,肛门外括约肌向外上方牵拉,肛管变短,肛管直肠角度加大,这个过程激发了脊髓的排便反射,使肛门内括约肌抑制,肛管放松,粪便排出。上述复杂机制使排便能够正常进行,其余时间则保持自制。

粪便的排出依靠健全的盆底横纹肌、敏感的排便感受器、协调的排便-自制反射综合作用。

(一)盆底横纹肌

从矢状面看,肛提肌、耻骨直肠肌和外括约肌从上、中、下3个平面包绕肛管全长。肛提肌和外括约肌的肌束均呈"8"字形,分别环绕肛管上口和下口。耻骨直肠肌在直肠的后壁呈"U"形环绕,此种特殊的解剖学排列模式提示盆底横纹肌是一组强大的括约肌群,除控便作用外,尚有抗腹压和承托盆内内脏重量的作用。如果腹压增加,盆底下降(妊娠、分娩),神经牵拉受损,可能导致肛提肌功能不全。耻骨直肠肌肥厚或痉挛,外括约肌反常收缩等动力紊乱,引起排便通道受阻而导致便秘。

(二)排便感受器

研究证实,耻骨直肠肌的前2/3段和肛门外括约肌的两侧段内有丰富的牵张感受器(肌梭),刺激该区可产生便意,因此排便反射是充胀的直肠间接刺激这些感受器而获得的。直肠感觉功能测定,成人直肠容量达 50 mL 时可引起直肠充胀感,大约 100 mL 可产生便意,120～220 mL 可引起持续便意或紧迫排便感。

(三)排便-自制反射

排便-自制反射主要依靠直肠肛门抑制反射、直肠肛门收缩反射、随意性抑制反射完成。

1.直肠肛门抑制反射

直肠肛门抑制反射表现为直肠扩张时。内括约肌反射性松弛,其发生机制尚不十分清楚。多数学者认为该反射通过肠神经系统完成。肠壁肌间神经节细胞是该反射的关键环节,神经节细胞缺乏时,反射通路中断。先天性巨结肠患儿,由于病变肠段神经节细胞缺如,因而不能引出该反射。

2.直肠肛门收缩反射

直肠扩张、肛门内括约肌松弛时可伴有肛门外括约肌及耻骨直肠肌的反射性收缩,持续 2～3 秒。如肛门外括约肌对刺激无反应时,表明存在肛门外括约肌及支配神经的损伤。

3.随意性抑制反射

当环境不允许排便,耻骨直肠肌和外括约肌主动收缩时,引起直肠反射性扩张,该反射间接地通过内括约肌作中介来实现。

第三节 流 行 病 学

一、成年人便秘流行病学概况

便秘是一种常见的情况,主要表现为患者的每周排便次数少于 3 次,同时还会存在某些大便干燥或明显的肠道不适的问题。排便主要包括排便费力和排便困难等症状,甚至有些患者会出现排便费时且需要帮助的问题。慢性便秘是指患者出现至少 6 个月的便秘过程,便秘对大多数患者来说,是一种难以启齿的病症之一,但是这一疾病不会危及患者的生命,但是对于一些群体的患者来说,便秘已经危及其正常生活的进行,需要医务人员及时展开对中国便秘的诊断和治疗。近年来我国的医务工作者逐渐对便秘的危害及治疗逐渐重视,不断深入研究这一疾病,甚至也对特殊群体的治疗原则便秘进行深入分析,当前的流行病学数据显示,在成人便秘方面主要存在文献的分散,需要研究人员深入了解和熟悉这一疾病。

由于便秘病因复杂,临床症状因人而异,再加上各大医院内部的工作人员对这一疾病的诊断标准把握程度不同,尤其是在调查内容缺乏统一,因此难免出现流行病学报道结果不一致的问题。

根据来自世界各地的报道,可以发现成人便秘患病率为 2.5%～79.0%,除此之外,研究人员在对欧洲和大洋洲便秘人群的系统评价数据等进行分析的时候,可以发现超过一半的人的患病率为 8%,甚至有的患者存在长期住院的现象。根据相关数据显示,这些患者的功能性便秘患病率为 2.4%,但是可以发现最高患病率却意外地发生在医务人员中。国外的研究大多认为,这一疾病的患病率主要和患者的具体年龄和职业有关系,随着患者年龄的增长,尤其是 65 岁以后,便秘患病率随着年龄的增加缓慢,根据追踪调查可以发现我国老年人群的总患病率分别为 20.3%。甚至在我国许多地区,功能性便秘流行病学调查研究显示,无论是年轻人还是老年人,其个体存在明显差异,年龄越大的患者就越容易发生功能性便秘。

除此之外,立足于对实际情况的研究,可以发现全球成人的便秘患病率为2.5%。总体而言,与欧洲、北美、大洋洲相比,亚洲乃至我国的便秘流行病的患病率处于较低水平,在我国,调查显示便秘的发生具有明显的地域性和季节性,比如说可以发现南北方老年人便秘患病率明显较高,便秘的患病率也显示出城乡之间的差异,所以可以得出的结论是农村患病率明显高于城市。此外,成人便秘流行也与性别有密切的联系,成人女性功能性便秘率明显较高,女性便秘的患病率高于男性。大多数调查显示,根据对男性和女性便秘患病率,发现我国的男女患病率已经达到1∶4,调查结果存在的差异具有统计学意义。

二、成年人便秘流行病学的影响因素

(一)性别

除了以上内容之外,还需要深入了解患者的性别对成年人便秘流行病学的影响,这是女性便秘的危险因素之一,但目前便秘流行的发病机制的性别差异尚不清楚,有许多可能的原因。通过多元回归分析的具体方法,可以发现无论是哪个国家,女性患者的发病率和得患者数都远高于男性患者。这主要是因为女性患者的孕激素增加会降低小肠和结肠运输,而便秘的症状主要出现在月经周期的黄体期和孕期便秘的发生。研究表明,女性长期便秘患者与对照组相比,其孕激素受体量大,女性盆底功能障碍,在此因素的影响下,就会出现应激性尿失禁和盆腔器官脱垂等具体症状。有症状的盆腔器官脱垂的女性患者的阻塞性便秘患病率就会明显提高,如果长期得不到有效的治疗和护理,就难免会导致盆底组织的损失,以及盆底神经肌肉的损伤。

(二)心理状态

除了性别因素外,心理因素也是影响胃肠功能的重要因素,患者的心理状态主要与胃肠功能疾病相关。众所周知,患者的焦虑、抑郁和生活中的不良事件都是便秘的危险因素。经过具体的分析研究与数据观察,可以发现便秘患者在焦虑、抑郁方面都会有较高的得分,焦虑和失眠的一个危险因素是功能性便秘。调查发现经常工作压力大、疲劳、情绪不好的女性患者比较容易出现便秘的症状,由此可见,便秘可作为一种躯体化症状而存在,甚至是经常焦虑或存在精神障碍如抑郁症的患者就比较容易出现这一症状,最终成为患者的躯体化症状的精神障碍,也可能进一步导致或加重便秘的精神障碍,为患者及其家属带来更大的负担。

（三）地区分布

国内 6 个城市老年人便秘的调查结果显示,我国北方地区便秘的患病率高于南方地区,如北方城市中,北京患病率为 20.3％,西安患病率为 12.9％,沈阳患病率为 18.5％;南方城市中,上海患病率为 7.0％,广州为 9.0％,成都为 10.4％。

便秘的患病率在同一地区还显示出城乡差别。北京的调查结果显示,农村为 23.0％,城市为 18.2％。成都的调查结果显示,农村的患病率为 12.6％,城市为 4.7％。广东省的调查显示,农村患病率为 5.4％,城市为 3.3％,农村明显高于城市。

（四）其他因素

1.职业

有学者认为无业和离退休是便秘的危险因素,也有学者认为在各种职业中农民的患病率最高,还有学者认为职业中军人和警察发病率高。总之,调查结果均显示便秘与职业之间存在一定关系。

2.文化程度

目前国内外关于文化程度与便秘之间的报道结果之间存在差异。国外有学者报道便秘的发生率随受教育程度的增加而上升,而我国天津市的调查结果显示小学文化程度者患病率高于其他患者,广州市的调查显示,小学或低于小学文化程度者患病率为 3.3％,中学文化程度者患病率为 3.6％,大学或大学以上文化程度者为 4.1％,3 组间差异无显著性。

3.生活方式和饮食习惯

关于生活方式和饮食习惯与便秘之间的关系,国内外报道不一。国外曾有学者报道增加膳食纤维无助改善便秘情况,增加运动量仅有助于健康,而无助于改善便秘,也有学者认为,生活方式对排便影响很大,运动和高纤维食物可以预防便秘的发生。国内调查研究认为饮食因素在便秘中并不很重要,高脂饮食与便秘关系并不密切,且多吃粗粮、蔬菜、肉食、牛奶与便秘不相关。还有学者认为粗细粮、蔬菜、肉类、牛奶、豆制品和液体量的多少以及烟酒茶的嗜好与便秘的发生无显著关系,喜食干咸菜是便秘的危险因素,而喜食生蔬菜、肥肉和进食量大可降低便秘发生的危险性。

相对于大量饮水者而言,饮水少成了便秘的危险因素,饮水多少对便秘的影响有显著差异。同时,静坐也是便秘的独立危险因素,并且国内几项研究均发现规律地排便习惯是便秘的保护因素,可减小便秘的患病风险。

第四节 西医病因与发病机制

正常情况下,促成排便动作需要肠内有能够刺激肠壁产生正常蠕动的内容物;正常的神经反射,即直肠黏膜受粪便充盈扩张的机械性刺激,产生冲动,经盆腔神经、腰骶脊髓传入大脑皮质,又经传出神经将冲动传出,使直肠收缩,肛门括约肌松弛;同时腹肌和膈肌收缩而将粪便排出肛门。以上排便过程的任何环节发生障碍时,均可导致便秘。

一、肠道形态学改变

便秘患者肠道组织形态学的改变主要表现在肠道肌肉、肠壁内神经丛和肠道卡哈尔间质细胞改变。

(一)肠道肌肉改变

便秘患者可有肠道肌肉的改变。平滑肌是胃肠道活动的最终效应器,其协调功能的缺失将导致结肠动力改变。肠道功能异常患者平滑肌结构及形态学上的改变,包括不同程度的纤维化、肌纤维的增生或萎缩以及肌细胞空泡形成等。

对便秘儿童全层直肠活体组织检查标本进行黏膜肌层、环形肌和纵行肌组织学检查,并测量其厚度比率,发现所有便秘患儿直肠有灶性肌纤维空泡形成或肌纤维溶解,黏膜肌层变薄,环形肌和纵行肌比率下降,环形肌显著萎缩,且肌肉病变呈进行性发展。对顽固性便秘患者的乙状结肠标本进行电生理检查,发现其非肾上腺素能、非胆碱能神经传导时间延长,抑制性传导后出现反弹性电活动,静息状态下平滑肌膜去极化时,产生动作电位放电较少。慢传输型便秘患者结肠平滑肌收缩明显减弱、电慢波异常,并且存在包涵体性肌病。包涵体可能是平滑肌细胞退化的一种表现,平滑肌细胞内大量包涵体的出现会导致平滑肌收缩性下降。用苏木精-伊红染色对慢传输型便秘患者、直肠排空障碍患者以及各年龄段的正常人的结肠肌层进行组织学比较检查,发现正常人随年龄的增长其结肠肌层内圆形或卵圆形的双染性包涵体也增多,而慢传输型便秘患者特别是接受过盆腔手术的便秘患者其双染性包涵体较相应年龄段的正常人和直肠排空障碍患者明显增多。

(二)肠壁内神经丛改变

肠壁内肠神经丛可分为2类,即黏膜下神经丛和肌间神经丛。神经丛中包含许多神经节,神经节发出的纤维纵横交织,相互联系。肠神经的病理改变可能是慢传输型便秘的重要病理基础。对肛门括约肌进行活体组织检查可发现便秘患者肛门内括约肌神经丛退行性变,此变化影响肛门直肠抑制反射活动,导致内括约肌不能松弛,可能是主要影响副交感神经的支配,导致交感神经活动过度,内括约肌异常收缩最终引起肌肥大。

用免疫组织化学的方法研究发现,慢传输型便秘患者肌间神经丛神经节细胞和神经元细胞明显减少,神经胶质细胞的比例明显增多,其形态学改变是神经发育不良性神经节病,而黏膜下神经丛却无此变化,提示肌间神经丛在便秘发病中起主要作用。

(三)肠道卡哈尔间质细胞改变

卡哈尔间质细胞是分布在消化道自主神经末梢与平滑肌细胞之间的一类特殊细胞。尽管卡哈尔间质细胞与胃肠道平滑肌以及神经末梢间在解剖学上有较紧密的联系,甚至在形态学以及某些生化特性上与平滑肌细胞近似,但它既不属于原始的神经细胞、神经胶质细胞,也不是特殊的平滑肌细胞,而是以网状结构存在于胃肠道的一类特殊间质细胞。

人们一直以为胃肠道慢波电活动起源于纵行肌细胞内,并以电紧张方式向环形肌及远端传播。近年来的单细胞记录和分子水平的研究证明,胃肠道无论是纵行肌或是环形肌细胞均不具有发动慢波的能力。卡哈尔间质细胞是胃肠道电慢波的发生器,即起搏点,并且为胃肠道慢波活动的传导者;并且卡哈尔间质细胞对胃肠道神经肌肉信号传导起着重要的调节作用。它通过产生和传播慢波活动,将来自于神经和体液系统的刺激传递给效应器平滑肌细胞,从而调节和协调着胃肠道的运动。

研究证实糖尿病性胃瘫、婴幼儿肥厚性幽门狭窄、贲门失弛缓症、先天性巨结肠、慢传输型便秘、慢性假性肠梗阻等众多胃肠动力紊乱性疾病都存在卡哈尔间质细胞数目减少的现象。

二、胃肠调节肽异常表达

胃肠调节肽异常表达在便秘发病过程中占据重要地位,这些调节肽包括血管活性肠肽、一氧化氮、缩胆囊素、酪酪肽,以及乙酰胆碱、P物质、5-羟色胺等结肠兴奋性调节肽。

(一)血管活性肠肽

血管活性肠肽是一种由28个氨基酸残基组成的小分子多肽,主要分布于中枢神经系统和胃肠道黏膜和肠壁神经丛,是一种非肾上腺能非胆碱能神经抑制系统的神经递质,对胃肠动力起抑制性调节作用,使结肠运动减弱。有研究表明,慢传输型便秘患者的乙状结肠与患有结肠癌但乙状结肠状态良好的乙状结肠虽均具有非肾上腺素能和非胆碱能的抑制性神经反射,但慢传输型便秘患者的结肠肌松弛过度(由血管活性肠肽引发),紧缩能力减弱(由P物质引发),并认为乙状结肠和直肠中血管活性肠肽阳性神经元及其神经纤维减少或缺失,导致抑制性反射减弱或消失,使结肠出现无力的节段性蠕动,导致结肠对粪便的推动性运动减弱。对大鼠结肠渗透灌输血管活性肠肽,7天后结肠近端和中部的收缩运动明显提升,即可推论血管活性肠肽的缺乏或其受体的抑制可能是导致便秘的主要原因之一。慢传输型便秘患者回结肠和盲肠交界部位的血管活性肠肽免疫反应性神经元密度明显减少,一氧化氮免疫反应性神经元密度在肌间神经丛明显减少,而在黏膜下神经丛明显增多,提示此肠段血管活性肠肽和一氧化氮含量较低,有可能导致肠肌松弛不良,蠕动的起始和传导功能障碍。

(二)一氧化氮

一氧化氮是一种很强的抑制性神经递质,慢传输型便秘患者更多的受一氧化氮介导的非肾上腺能非胆碱能神经的支配。因此,由一氧化氮介导的非肾上腺能非胆碱能神经的增多在慢传输型便秘患者肠道动力功能紊乱中起重要作用。

(三)缩胆囊素

缩胆囊素对胃平滑肌除有直接作用外,还可激活胃传出神经上的缩胆囊素受体。通过中枢神经反射,抑制兴奋性神经递质乙酰胆碱的释放,或刺激抑制性神经递质血管活性肠肽或一氧化氮释放,从而引起胃平滑肌舒张和胃排空减慢。用放射免疫法对慢传输型便秘患者和健康者禁食和进餐后120分钟的血浆胃肠激素水平进行检测,可发现便秘患者较健康者缩胆囊素和胰多肽在禁食时明显升高,进食后分泌亦明显增多,表明缩胆囊素可能参与了慢传输型便秘的形成。

(四)酪酪肽

酪酪肽在许多胃肠道紊乱中可能是对疾病的一种适应性改变,但在慢传输型便秘患者中它更像是一种原发性的改变。对慢传输型便秘患者结肠切除术前和术后的血浆酪酪肽水平检测发现,患者禁食时血浆酪酪肽水平明显高于健康人,但餐后两者无明显差异,术后酪酪肽的分泌较术前无明显变化,说明即使大部分酪酪肽分泌细胞被切除,慢传输型便秘患者血浆酪酪肽仍可保持在较高的水平,酪酪肽在慢传输型便秘形成中可能起重要作用。

(五)乙酰胆碱

乙酰胆碱是目前公认的对肠道运动有重要调节作用的神经递质之一,通过与其受体结合,在胃肠蠕动中发挥启动性作用。肠肌间神经丛内存在有多种不同性质的神经元,其中胆碱能神经元数目最多。乙酰胆碱引起平滑肌收缩,必须要有足够的神经元释放,而且要有足够的受体结合。有研究表明刺激慢传输型便秘结肠后乙酰胆碱释放减少,慢传输型便秘患者结肠对胆碱能神经激动剂的反应性明显减弱。肠神经对乙酰胆碱释放量的改变是调节肠壁运动的主要方式。负性的精神心理因素对自主神经产生抑制作用后,肌间神经神经丛的神经肌接头可产生相应变化。神经前突触不仅能促乙酰胆碱释放,而且能对乙酰胆碱进行摄取,既作为神经递质又作为细胞内信使调控肠道黏膜上皮离子通道,继而调节肠管运动。慢传输型便秘患者手术切除标本对乙酰胆碱的反应性收缩能力明显减弱,而对肾上腺素的反应性舒张能力却明显增强,说明胆碱能神经的减少可能在慢传输型便秘患者的结肠动力损伤中起重要作用。

(六)P物质

P物质是首先被发现的脑肠肽,由11个氨基酸组成,主要存在于中枢神经系统和肠肌间神经丛,调控胃肠运动。结肠肠肌丛中含有P物质能神经纤维,可直接作用于纵行肌、环形肌引起收缩,增强结肠收缩和运动。慢传输型便秘患者由P物质介导的肠肌收缩明显减少,因此,可以认为慢传输型便秘的发病可能与结肠神经系统异常有关。

(七)5-羟色胺

5-羟色胺系统主要存在于中枢内,参与精神情感活动和下丘脑-垂体的精神内分泌活动的调节。在肠管壁内5-羟色胺是一类极其重要的神经递质和信号传导分子,由肠道嗜铬细胞释放,从而促进肠壁蠕动,腺体分泌,调控肠壁血管扩张与收缩,支配迷走神经和产生疼痛感等作用。现已发现7种5-羟色胺受体亚型,5-羟色胺通过激动不同的5-羟色胺受体亚型而起作用。近年来发现,焦虑、抑郁患者血液中存在的5-羟色胺递质不能满足5-羟色胺受体的需要(其中包括血中5-羟色胺浓度下降、5-羟色胺受体减少及受体变异等),而许多研究表明5-羟色胺堆积会导致5-羟色胺受体去敏感或数量下调,代谢产物5-羟色胺酸可以抑制肠管动力,长期缺乏5-羟色胺再摄取补充会使肠嗜铬细胞和5-羟色胺能神经元的 5-羟色胺分泌颗粒增加 5-羟色胺的释放量,促使肠嗜铬细胞和 5-羟色胺分泌颗粒枯竭,最终导致肠管动力和分泌低下。对慢传输型便秘患者和分别患有肠扭转、直肠脱垂、息肉、痔和憩室炎的患者结肠内的分泌细胞进行了比较,结果显示慢传输型便秘患者 5-羟色胺免疫反应性细胞明显减少,但其分泌指数无明显变化,胃肠分泌细胞的变化可能是慢传输型便秘的病因之一。

三、结直肠肛门感觉、运动功能异常

相对于慢传输型便秘而言,直肠肛门功能异常造成粪便排出障碍的出口梗阻型便秘在临床上更为常见。临床表现主要以排便困难为特征,排便费力,排便费时,或虽便意频繁,但每次排便量少,有排便不尽感,即使软便也排出困难,多伴有肛门下坠感、肛门疼痛感,部分患者需手指协助排便。其发病机制尚未完全阐明,已知心理障碍、暂时的解剖学梗阻与出口梗阻型便秘的发生有关系。出口梗阻型便秘因为病因复杂,虽然始动因素不明,盆底肌痉挛表现为不协调性排便,可引起便秘,便秘可引起直肠前突、直肠黏膜内套叠、会阴下降、肠疝、骶直分离、内脏下垂等;另一方面直肠前突、直肠黏膜内套叠、会阴下降、肠疝、骶直分离、内脏下垂等亦可引起出口梗阻型便秘、盆底痉挛等。彼此是相互影响、相互促进的。

很多研究证实脑-肠轴神经调节功能失调以及肛门直肠"暂时性解剖学梗阻"或"功能性解剖梗阻"是导致出口梗阻型便秘的重要原因。顽固性便秘患者直肠感觉和直肠黏膜电感觉均较正常人明显增高,且二者改变显著相关,表示便秘患者亦有直肠黏膜感觉神经病变。严重顽固性便秘患者直肠感觉阈较正常人显著增高,诱生排便信号所需容量增加;同时用双极环路电极测定直肠黏膜电感觉,证实便秘患者感觉阈较正常人显著增高,结果提示便秘患者有直肠黏膜感觉神经病变。对肛直肠运动检查和延长结肠运动(24 小时)研究发现,顽固性便秘患者肛门括约肌松弛容量、排便感阈和最大直肠耐受量与正常患者对照比较差异均有显著意义;顽固性便秘患者高幅推进收缩幅度和时限显著减低。

直肠和膀胱具有共同神经起源并协同工作,其中一个功能失调可能导致另一个发生类似问题。神经源性盆底功能障碍是直肠和尿路症状的致病原因,给顽固性便秘患者注射氯化乙基二甲铵,发现便秘患者对其反应很小或无反应,推测慢传输型便秘患者结肠胆碱能神经活动有重要改变。相当部分顽固性便秘患者肌电检查有耻骨直肠肌或肛门外括约肌的不协调收缩,直肠测压显示直肠颈压力反常增高,提示可能有会阴神经损害。

四、精神心理因素影响

近年来,随着现代生物-心理-社会医学模式的提出和不断完善,越来越多的研究证实精神心理因素对躯体的生理状态有着至关重要的影响。

(一)精神心理因素与便秘

胃肠道的病理生理改变在受到遗传和环境因素影响的同时,也受生活压力、心理状态、自身承受能力、社会支持等诸多社会心理因素的影响,通过中枢神经系统和内源性肠神经系统而发生改变,进而出现一系列胃肠道症状,导致就医行为和生活质量下降等结果。功能性便秘患者对自己所患疾病的担心和焦虑较正常人更严重,常伴其他躯体化症状,生活质量明显降低。

(二)精神心理因素致便秘的可能机制

源于大脑皮质的情绪过程,精神冲动形成于海马,经穹隆达乳头体和下丘脑,然后冲动分两路传出:一路上行经乳头体前脑束达丘脑前核;一路下行至脑干与外围效应器官,引起与情绪活动相关的内脏、腺体和表情肌的变化。结肠运动是在中枢神经系统、自主神经系统和肠神经系统的参与下进行的,以多种神经递质作为媒介。自主神经和内分泌系统中枢与情感中枢的大脑皮质整合中心位于同一解剖部位,为精神心理因素影响功能性便秘提供了可能。如果精神因素如焦虑、抑郁、恐惧等长期存在,大脑皮质则持续受到抑制,阻碍排便反射的下传,进而肠系膜上丛、腹下丛、直肠神经丛等副交感神经和肌间神经丛抑制增强,交感神经活动增加,结肠运动降低,敏感度下降,直肠肛管压力升高。

在有关生理应激和心理应激对肠道自主神经作用的研究中发现,患者在面对两者时,直肠黏膜血流都有所下降,但幅度却不相同,推测功能性的肠道功能紊乱与患者的生理和心理状态改变分别有关,随着功能性便秘患者躯体化症状、焦虑、沮丧等心理状态持续时间的延长,便秘的症状也逐渐显现。提示功能性便秘患者的社会能力损害与胃肠自主神经的变化有关,支持心理因素可能通过神经通路影响胃肠动力的结论。消极的精神感觉刺激在使得结肠 2 段肠管(横结肠和乙状结肠)短期扩张的同时,结肠的感觉阈值也随之增加,进而削弱粪便对肠壁的刺激,对患者的排便行为产生影响。

脑-肠轴是将认知和情感中枢与神经内分泌、肠神经系统和免疫系统联系起来的双向通路,它将各个因素之间的联系和作用结合,通过外部刺激(视觉、听觉和嗅觉等)和人内心的思维和情感,影响胃肠感觉、运动、分泌和炎症;同时,内脏活动也反过来作用于中枢的感觉、情绪和行为。脑肠肽在人体内分布广泛,发挥信息传递作用,是调节胃肠功能的重要因素。便秘型肠易激综合征患者不仅乙状结肠组织中的神经肽 Y 浓度降低,其血浆中的神经肽 Y 水平也有所下降。其他神经肽如降钙素基因相关肽、生长抑素、一氧化氮、缩胆囊素、胰多肽等也有参与精神心理因素对肠道运动的调节作用,但其确切的病理生理过程还有待于研究。

五、结直肠内容物的相关改变

(一)肠道菌群变化

健康人的肠道中存有大量的细菌,其中厌氧菌占 99%,需氧菌仅占 1%,这些细菌称为正常菌群,其参与了机体对食物消化和吸收过程,增强机体的免疫力,且与衰老、肿瘤的发生和其他多种疾病有关。在机体健康状况良好的情况下,机体与正常菌群之间保持着生态平衡,各微生物之间维持着稳定的比例。但一旦这种平衡受到破坏,则机体就会容易发生变化而导致疾病的出现。因此肠道中的细菌菌群比例,可作为机体生理性与病理性变化的监测指标之一。

(二)植物纤维作用

人们在日常生活中观察到,当摄入植物纤维的数量增加,相应的粪便量也会增加。植物纤维是指谷物、蔬菜和水果中大量含有的、难以消化的一类非淀粉多糖。可分为水溶性和非水溶性 2 类。水溶性纤维包括果胶、植物胶和胶浆,非水溶性纤维包括纤维素、半纤维素和木质素。研究表明水溶性纤维可以吸收水分,形成具有黏性糊状物,但对粪便排出和结肠动力只有微弱作用。而非水溶性纤维具有微弱的吸水性,能显著地增加粪便排泄量以及刺激结肠运动功能。其作用机制:可溶性纤维具有吸水作用;难以消化吸收,分解为小颗粒,具有肠增容作用;纤维在结肠内的细菌酵解作用下生成的代谢终末产物,如短链脂肪酸、气体以及刺激肠道内其他菌群数量的增加,这些均可增加粪便的干重,加速结肠传输运动。

(三)益生菌的作用

益生菌是指摄入适当剂量、经过消化后可对宿主有益的一类活的微生物。最常用的益生菌为乳酸杆菌以及非致病酵母。已有部分实验证明双歧杆菌可以明显缩短健康女性、老年人以及肠易激综合征患者结肠传输时间。但是采用双盲、安慰剂对照观察益生菌对急、便秘临床疗效的试验目前还很少。相信随着越来越多的临床治疗经验的获得,应用益生菌治疗便秘会得到更多的关注和重视。

益生菌有利于便秘恢复的作用机制:和病原体竞争代谢底物;产生细菌素直接抑制其他细菌或病毒;阻止细菌向肠道外移位;加强肠黏膜屏障功能;刺激肠上皮细胞以及免疫系统活化,从而调节炎症或免疫反应;还可以产生化学产物,包括神经传导物质,改变肠道功能,如动力、感觉功能等。由此可见,益生菌的作用机制是多方位的。

六、神经免疫反应介入

肠易激综合征是胃肠道最常见功能性胃肠疾病之一,同时便秘型肠易激综合征也是功能性疾病引起的一种便秘类型。在西方国家肠易激综合征患病率约为10%,全世界范围内肠易激综合征的总体就诊率达30%。肠易激综合征虽不危及生命,但不同程度地降低了患者的生活质量。

研究表明,部分肠易激综合征患者病程中可明确有感染性胃肠炎病史,可涉及志贺菌、沙门菌和大肠埃希菌等菌种。至于何种细菌起决定性作用目前尚无定论。此外,在有感染性胃肠炎病史的基础上,诸如女性患者、吸烟嗜好、合并有心理疾病、近期有重大生活变故、合并有神经质人格缺陷等因素均易诱发肠易激综合征的发生。在这些危险因素中,局部存在炎性反应因子以及心理社会因素可能在疾病发生过程中起主导作用。

肠易激综合征患者体内抗鞭毛蛋白抗体明显升高,提示肠易激综合征患者体内可能存在非特异性的细菌产物,表明获得性免疫反应在疾病发生过程中有重要作用。

七、药物和器质性疾病

(一)药物相关因素

(1)抗胆碱能药物:抗组胺药(苯海拉明)、解痉药(薄荷油)、抗精神病药物(氯丙嗪)、三环类抗抑郁药(阿米替林)、抗帕金森药物。

(2)镇痛药:阿片类物(吗啡)、非甾体抗炎药(布洛芬)。

(3)抗惊厥药:卡马西平。

(4)抗高血压药:钙离子拮抗剂(维拉帕米)、利尿剂(呋塞米)、作用于中枢的药物(可乐定)、β受体阻滞剂(阿替洛尔)。

(5)抗心律失常药:胺碘酮。

(6)其他抗抑郁药:单胺氧化酶抑制剂。

(7)5-羟色胺受体拮抗剂:昂丹司琼。

(8)胆汁酸螯合剂:考来烯胺、考来替泊。

（9）含阳离子的药物：铝（解酸剂）、钙（解酸剂）、铁（硫酸亚铁）、铋、锂。

（10）化学治疗（简称化疗）药物：长春花生物碱（长春新碱）、烷化剂（环磷酰胺）。

（11）拟交感神经药物：麻黄碱、特布他林。

（二）器质性疾病相关因素

（1）机械性梗阻：结肠癌，其他肠内或肠外包块、狭窄，直肠前突术后异常。

（2）代谢性疾病：甲状腺功能减退症、糖尿病、高钙血症、低钾血症、低镁血症。

（3）慢性肾功能不全。

（4）肌病：淀粉样变性、硬皮病、皮肌炎、强直性肌营养不良。

（5）神经病变：帕金森病、脊髓损伤、脑血管疾病、截瘫、多发性硬化症。

（6）肠神经病变：先天性巨结肠、慢性假性肠梗阻。

（7）肛门直肠疾病：肛裂、肛门狭窄。

八、其他

将顽固性便秘女性患者月经周期中卵泡及黄体阶段性激素水平变化与健康女性进行比较，结果显示便秘患者卵泡阶段孕酮、17-羟孕酮、睾丸激素、雄激素等水平明显降低；黄体阶段雌激素、睾酮等水平显著降低。因此，可以推测女性类固醇激素持续减少可能与顽固性便秘发生有关。

分娩可引起支配盆底横纹肌的阴部神经损伤，胎儿过大、产程延长、应用产钳等因素均可造成阴部神经损伤，经产妇引起阴部神经损伤的机会增多，大多数女性损伤可很快恢复，少数人则因多次分娩反复损伤而不能恢复，造成排便困难而长期用力排便，导致会阴下降，进一步加重阴部神经损伤，形成恶性循环，最终发生顽固性便秘。

慢性炎症刺激可引起耻骨直肠肌和肛门外括约肌痉挛，排便时肌肉不能有效舒张，各肌肉间的舒缩活动不协调形成自相矛盾的收缩，致使直肠压力增高，排便困难。长期发展造成神经损害、肌肉肥厚，加重排便困难，发生便秘。

老年性便秘的病因是多方面的，药物因素、内分泌和代谢性疾病、神经系统病变、肌源性疾病、缺少运动、精神心理状态等均可导致便秘的发生。研究表明，65岁以上的老年人肠神经元会发生神经退行性变，与20～35岁年龄青年人相比，肠神经元缺失约为37%。另外，在老年性便秘患者的肠肌层神经节内弹性、胶原纤维明显增多。并且老年性便秘患者表达胆碱乙酰基转移酶的神经元明显减少,间接使得肠道内一氧化氮数量增加,从而抑制肠道运动。显然,相关器官、组织、细胞退行性改变在老年性便秘的发病机制中占据重要地位。

青少年便秘的病因是多方面的,多继发于结直肠畸形、先天性巨结肠、精神疾病、代谢性疾病等。青少年便秘之所以引起人们的高度重视,是因为青少年便秘对其生长发育、精神心理健康有着重要作用。

第五节 分类与分型

一、分类

有关便秘的分类标准相当多,按病程或起病方式分为急性便秘和慢性便秘;按有无器质性病变分为器质性便秘和功能性便秘;按粪块积留的部位分为结肠便秘和直肠便秘;按结肠、直肠平滑肌功能状态分为弛缓性便秘和痉挛性便秘;按便秘的病理生理基础分为机械梗阻性便秘和动力性便秘;按结肠通过时间检查,动力性便秘又可分为出口梗阻型便秘、结肠慢运输型便秘、正常传输型便秘和混合型便秘。便秘还有原发性便秘和继发性便秘之分。也有学者把便秘按急、慢性分类,将急性便秘分为暂时性单纯性便秘和症候性便秘,将慢性便秘分为习惯性便秘与症候性便秘,而习惯性便秘又可分为结肠性便秘与直肠性便秘。其中能反映便秘的病理生理,指导临床的有以下分类。

(一)器质性便秘

1.肛管直肠病变

痔、肛裂、肛周脓肿、肛瘘、直肠溃疡、肛管直肠肿瘤、瘢痕狭窄等。

2.结肠病变

肠梗阻、肠绞窄、良恶性肿瘤、先天性巨结肠、结肠憩室病、特异性炎症(如肠结核、阿米巴肠病)与非特异性炎症(局限性回肠炎、溃疡性结肠炎)、肠粘连等。

3.内分泌代谢疾病

内分泌代谢疾病如甲状旁腺功能亢进或甲状腺功能减退时肠道肌肉动力减弱,嗜铬细胞瘤、胰高血糖素瘤、硬皮病等。

4.肌力减退

肠壁平滑肌、肛提肌肌力减退或腹肌肌无力,慢性肺气肿、严重营养不良、全身衰竭或多次妊娠导致肌力减退而引起便秘。

5.使用药物

长春碱类、鬼臼毒素类等化疗药物的使用,局部放射治疗(简称放疗)等所致不良反应;阿片类镇痛药可使排便反射刺激的敏感性降低,肠蠕动减弱引起便秘;其他如铋药、制酸药、抗抑郁药、抗胆碱能药物等。

6.神经系统疾病

脑血管疾病、截瘫或原发性或转移性肿瘤压迫脊髓、腰骶丛神经引起神经麻痹导致便秘。

7.浸润性疾病

浸润性疾病如淀粉样变,作为便秘的原因很少见。

(二)功能性便秘

1.慢传输型便秘

慢传输型便秘是指结肠的传输功能障碍,肠内容物传输缓慢引起的便秘。症状表现为大便次数减少,少便意或便意消失,粪质坚硬,一般伴有腹胀,病因不清,症状顽固,多发于育龄期女性,常伴有血中雌二醇水平下降、催乳素升高,而且随着时间的推移其症状逐渐加重,一部分患者最终须行结肠次全或部分切除术,其可能与下列因素有关。①不良排便习惯。②滥用泻药。③过于精细的饮食习惯。④肠易激综合征。⑤精神心理因素等。

慢传输型便秘可能为一种病因产生多种机制所致,也可由多种因素协同所致,如肠外神经损伤、胃肠道平滑肌病变、肠神经系统异常、间质细胞损害、盆底结构改变、心理因素和激素水平变化等。

2.出口梗阻型便秘

出口梗阻型便秘是由于各种原因导致盆底肌功能不良的顽固性便秘,多见于女性,表现为排便困难、排便不尽,服泻药常无效,重者骶尾部坠胀。女性患者可伴有阴道或子宫脱垂,常需患者用手挤压阴道或手抠出存在直肠末端的干燥粪便。

直肠指诊可见肛管内压力增高,直肠黏膜松弛、堆积,有的直肠前壁向阴道膨出。排粪造影和直肠压力测定可确诊,显示盆底肌功能不良,而结肠传输试验正常。在这一类便秘患者中,临床上可见以下几种情况。

(1)直肠前突:多见于女性,依据直肠向前突出程度可分为三度,轻度为 6～15 mm、中度为 16～30 mm、重度 >31 mm,排粪造影显示力排相直肠前下壁向前突出呈囊袋状,边缘光滑,内有钡剂残留,其中重度须行经直肠闭式修补术治疗。

（2）直肠内套叠：又叫直肠内脱垂，多因直肠过长，加之长期排便用力，使直肠黏膜与肌层分离。指诊能触及柔软和松弛的堆积黏膜，根据脱垂程度可分为三度。经肛门行直肠黏膜套扎术和痔上黏膜环切术，但要选择好手术适应证。

（3）耻骨直肠肌综合征：与耻骨直肠肌痉挛肥大有关。指诊肛管延长，肌张力增高，肛管压力测定，静息压和收缩压均增高，X线检查存在"搁架征"，可行耻骨直肠肌部分切除术治疗。

（4）会阴下降综合征：多见于女性，主要原因为长期过度用力排便。上端肛管在耻骨联合与尾骨连线处，若排便时低于 2 cm，即可诊断为会阴下降。坚持做提肛运动有助于防止病情发展和大便失禁。

（5）内括约肌失迟缓症：以顽固性便秘和排便极为困难为主要症状的一种肛管直肠功能紊乱性疾病，多因支配肛管内括约肌的神经异常所致。直肠指诊有明显的紧缩感，肛管压力增高，非手术治疗无效者多采用后位内括约肌全束部分切除术。

3.混合型便秘

慢传输型便秘和出口梗阻型便秘有时相互关联，交叉存在，两者具有共同特点。

二、分型

依据对便秘病机的认识，历代对便秘的分类方法很多。有风秘、冷秘、气秘、热秘、虚秘、痰秘、实秘等，如宋代《证治要诀·大便难》中云："风秘之病，由风搏肺脏，传于大肠，故传化难；冷秘是由冷气横于胃肠，凝阴固结，津液不通，胃道秘塞……气秘是由于气不升降，谷气不行，其人多噫……热秘，面赤身热，肠胃胀闷，时欲得冷，或口舌生疮，此由大肠热结……又有老人津液干枯，是名虚证。妇人分产亡血，病后血气未复，皆能作秘，俱宜麻仁丸。"提出风、冷、气、热、虚五秘的分类方法。

清代张璐撰《张氏医通》："肾主津液，津液盛则大便如常，房欲过度，精血耗竭，多致秘结。或饥饱劳役，损伤脾胃，或辛热厚味，渐渍助火，伏于血中，耗散真阴，津液亏少，致令大便结燥。年高血不充，每患是疾。古人有胃实脾虚，风秘、气秘、痰秘、冷秘、热秘、虚秘、实秘之分，临证所当细察详问也。"提出了更多的分类方法。

（一）虚实辨证

1.实证

实证包括气秘、热秘、风秘、湿秘。

（1）气秘：多起于七情郁结，气机壅滞，伤脾而少饮食，津液输布失常。证见脘腹胀满，胸胁刺痛，嗳气，欲便而不得便。

（2）热秘：热结大肠所致的便秘。症见身热面赤，恶热喜冷，口舌生疮，口燥唇焦，小便黄赤，大便秘结，舌苔黄，脉数实。多见于体质强壮，暴饮暴食者。

（3）风秘：由于风搏肺脏，传于大肠，津液干枯所致。其症大便燥结，排便艰难。

（4）痰湿秘：因湿痰阻滞肠胃所致。症见大便秘结，胸胁痞闷，喘满，眩晕，头汗，舌苔厚腻，脉滑等。

2.虚证

虚证包括气虚、血虚、阳虚、阴虚。

（1）气虚秘：由气虚不运，升举失常、气虚下陷所致的便秘。症见肛门下坠、小腹胀满或会阴堵胀、大便努挣难下、便后仍有未尽感，精神倦怠、言语无力、舌淡、脉弱。

（2）阳虚秘：因脾肾阳虚，阴寒凝滞，温运无力所致的便秘。症见口唇色淡、四肢不温、腰腹冷痛、喜热恶寒、小便清长、舌胖苔白、脉细无力。

（3）血虚秘：血虚津枯，粪便失濡所致的便秘。症见头晕耳鸣、心悸不宁、肌肤甲错、唇舌干燥、舌淡少津、脉细等，常见于年老体弱精血不足者，或产后血虚津少以致便秘者。

（4）阴虚秘：指脾虚津少，或肾阴亏虚以致肠液干枯、大便坚硬难出的病证。症见食纳不少，运化不强，或潮热盗汗，眩晕耳鸣，舌红少津，脉细、微数。

3.其他分型

根据临床具体情况还有以下2种分型。

（1）湿秘：湿热内阻，脾失健运，肝火犯之，湿气阻滞，传导失职，形成便秘。症见少腹硬满，大便不通，神志如蒙，伴头身困重，胸脘痞闷，咳嗽痰浊，苔白腻或黄腻、脉沉滑或弦。治宜宣通气机，清化湿浊。药用宣清导浊汤加减（猪苓、茯苓、玉米、厚朴、滑石、白豆蔻仁、半夏、焦术、大黄）。

（2）肺秘：肺与大肠相表里，一脏一腑，若肺失清肃，则津液不能下润大肠，以致肠燥便秘。症见潮热便秘，痰涎壅滞，喘促不宁，苔黄或黄滑，脉右寸实大。治宜宣肺化痰、泻热攻下。药用宣白承气汤（生石膏、生大黄、杏仁、全瓜蒌）可加用陈皮、枳壳、黄芩、玉米。

（二）脏腑气血津液辨证

为了更确切地反映便秘的病理病机，现在临床多常结合脏腑气血津液辨证分型。

1.津液不足证

本证多由产后失血,发汗利小便或数下伤阴,恣饮酒浆,过食辛热,致肠道燥热,或感受风热燥火之邪,或伤寒热病伤津,或素体阳盛,饮水不足,血亏阴虚皆可导致肠道津液不足,失去对粪便的濡润滑利,形成津液不足,粪便排出涩滞,粪成块,色多褐黑,味臭量少,3～5天一行,伴有口臭唇疮,舌干口燥,头晕头痛,小便短赤,心烦易怒,五心烦热,心悸失眠,消瘦贫血,食少腹胀,舌红少津,脉象细数等。前人所谓阴虚、血虚、津竭、阳结便秘,最终皆导致津亏液损,因津液不足而粪结,故皆可归之于津波不足证。

2.气机郁滞证

本证多由情志不舒,悲伤忧思。忽视定时排便,久卧少动,进食过少。致气机郁滞,不能宣达,传导失职,糟粕内停而成。痔瘘、肛裂患者,久忍大便不泄,致通降失常,亦是形成本证的常见原因。本征的特点是"气内滞而物不行"。粪便虽不结燥,但排出困难,虽感腹胀,肛门下坠,但蹲厕后无粪便,或排不干净,或排出后仍感坠胀,伴有胸胁痞满,纳食减少,头重昏闷,倦怠身困,腹胀肠鸣,产气多,嗳气,苔多薄腻,脉象弦大等。前人所谓气秘、风秘、湿秘,多属此证。

3.脾肾双虚证

本证多由久服泻药,苦寒伤脾,房劳过度,精亏肾虚,致脾虚气弱传送推导无力,肾虚精耗不能蒸化津液,温润肠道,使粪便当出不能出而成。其特点是粪蓄肠间而无便意,虽有便意而努挣乏力,便出十分艰难,排时汗出气短,后疲乏不堪,伴有头眩耳鸣,气喘心悸,腰酸背痛,腹胀喜暖,小便清长,纳呆食少,排便需长期依赖泻药,不服泻药就数天不行,舌淡苔厚腻,脉虚等症。

第二章

便秘的诊断

第一节 临床表现

便秘的主要症状是排便次数减少、粪便干结及排便困难,还可能伴有腹部胀痛、食欲减退、疲乏无力等。便秘患者出现报警征象,包括便血、粪便隐血试验阳性、贫血、消瘦、腹痛持续加剧、腹部包块等以及有结、直肠息肉史和结、直肠肿瘤家族史等情况时,应与器质性疾病鉴别。

一、典型症状

(1)排便次数减少,1周内少于3次,严重者甚至每周排便1次。

(2)粪便干燥或结块,如羊粪,且数量少。

(3)排便困难,如排便时间长,排便时感觉有阻碍,排便后仍有粪便未排尽的感觉,需手按腹部帮助排便等。

(4)儿童便秘时,除以上症状外,还可能伴有行为举止的变化,如由于惧怕排便疼痛而抱紧自己的臀部,来抑制排便行为,也可能出现腹泻样的粪便。

二、伴随症状

(一)消化系统症状

患者除有排便困难外,还会出现腹痛,特别是下腹部胀满不适或钝痛、肩背酸痛、肠鸣、反胃、恶心、食欲缺乏、嗳气等症状。

(二)消化系统以外症状

便秘患者可伴有头痛、头晕、疲劳、口苦、口臭、心悸、烦躁易怒、精神淡漠、食欲减退等症状,甚至可以出现轻度贫血与营养不良等表现。便秘还会引起肌肤粗糙,面部雀斑、黑斑。同时,便秘对局部的危害主要是干燥坚硬的粪块可损伤肛门,引起肛门出血、疼痛等症状。在查体时,常可在降结肠和乙状结肠部位扪及粪块或痉挛的肠段。

三、特殊人群便秘的症状

(一)小儿

小儿一般每天排1～2次大便,便质较软;或2～3天排1次大便,但大便质软量多,排出时不费力,无其他疾病,也属正常。小儿便秘的症状主要为大便量少、干硬、呈卵石样,或隔2～3天甚至更长时间才排便1次,伴有排便困难,排便时疼痛,啼哭不止,有的粪便表面带血,肛门溢粪,排便时间长,过度用力,腹部疼痛及腹胀,性情偏执,精神倦怠,食欲下降。因硬实粪块或手指抠挖造成肛裂,有的出现肛周炎症。这些情况均可使小儿排便时肛门疼痛难忍,久而久之产生恐惧心理,因惧怕疼痛导致不愿排便,不排便导致粪便干硬加重,排便疼痛加重,形成恶性循环,造成继发性便秘。

(二)孕妇

一般到怀孕24周,孕妇便秘现象会加重,3～4天排便1次,尤其是妊娠晚期便秘会越来越严重,常常几天没有大便,甚至1～2周都未能排便,从而导致孕妇腹痛、腹胀。如果孕妇这种便秘现象通过饮食、日常生活的调理不能缓解,需要引起重视。孕妇长期持续便秘,早期有致胎儿畸形发生的可能性,随着周数的增加,孕妇体内会累积"毒素","毒素"进入体内循环,导致胎儿的营养供给受到影响。粪便在肠道积存使腹部膨大臃肿,影响发育中的胎儿,挤压胎儿的生长空间。便秘严重者可导致肠梗阻,引起直肠脱垂,并发早产,危及母婴安危。有的孕妇分娩时,堆积在肠管中的粪便会妨碍胎儿下降,引起产程延长甚至难产。从美容学角度分析,长期便秘者痤疮、疱疖的发生率较高,一般皮肤较粗糙,面色无华,失于润泽,产生妊娠斑。

(三)老年人

长期便秘会引起老年人食欲缺乏、头晕、头痛、乏力、失眠、脾气焦躁、左下腹压胀感等。发生便秘时肠内的有害物质可能干扰大脑功能,突出表现是记忆力下降、注意力分散、思维迟钝等。严重的甚至会出现对排便有恐惧心理或精神异常。国外一家老年病研究机构研究发现,老年人长期便秘是催化老年人智力下降的罪魁祸首,且有80%左右的老年便秘者易患阿尔茨海默病。老年便秘患者由于不能正常排除体内有毒物质,久而久之,体内就会积累大量有毒物质。当体内的有毒物质积累到一定程度,超过肝脏解毒能力时,有毒物质就会随着血液循环慢慢进入大脑,损害人们的中枢神经系统,成为催化老年人智力下降的罪魁祸首。

第二节 辅助检查

一、常用的辅助检查

(一)粪便常规检查

粪便常规检查包括对一般性状检测、显微镜检查和粪便隐血试验,应作为便秘患者的常规检查和定期随诊项目。

(二)血清学检查

血清学检查包括血常规、血糖、肝肾功能、甲状腺功能、肿瘤标志物等检查,既可以反映机体的全身状况,还能明确部分器质性疾病的诊断,重点排查的疾病有糖尿病、甲状腺疾病、肾功能不全、消化道肿瘤等。

(三)结肠镜检查

结肠镜检查是便秘患者的重点检查项目,主要目的是排除肠道器质性疾病,观察结肠有无肿瘤、炎症、溃疡等病变。对年龄超过 40 岁新发便秘、有报警征象(包括便血、粪便隐血阳性、贫血、消瘦、明显腹痛、腹部包块、有结直肠息肉史和结直肠肿瘤家族史)、难治性便秘患者,特别是对粪便隐血试验阳性、血癌胚抗原高的患者,应嘱咐患者一定要进行结肠镜检查。

(四)仿真结肠镜技术

CT 仿真结肠镜技术是一种无创性检查,尤其适用于不能忍受内镜检查的患者,能够充分显示结肠的解剖形态以及病变部位,也能显示闭塞和狭窄的肠管。与钡灌肠检查相比,CT 仿真结肠镜技术不受结构重叠的影响。

磁共振仿真结肠镜技术在结肠病变,尤其是肿瘤性病变的诊断作用明显,因其无创伤、无放射线技术受到欢迎。与 CT 仿真结肠镜技术相比,磁共振仿真结肠镜技术扫描时间较长,图像分辨率较差,但是磁共振检查无放射线辐射危害,可以筛查结直肠肿瘤性病变。

（五）结肠 X 线检查

钡剂灌肠包括单纯钡剂灌肠和气钡双重对比造影，用于筛查和评估某些疾病，包括憩室病和结直肠癌。钡剂灌肠对结肠肠腔直径、结肠长度、病变部位定位有一定优势，可以发现结肠冗长、巨结肠、巨直肠、狭窄等。

（六）胃肠通过时间测定

胃肠通过时间测定是明确结直肠传输功能的主要辅助检查，临床应用广泛。目前多采用不透 X 线标志物或放射性核素法测定结肠传输时间，前者简便易行，已是公认的了解结直肠传输功能的有效方法。

（七）球囊逼出试验

球囊逼出试验是一项直肠肛管排便功能的初筛检查，可作了解有无排便障碍。它以充水或充气的球囊模拟粪便测试直肠、肛管的排空能力，不仅对排便障碍型便秘有辅助诊断价值，还是肛门失禁的客观诊断依据。

（八）肛门直肠测压

肛门直肠测压是一种侵袭性小，耐受性好，无辐射的检查，可用于诊断肛门直肠功能性疾病、评价术后肛门直肠功能，也是研究肛门直肠和盆底肌肉的正常生理功能及其病理生理改变的重要工具。

高分辨直肠肛管测压可以比较清晰的了解直肠肛管的协调运动，与传统测压比较有一定的优势，而 3D 测压优势明显，不但能够了解功能，还可以比较准确的判断肛管与肛周主要肌群的异常情况，检测出肛管括约肌压力的局灶性缺失。

（九）排粪造影

排粪造影包括常规 X 线排粪造影、磁共振排粪造影。是一种形态与功能动态相结合评价肛门直肠功能的方法，是排便障碍型便秘的重要检查手段之一，它能同时显示肛管直肠部位的功能性改变和形态学改变，对出口梗阻型便秘的诊断有重要价值，为临床治疗，特别是为手术治疗提供可靠的客观依据。采用磁共振技术进行排粪造影能清晰显示盆底和盆腔器官的形态和解剖结构，避免了造影检查时造影剂的互相重叠。

二、粪便常规检查

粪便常规检查对了解消化道各器官的功能状态，发现消化系统的器质性病变有着重要意义。通过粪便常规和隐血试验能够了解消化道及通向肠道的肝、胆、胰有无炎症、出血、寄生虫等，初步了解消化吸收、胰腺外分泌功能，粪便隐血试验可作为消化道肿瘤等器质性疾病诊断的筛选试验和治疗后的随诊指标。

(一)粪便一般性状检查

粪便性状检查包括粪便的量、颜色、性状、气味、酸碱度、寄生虫等。在某些疾病状态下,粪便颜色、性状等有特定的改变,这些肉眼可见的显著变化具有一定的诊断意义。便秘患者粪便多呈大段或者大块状干燥粪便,甚至小块状如羊粪;少数患者粪便初为干硬,后变成软便或稀糊便;主要是排便功能障碍患者粪便外形可无明显改变。肠易激综合征的患者粪便常伴有较多黏液。直肠癌或有直肠病变患者往往表现为粪便变细或粪便一侧有压迹,伴便鲜血。痔疮或肛裂时粪便表面常伴有鲜血。结肠癌患者由于肿瘤的部位不同,患者粪便和便血有所不同,右半结肠癌可以表现为黑便,或隐血阳性;左半结肠癌则常为便血相混。炎症性肠病患者多为黏液脓血便。

(二)粪便的显微镜检查

借助光学显微镜可以检出粪便标本中的脂肪小滴、血细胞、细菌、真菌、某些寄生虫及虫卵、原虫等;通过电子显微镜可检出粪便标本中的某些病毒体。

粪便中脂肪小滴增多提示肠蠕动亢进、腹泻、胰腺外分泌功能减退等;多量红细胞和少量白细胞,多提示下消化道出血或痔疮出血;大量白细胞或脓细胞,提示为细菌性痢疾或感染性肠炎;检出大量真菌,应考虑真菌性肠炎可能;寄生虫或虫卵可确诊为寄生虫感染。粪便显微镜检查是临床的常规检查项目,简单的检查有时能提供给临床医师很重要的信息。

(三)粪便隐血试验

粪便隐血试验是检测胃肠道隐性出血的常用方法,主要用于检验肉眼不可见的少量出血。对部分消化道肿瘤(如胃癌、大肠癌),持续或间断隐性粪便隐血阳性可能是其早期的主要表现。且该检查无创、简便、费用低廉,适合长期随诊。

粪便隐血试验方法包括传统的化学法和新近开展的免疫法。化学法是利用血液中红细胞的血红蛋白亚铁血红素具有类过氧化物酶作用,使不同的底物产生呈色反应,从而证实粪便标本中血液的存在,且呈色的深浅与血红蛋白含量成正比。此方法敏感性和特异性较差,且容易受食物和服用药物成分的影响。免疫学方法检疫已广泛用于临床,当粪便中血红蛋白为 0.2 mg/L 或 0.3 mg/g 粪便即可检测出来,敏感性高;且各种动物血红蛋白在 500 mg/L、辣根过氧化物酶在 2 000 mg/L 时不会干扰检查结果,因此检查期间患者不需要控制饮食,特异性较高。

3 类抗体可用于粪便隐血试验检查：抗人血红蛋白抗体、抗人红细胞基质抗体、抗血液中其他成分，如 α1 胰蛋白酶抑制剂、转铁蛋白、血红蛋白-结合珠蛋白复合体，其中采用抗 α1 胰蛋白酶抑制剂、转铁蛋白、血红蛋白-结合珠蛋白复合体等抗体的隐血试验对整个消化道出血均呈阳性反应；而抗人血红蛋白法和抗人红细胞基质法隐血试验主要检测下消化道出血，40％～50％的上消化道出血不能检出，原因包括以下几点。①血红蛋白或红细胞经过消化酶降解变性或消化殆尽后不具有原来免疫原性；②过量大出血而致反应体系中抗原过剩出现前带现象；③患者血红蛋白的抗原与单克隆抗体不匹配出现假阴性。因此，抗人血红蛋白法或抗人红细胞基质的隐血试验目前被认为是对大肠癌普查最适用的试验。

对粪便隐血试验阳性的便秘患者，应结合病史，进一步完善检查（如结肠镜）以明确隐性出血的原因，不可轻易认为是痔疮出血或肛裂等而延误对器质性疾病的排查。

（四）粪便其他检查

随着分子生物学和免疫学的发展，针对粪便的检查也逐渐扩展，包括粪便脱落细胞检查、粪便肿瘤标志物（癌胚抗原）、粪便 DNA 突变检测等，这些检查对于大肠癌的早期筛查和诊断有一定帮助，且粪便 DNA 突变检测灵敏度和特异性高，容易被患者接受，有望在临床高危人群大规模筛查中得到大规模应用。

三、血清学检查

血清学检查主要对全身状态的评估，其简便、经济、安全，对发现一些便秘的原发病有一定帮助。常见病因包括充血性心力衰竭、内分泌和代谢疾病（如糖尿病、甲状腺功能低下、高钙血症、低钾血症、高镁血症、甲状旁腺功能亢进等）、结缔组织病、神经系统疾病等，因此可通过常用的血清学检查包括血常规、肝肾功能、电解质、血糖、甲状腺功能、肿瘤标志物等，来进一步明确疾病的诊断。

（一）血常规

血红蛋白降低提示患者存在贫血，对便秘患者要考虑是否合并大肠癌所导致的慢性失血所致或合并胃肠道其他器质性疾病。如果血常规、血涂片发现网织红细胞、嗜碱性点彩红细胞或者多染色红细胞增多，则要考虑是否为慢性铅中毒导致的便秘。

（二）肝肾功能、电解质、血糖

对患者全身基础状态有一个初步的评价，可以发现是否有肝肾功能不全、电解质紊乱、糖尿病等致便秘可能。肝肾功能不全患者可表现为厌食、乏力、恶心、呕吐、腹胀、便秘等,因此便秘也是肝肾功能不全患者在消化系统的表现之一。

低钾血症(血钾浓度<3.5 mmol/L)可以造成胃肠道平滑肌张力减低,甚至出现平滑肌无力、麻痹,临床上表现为腹胀、便秘,严重者可发生麻痹性肠梗阻,这部分患者对常规通便效果往往不佳,需要及时充分的补钾治疗以达到临床缓解。此外,高钙血症的消化道受累可表现为食欲减退、恶心、呕吐、腹痛、便秘,严重者发生麻痹性肠梗阻,除此之外尚有乏力、淡漠、泌尿系统结石等全身表现,血钙浓度>2.7 mmol/L,临床上还应注意寻找引起高钙血症的病因(包括恶性肿瘤、甲状旁腺功能亢进、甲状腺功能亢进、噻嗪类利尿剂的应用等),寻找原发病、去除病因、降血钙是治疗的原则。

糖尿病患者合并便秘近年来逐渐被临床医师所重视,其发病机制也探讨得日益明了。在韩国,糖尿病合并便秘的发生率约在15%,而且便秘和排便障碍在糖尿病病程10年以上者中更为常见,泻药的应用和排便障碍更多见于有并发症的糖尿病患者,这部分患者的生活质量受到很大影响。糖尿病引起便秘的原因主要是高血糖对胃肠自主神经的损害,致胃肠蠕动无力,粪便不易排出。另外,糖尿病患者由于代谢紊乱,蛋白质呈负平衡,以致腹肌和盆底肌张力不足,排便无力。治疗上应包括严格的血糖控制和症状的改善。

(三)甲状腺功能

甲状腺功能低下是一种全身性代谢减低性疾病,全身各系统、各器官组织,均由于代谢低下而发生萎缩衰变,特别是全身肌肉,包括骨骼肌、平滑肌、心肌等,都发生退行性衰变,间质水肿,肌纤维肿胀、断裂、空泡等退行性病变,胃肠道黏膜也发生萎缩;由于胃肠道平滑肌发生萎缩衰变,必然导致肠蠕动能力极度减退、无力,从而粪便或肠内容物在肠道运行率下降,使粪便或肠内容物在肠道内停滞时间过长而便秘,加上胃肠黏膜萎缩,腺体萎缩,消化功能低下(半数患者有胃酸缺乏),因此造成便秘。甲状腺功能减退合并便秘的患者,需要在医师指导下予以甲状腺素片的替代治疗,永久性甲状腺功能减退者终身替代,以改善胃肠道蠕动功能,从根本上治疗便秘。

(四)肿瘤标志物

癌胚抗原升高常见于消化道肿瘤,特别是大肠癌,对于有便秘合并便血、消瘦,疑为大肠癌的患者,可行癌胚抗原筛查,如粪便隐血阳性同时癌胚抗原升高,则高度提示大肠癌,应进一步行结肠镜检查明确诊断。

四、结肠镜检查

便秘总体上可分为器质性和功能性两大类,而结肠镜检查是鉴别两者最主要的方法之一。对特定的患者可用结肠镜除外因肿瘤、炎症、溃疡、肠道狭窄或外压导致的梗阻。建议在手术治疗便秘前常规行结肠镜检查以明确除外器质性病变。

便秘患者结肠镜下可有以下表现:结肠特别是直肠黏膜炎性改变,如充血、水肿、血管纹理不清等;肠管痉挛性收缩,表现肠壁向腔内聚拢,肠腔变窄,进镜困难或疼痛,稍停片刻痉挛缓解,肠腔开放,腹痛消失。如发现存在器质性病变如肿瘤、息肉、溃疡等及全身性疾病如淀粉样变者造成便秘,可进行活体组织检查,以明确病变性质。

成功进行结肠镜检查的重要前提是肠道准备良好,肠道清洁度不佳不仅影响肠镜检查操作,更重要的是容易遗漏病变。便秘患者的肠道处于一种特别的状态,肠道内粪便量多且粪便质地偏硬,肠蠕动明显减弱,常规的肠道准备往往很难达到令人满意的肠道清洁度,且研究发现便秘是导致结肠镜检查肠道准备不充分的独立危险因素。因此,对这些患者要考虑使用更强效的结肠清洁方法进行肠道准备。首先这类患者结肠镜检查前的饮食控制很重要,检查前 3 天少渣饮食,检查前 1 天流食,泻药的选择可以应用磷酸钠盐、聚乙二醇和硫酸镁、聚乙二醇和番泻叶、聚乙二醇和莫沙必利等,嘱患者大量饮水,以达到良好的肠道清洁度。

除了普通结肠镜外,结直肠超声内镜可通过超声扫描来判断病变的浸润深度、有无邻近脏器的侵犯及周围淋巴结情况,因此对肠壁厚度的显示和观察以及肠外病变的显示优于普通结肠镜,能提供更多相关的信息。对于部分严重便秘患者,可通过肛门直肠测压结合超声内镜检查,显示肛门括约肌有无力学上的缺失和解剖上的缺损,为手术提供线索。

五、仿真结肠镜技术

CT 仿真结肠镜技术是利用特殊的计算机软件将结肠的螺旋 CT 扫描后获得的图像数据进行处理,以达到结肠镜的效果。与结肠镜相比,CT 仿真结肠镜技术舒适无创,适应范围广,可用于不能耐受内镜检查的患者及无症状高危人群的筛查,无穿孔、出血等并发症,对因结肠梗阻无法进行内镜检查的患者,可从梗阻近远端任意观察结肠腔内病变,对肠壁、病变浸润范围及肠外转移和其他器官的显示明显优于结肠镜。相对于钡剂灌肠,CT 仿真结肠镜技术无结构重叠的影响,且可以显示梗阻远端的腔内情况。

CT仿真结肠镜技术检查前亦需要行肠道准备,方法同结肠镜或钡灌肠,清洁肠道至关重要,否则附着在结肠壁上的粪渣可能与病变相混淆,影响肠道的观察。目前CT仿真结肠镜技术尚有许多问题亟待解决:①粪便的伪影易导致假阳性。②扁平病灶不易显示。③结肠充气不足,肠液过多影响观察,易导致假阴性,若充气过度,结肠黏膜皱襞被展平,则影响黏膜细节的观察,如充气的小肠重叠,亦影响观察。④不能观察黏膜颜色、水肿、微小溃疡,对病变部位不能进行活体组织检查。

磁共振仿真结肠镜技术的应用基本同CT仿真结肠镜技术,优点是无创、无射线,对于占位性病变(尤其是>10 mm的病变)的显示有较大优势。但较CT仿真结肠镜技术扫描时间长,图像分辨率较差。

六、结肠X线检查

结肠X线检查包括腹部X线和钡剂灌肠,主要用于筛查和评估某些疾病,在显示结肠肠腔直径、结肠长度、狭窄、瘘、畸形等方面,钡剂灌肠优于结肠镜,可以发现一些解剖结构的异常。

(一)腹部X线检查

腹部X线检查对于疑似便秘的患者既是一种经济的检查手段,又可以作为临床病史及体格检查的有力补充。对于疑有肠梗阻的患者,需要进行腹部X线检查,如腹部X线检查显示明显气液平则支持肠梗阻诊断。此外腹部X线检查对明显扩张的结肠亦有很好的显示,故对诊断巨结肠有一定价值。

(二)钡剂灌肠造影

钡剂灌肠造影是经肛门放入肛管后,缓慢灌入钡剂,借助X线摄影,使得大肠内腔能够清晰显像。检查前需要清洁肠道,从检查的舒适度来讲优于结肠镜,因此可用于儿童大肠的检查。钡剂灌肠对结直肠肿瘤、结肠狭窄或痉挛的诊断有较大帮助。此外,还可以发现一些解剖异常,如乙状结肠冗长、巨结肠、巨直肠、肠套叠、肠外压迫、腔内肿块,对结肠的运动功能(即蠕动)也可有较全面的了解。钡剂灌肠的应用范围较广,除急性重症溃疡性结肠炎、肠穿孔、危重患者不能配合等情况外,一般无禁忌证。这种检查方法的缺点在于缺乏统一的诊断标准,同时患者需要暴露在射线下,部分便秘患者检查后钡剂排出困难,可能会造成肠梗阻或加重便秘症状,所以便秘患者行钡剂观察检查后需要叮嘱患者观察钡剂排出情况,必要时在检查后预防性口服通便药,防止钡剂存留。对难治性慢传输型便秘患者,在考虑手术切除结肠前,还应该进行全消化道造影等检查了解小肠情况。

七、胃肠道传输时间

胃肠道传输时间是指标志物经口摄入至经肛门排出所需要的总时间。胃肠道传输时间可应用不透 X 线标志物法、放射性核素法、无线动力胶囊技术等测定。通常口-盲肠传输时间仅约为全胃肠道传输时间的 1/10,而选择性评估结肠传输时间需插管至结肠起始处,操作复杂,因此多用胃肠道传输时间来代表结肠传输时间。

(一)不透 X 线标志物法

不透 X 线标志物法可测定胃肠道各段传输时间,评估其传输或排空功能是否正常。基本原理为受检查者口服 1 种或 1 种以上(可间隔一定时间)不透 X 线标志物后定时拍摄 X 线片,计算在该时间内不透 X 标志物通过胃或某段肠道的情况。根据 X 线片中肠管走行、骨性标记和解剖定位等判断标志物分布,测算全胃肠道传输时间、口-盲肠传输时间、结肠及其不同节段传输时间。此检查可用于评估胃肠道传输或排空功能,有效性及重复性均较好。

受试者服用 1 种标志物后连续 7 天内每隔 24 小时拍摄腹部 X 线片,不仅可计算结肠传输时间,而且根据标志物分布可计算出结肠不同节段(右半结肠、左半结肠、直肠乙状结肠)的传输时间,可用于判断结肠冗长部位、指导治疗。其缺点是需多次重复 X 线检查,所受辐射剂量多,受试者不易接受。

有学者应用 3 种不同形状标志物(圆形 2 mm×6 mm,半圆柱形 6 mm×6 mm 和圆柱形 1 mm×6 mm)进行检测,受试者在连续 3 天内每隔 24 小时服用 1 种不同形状标志物,第 4 天拍摄腹部 X 线片。研究表明,该方法与每天拍片法无显著差异,可减少多次拍片所受辐射。不足之处为虽然标志物形状不同,拍片角度仍可能造成混淆;严重便秘患者可能由于检查时间过短无法测算结肠传输时间;肠道传输及排便受饮食、环境、精神心理等多因素影响,不同日结果可能有较大变异。另一项研究中受试者在连续 6 天内每隔 24 小时服用同种标志物,第 7 天行腹部 X 线检查。该方法辐射小,重复性高,结肠总传输时间和各节段时间与每天拍片法相关性较好,并适用于严重便秘、肠道传输时间显著延长的患者。其缺点是检查时间过长,受试者可能不易坚持。采用简化的方法,即受试者在第 1 天服用 1 种标志物共 24 个,在第 6 天(120 小时)拍摄腹部 X 线片,若存留标志物比例超过 20% 即提示肠道传输时间延长。

国内有研究采用双标志物法,受试者间隔 12 小时口服 2 种不同形状标志物各 20 个,在摄入第 1 种标志物后 12 小时、18 小时(即服用第 2 种标志物后 6 小时)分别拍摄腹部 X 线片得到其分布情况。此后每 12 小时摄片得到 24、36、48、60 小时的信息,至腹部 X 线片上一半以上标志物排出。通常计算 50% 标志物排出所需要的时间,也可根据标志物的分布计算全胃肠道、口-盲传输时间及全结肠、结肠各节段传输时间。常用检查指标:①一定时间内(如 24/48/72 小时)胃肠道标志物排出百分比;②$t_{1/2}$,即 50% 标志物排出的时间,也可用 100% 标志物传输所需时间。结肠传输时间男性为 31 小时,女性 39 小时。

临床上通常采用简化的胃肠道传输时间测定方法,检查当日受试者 15 分钟内将 20 个不透 X 线标志物(钡条)在进餐中分 4~5 次吞服,不能嚼碎。常规 48 小时后拍摄卧位腹部 X 线片 1 张,如结果异常需加拍 72 小时腹部 X 线片,可测算全胃肠道排出的百分比。腹泻患者可于进餐结束第 24 小时摄片。分析方法:脊柱左侧,第 5 腰椎棘突下缘与左髂前上棘连线以上为左半结肠;脊柱右侧,第 5 腰椎棘突下缘连线与右侧骨盆出口连线以上为右半结肠;上述 2 条连线以下部位为直肠乙状结肠。胃肠道传输比例=(20-残余标志物数目)/20×100%,正常情况下标志物 48 小时排出率≥90%,并可计算残余标志物位于直肠乙状结肠比例。

(二)放射性核素法

经口插管至盲肠滴注放射性核素观察肠道运动,首次证实核素扫描可安全评估正常受试者结肠运动。但该方法复杂且痛苦较大,经口置入导管本身对胃肠道功能也有一定影响,口服标志物与肠内容物混合均匀,更符合生理。应用放射性核素标志物混匀于普通食物内,口服后在体外用伽马照相机连续照相,观察带有放射性食物到达各肠段时间,可同时计算小肠和结肠传输时间。采用含 [111]In 对酸碱敏感的胶囊,可于远端回肠或盲肠(pH 7.2~7.4)崩解并"弹丸式"释放核素标记,精确评估全结肠及其各节段运动。但胃肠道 pH 变化可能引起崩解位置错误,且此胶囊需特制,难以在临床广泛应用。双核素标记可同时评估上下消化道运动,受检者同时口服 [99m]Tc 标记的鸡蛋三明治及含有 ^{111}In-DTPA 的水,前 6 个小时每 30 分钟摄片评估胃排空及小肠运动,此后 24、48 及 72 小时摄片评估结肠传输。有学者对该法进行了改进,具体如下。

(1)标志物:1 cm×3 mm 胶囊 20 枚,内含总量 1.85 MBq 的 Na[131]I;含 [99m]Tc-硫胶体 11.10 MBq 水溶液 150 mL。

(2)仪器:大视野平行孔型准直器。

(3)方法:禁食 6 小时后次日晨起空腹同时口服 2 种标志物,4 小时后每隔

30分钟行卧位双核素腹部显像至胶囊进入回盲部或升结肠,24小时后每天采集2次至药物全部排出体外(体内无放射性)。

(4)数据分析:①按照解剖位置对结肠进行感兴趣区划分。②计算图形几何中心值:各感兴趣区的^{131}I放射性进行物理半衰期校正后计算不同时间几何中心值。③绘制时间-几何中心曲线图:以时间为横坐标,感兴趣区号为纵坐标连接不同时间点几何中心值即得。④计算下列参数:全胃肠传输时间,胶囊全部排出体外所需时间;口-盲传输时间,服用胶囊至几何中心=1的时间;结肠及各节段传输时间。

核素显像法可同时检测胃排空和肠道传输时间,方法有效、可靠、重复性好,被认为是检测胃肠道传输时间的金标准。双标法中^{99m}Tc-硫胶体勾勒结肠轮廓利于判断 Na^{131}I胶囊分布,减少小肠放射性对结果影响,有利于准确分区,判断运动异常部位。但核素显像耗时长,采集图像多,需特殊仪器且价格昂贵,临床应用较少。

(三)无线动力胶囊技术

无线动力胶囊技术根据胶囊在胃肠道内排出过程中记录的 pH、温度、压力信息可同时检测胃排空、小肠传输和全胃肠道传输时间,该检查简单无创,诊断慢传输型便秘敏感性及特异性均较好。该法与不透X线标志物法在检测结肠传输时间及全胃肠传输时间均有较好的一致性,可以全面评估胃肠道动力。疑有胃轻瘫、小肠动力异常及慢性传输型便秘的患者,通过该检查可判断动力异常范围并进行定位,对于指导临床治疗有重要意义。其缺点为口服胶囊有发生胶囊滞留体内的可能性。因此,胃肠道梗阻、憩室、瘘管等列为禁忌证。因胶囊产生的无线电信号可能与人体植入或携带的电机械装置相互干扰,所以心脏起搏器、输液泵植入等也为该检查的禁忌证。

(四)检查影响因素及注意事项

不透X线标志物法和放射性核素检查注意事项基本相同,主要有以下几点。①试餐:总热量 1 260～2 093 kJ,其中脂肪 20%、蛋白质 30%、糖类 50%,标志物与试餐同时服用。②活动量:运动可加快肠道运动,长时间卧床则减慢肠道运动。因此,检查期间患者最好保持正常生活习惯和作息规律,避免过度紧张、卧床休息、进食量不同等影响。③药物:促动力剂、各种通便药可加快胃肠道运动,而其他如抗胆碱能药物和钙离子拮抗剂则减慢肠道运动,检查前3天至检查结束应避免应用上述药物。

(五)小肠传输时间

某些糖类,如木苏糖或乳糖在小肠不能分解,而被大肠中存在的细菌分解并产生氢气,吸收入血并被呼出。受检者口服不吸收的糖类后检测到呼出气体中氢气浓度明显升高所用时间即为小肠传输时间,即口-盲肠传输时间。放射性核素检查也可用于测定口-盲肠传输时间。

1.乳果糖氢呼气法

乳果糖氢呼气法是目前临床中最常用于检测小肠传输时间的方法,操作简单。受检者 1 个月内停用抗生素和影响肠道运动的药物,3 天内避免食用奶制品、豆制品和肠道益生菌等,检查前 1 天自晚餐后禁食禁水。检查时先测定空腹呼气末氢气含量,之后快速口服乳果糖溶液 100 mL(内含乳果糖 10 g),每隔 15 分钟测定呼气末氢气含量至 3.5~4.0 小时。若连续 3 次所测呼气末氢气浓度增加超过 5 个标准单位,则以口服溶液至第 1 次浓度增加所需时间即为小肠传输时间,正常值 90~120 分钟。

该方法重复性较差,正常值范围大可能与正常人禁食后小肠运动即存在变异有关。约 1/4 的正常人肠道缺乏分解乳糖必要细菌,肠道内 pH 偏酸、口服抗生素、胃或小肠内细菌过度生长等均可造成假阴性或假阳性结果。另外,乳果糖本身即为一种渗透性泻药,促进肠道运动呈剂量依赖性,乳果糖高渗作用可能选择性加快小肠运动,影响检查结果。

除氢气外,肠道细菌分解碳水化合物还可生成甲烷。因产甲烷的细菌与产氢气的细菌不同,部分乳糖不耐受患者氢呼气试验阴性但可检测到甲烷存在,甲烷可减慢小肠运动,引起口-盲肠传输时间延长。

2.[13]C-酰脲乳果糖呼气试验

[13]C-酰脲乳果糖分子中连接碳水化合物和尿素的分子对胃肠道中的消化酶稳定,到达结肠后可被结肠细菌分解生成[13]C-尿素,然后迅速代谢成[13]CO_2,随呼吸排出,故呼气中[13]CO_2含量增加所需时间即为小肠传输时间。

该方法可靠性高,与[99m]Tc 核素显像法测得口-盲肠传输时间有良好相关性。但检查时需应用较昂贵的放射性核素质谱技术,研究脂质及蛋白质消化吸收也多应用[13]C 标记,限制其应用。

3.菊粉氢呼气试验

菊粉是一种由果糖构成的低聚糖,在 3~60 ℃时呈聚合状态,不被小肠内消化酶水解,但可被结肠内的细菌完全酵解产生氢气。与乳果糖相比,菊粉的聚合程度高、渗透压低,不影响肠道吸收和运动功能,是一种更可靠的底物。研究表明该法与^{13}C-酰脲乳果糖呼气试验有良好相关性,研究所用剂量(5～10 g)不加快小肠运动。

由于口-盲肠传输时间仅占整个胃肠道传输时间 1/10 左右,如不伴有结肠运动异常,口-盲肠传输时间显著延长或缩短很难产生明显腹泻或便秘症状。腹泻型肠易激综合征患者口-盲肠传输时间缩短,而便秘型肠易激综合征患者除结肠运动减慢外,口-盲肠传输时间也明显延长。

八、球囊逼出试验

球囊逼出试验是检查直肠排便功能的一项辅助检查,其对判断盆底肌功能和直肠感觉功能有重要意义。

(一)球囊逼出试验的原理

球囊逼出试验以充液体或气体的球囊模拟粪便测试直肠、肛管的排空能力,其对出口梗阻型便秘、大便失禁均具有诊断价值。基本原理是球囊体积的变化对直肠内排便感受器产生刺激,从而影响球囊排出时间。试验注入球囊的液体容量小,球囊排出时间会相应延长,注入液体加大,球囊排出时间就会相应缩短。球囊逼出试验球囊内充水(或空气)以 50 mL 为最佳,其能充分反映试验结果。

(二)球囊逼出试验的测定方法

受试者检查前 1～2 天尽量避免食用刺激性食物,保持排便通畅。在检查开始前尽可能排空粪便,必要时可行灌肠将直肠内粪便排空。检查时受试者尽量穿宽松衣服,并保持肛门周围清洁。检查人员在检查前要对受检者的病史进行了解,检查前要准备好 37 ℃温水,并将球囊导管在 37 ℃温水预热,准备好检查所需物品及排便设施。

检查应在安静、舒适的环境中进行,首先请受试者侧卧于检查床上,检查人员首先检查球囊导管是否完整无破损,然后用液体石蜡充分润滑后,将球囊置入肛门 5～10 cm(约在直肠壶腹水平)。固定导管,向球囊内缓慢注入水 50 mL 37 ℃温水,注水时间要>10 秒。在注水的过程中,询问患者有无便意感,刚开始引起便意时,记录注入的水量(直肠感觉阈值)。注水完毕后夹闭导管,嘱受试者采用侧卧位或习惯的排大便姿势做排便动作将球囊排出,不要对球囊做任何牵拉以免影响检查结果,记下排出球囊所需的时间。目前认为球囊排出时间超过5分钟者为阳性。若受试者无法排出 50 mL 的球囊,可再注入 50 mL 温水增大球囊体积,直至 200 mL,若仍无法排出时亦为阳性。也可以向球囊内注入空气代替温水,进行上述检查。

(三)球囊逼出试验的结果和临床意义

直肠感觉阈值正常值为(46 ± 8)mL,凡阈值增高者应考虑慢传输型便秘和先天性巨结肠。直肠感觉阈值降低者要除外直肠炎症。直肠、肛管排空能力正常的人均在或在规定时间内排出球囊,5 分钟将球囊排出为球囊逼出试验阴性,表明出口功能正常;排出时间超过 5 分钟甚至排不出为球囊逼出试验阳性,患者可能存在出口梗阻,需要考虑耻骨直肠肌痉挛、直肠脱垂、直肠前突、会阴下降综合征等。当肛门括约肌受损时,括约功能下降或功能丧失,球囊可自行滑出肛门,或轻微的增加腹压后即可将球囊排出。大便失禁患者球囊逼出时间明显缩短,部分患者仅为 2 秒左右。

球囊逼出试验最为出口梗阻型便秘的初筛检查,具有方法简便、易行的优点,但其尚不能判断引起出口梗阻的病因,还需要结合排粪造影和其他检查进一步诊断。此外,有学者认为其与测压结果发现的不协调性收缩可能不完全一致。因此,该方法仅是出口梗阻型便秘的初筛方法。

九、肛门直肠压力测定

肛门直肠压力测定是通过测压的方法,了解并量化评估肛门直肠维持自制和排便功能,对诊断功能性排便障碍、大便失禁和先天性巨结肠等有重要临床意义,并为研究某些肛门直肠疾病和排便异常提供病理生理依据。

(一)检查方法

目前肛门直肠压力测定的方法主要有以下几种。

1.气囊法

经肛门插入 1 根带有 2~3 个气囊的导管,记录肛管、直肠收缩压迫气囊而产生的压力变化曲线,以了解肛门直肠运动。该方法设备、操作简单,容易接受。

2.液体灌注导管体外传感器法

液体灌注导管体外传感器法是临床上常用的测压法,其中泵灌注系统的仪器由灌注泵、注射器、测压导管、压力传感器和生理记录仪组成,灌注泵以 1.6~3.2 mL/min 的速度通过传感器向测压导管内注入蒸馏水,水从导管的侧孔流出。这种泵灌注系统的顺应性大,要求灌注的流量较大。

目前普遍应用的是气液压毛细管灌注系统,该系统由氮气筒,灌注水容器(500~1 000 mL)、钢制毛细管(内径为 0.2 mm、长度为 61 cm)、压力传感器、测压导管和生理记录仪组成。氮气筒与水容器上方相通,调节水容器压力至103.9 kPa

(777 mmHg)并产生稳定的灌注速度(0.5 mL/min)。该系统顺应性小,灌注速度低,测定结果准确,使用方便。

灌注法测压导管由数根单腔导管黏合而成,临床常用的多由 8 根聚乙烯管(内径 0.8～1.6 mm)黏合成测压集合管。各相邻侧孔的空间方位相差 45°,相距 0.5 cm 错列式排列,可记录到各方位压力水平。测压导管的长度 20 cm,最前端有一个气囊。操作方法有以下几种。

(1)静止测压法:插入导管后保持固定位置记录括约肌压力。

(2)间歇牵拉法:导管插入肛门后间隔一定时间牵拉 0.5～1.0 cm,压力平稳后记录所测量的最大压力值。

(3)持续牵拉法:包括快速牵拉和缓慢牵拉,将导管插入肛门后以一定速度(1～5 mm/s)持续牵拉测压导管。由于肛管不同部位压力不同,牵拉法可更好地了解整个肛管压力,但静止测压操作更简单。

(二)肛门直肠压力测定步骤

1.肛门指诊

检查时患者取左侧屈膝卧位,进行肛门指诊。

2.插管

用硅油润滑导管,按正确方向插管(带有蓝色标志线的侧孔对向受试者的背部后正中线),检查前适应 10 分钟。

3.基线

插管 15 cm,标记静息时直肠压力曲线,并以此为基线。

4.肛门括约肌静息压

采用定点牵拉法(每次 0.5 cm),每间隔 20 秒牵拉 1 次至高压带,记录初始达到高压带至顺次牵拉至离开高压带的位置,标记每个侧孔高压带的长度,将最高点压力作为最大静息压。

5.用力缩肛

将导管远端侧孔置于直肠(气囊位于直肠内),其余部分放置于高压带部分。嘱受试者用最大力量尽快收缩肛门并保持一定时间,共 3 次,间隔 2 分钟(充分休息),记录到达压力最高点的时限及缩肛持续的时限。

6.用力排便

嘱受试者做用力排便动作,共 3 次,间隔 2 分钟,观察直肠压力上升和括约肌松弛情况。

7.肛门直肠抑制反射

按每次 10 mL 梯度向气囊内充气(1～2 秒完成充气),然后排出(3～5 秒排出气体),顺序为 10 mL、20 mL、30 mL、40 mL、50 mL。记录受试者感觉,同时观察肛门直肠抑制反射,表现为直肠扩张 1～3 秒后肛管压力一过性下降后逐渐恢复至基线水平。

8.感觉阈值

以上操作气囊充气 50 mL 后,不再抽气。此后,每隔 30 秒向气囊内缓慢充气 20 mL,期间记录受试者初始阈值、便意感阈值和最大耐受阈值,超过 300 mL 则停止充气。

(三)肛门直肠压力测定和临床意义

1.括约肌压力

(1)括约肌静息压,即静息状态下括约肌最大压力与直肠内压力之差。通常健康人肛管平均静息压为 6.7～9.3 kPa(50～70 mmHg),女性和老年人压力略偏低。肛管最大静息压是由肛门内括约肌、肛门外括约肌及肛周痔静脉丛共同作用形成。

肛门内括约肌为平滑肌,肛门静息压 55%～60% 是由其持续收缩组成,可以阻止稀便和肠腔内气体在非排便状态下从直肠肛门外溢。肛门外括约肌为横纹肌,具有括约肌功能,主动收缩时可使肛管压力增加 2～3 倍,其收缩强度随腹压增加而增加。肛门外括约肌对粪便的节制也起一定作用。当直肠扩张一定程度时肛门外括约肌的收缩可被抑制,若此收缩缺乏即可能出现大便失禁。耻骨直肠肌牵拉肛门直肠交界形成一定角度。肛管不同方向及部位的压力并不一致。

平滑肌或骨骼肌痉挛均可引起肛门括约肌静息压升高,含服硝酸甘油后痉挛平滑肌可舒张。无症状的健康人括约肌静息压升高无明确临床意义。多数肛裂患者括约肌压力升高,但也部分压力不高甚至偏低,有研究建议若压力升高可行括约肌切开术,但压力偏低者则不推荐手术治疗。部分肛门直肠疼痛患者存在括约肌静息压升高,生物反馈治疗疼痛缓解后压力也可恢复正常。

括约肌静息压力降低对于大便失禁意义较大,但也有患者括约肌静息压力非常低但无大便失禁发生。溃疡性结肠炎患者括约肌静息压力过低是行全结肠切除储袋重建手术相对禁忌证。

(2)肛管高压带是指肛管内压力为最大静息压 50% 以上的肛管长度,与年龄无关。男性通常长于女性,其平均值女性 2～3 cm,男性 2.5～3.5 cm,肛管缩短见于术后或创伤后患者。

（3）最大缩榨压是指用力紧缩肛门时括约肌最大压力与直肠内压之差，主要来自肛门外括约肌和耻骨直肠肌收缩，通常可达 13.3～24.0 kPa（100～180 mmHg），最长持续 45～50 秒，随后有一定的不应期。在需要抑制排便时人体可主动收缩肛门外括约肌，直肠扩张、腹压增加及改变体位时也会出现反射性收缩。

部分慢性盆腔痛患者最大缩榨压升高，而大便失禁患者低于正常。肛门外括约肌在失神经支配时不会明显萎缩，故肛管内超声及肌电图可鉴别肌源性或神经源性损伤。肛门外括约肌持续收缩由Ⅰ型及Ⅱ型纤维决定，与年龄相关，若持续时间＜10 秒提示强直纤维数目减少，即使收缩压力正常也可能出现大便失禁。

（4）在正常情况下，用力排便时耻骨直肠肌和肛门括约肌松弛，括约肌基础静息压松弛率应≥20％。如用力排便时括约肌松弛率＜20％、不松弛、甚至反而升高，提示存在不协调性排便。

2.用力排便时直肠内压

排便过程包括腹压增加、直肠内压升高、会阴下降和肛门松弛，最后粪便排出。肛门直肠测压和肌电图均可检测排便时肛门松弛情况，评估是否存在排便不协调，2 种方法一致性较好。在测压检查时嘱患者做用力排便动作，间隔30 秒后重复该动作。

通常在用力排便时直肠内压升高≥45 mmHg，即可推进直肠内粪便并克服肛管残余压将粪便排出。当直肠内压力＜45 mmHg 时，提示直肠推进力不足。结合排便时直肠内压力升高和肛门括约肌松弛情况，可以判断功能性排便障碍的类型。但部分无便秘的正常人或肛裂患者也可出现括约肌松弛障碍，故该表现不特异。

3.肛门直肠抑制反射

肛门直肠抑制反射是指直肠小幅扩张可引起肛门外括约肌一过性收缩后伴肛门内括约肌舒张，在测压时表现为直肠扩张 1～3 秒后肛管压力一过性下降后逐渐恢复至基线水平，其下降幅度和持续时间与直肠扩张充气量有关，与扩张时间无关，可用于检测肌间神经丛的完整性。检查时向气囊快速充气，通常 20～40 mL 即可引出，缺乏该反射的患者充气至 250 mL 时仍无反应。若患者结肠扩张明显可能需要大容量气囊，球囊内压检测可能有帮助。

多种疾病可出现肛门直肠抑制反射异常。先天性巨结肠患者缺乏肛门直肠抑制反射,若存在肛门直肠抑制反射则可排除该病。但肛门内括约肌本身异常、肛门外括约肌持续强直收缩以及直肠缺血、神经系统病变、马尾受损等其他疾病引起肛门内括约肌松弛不充分也可能出现该反射消失。恰加斯病是由克氏锥虫引起的一种热带寄生虫病,该病破坏肠神经系统肌间神经丛神经元,慢性期可出现巨食管和巨结肠改变,其肛门内括约肌松弛缺如,或可观察到直肠收缩。系统性硬化患者肛门外括约肌收缩正常,但缺乏肛门内括约肌舒张。

4.咳嗽反射

咳嗽反射为腹腔压力增高时肛门外括约肌反射性收缩防止粪便外溢,该反射中枢位于骶丛。检查时嘱患者咳嗽可观察到括约肌压力升高,咳嗽时肛管内压力高于腹腔,且括约肌收缩持续时间长于腹腔压力达峰时间。

若肛门收缩正常但咳嗽反射异常提示脊髓骶丛或阴部神经丛损伤,患者可能有压力性大便失禁。若脊髓损伤部位在骶丛以上则该反射存在,但患者肛门收缩压力降低甚至不能自主收缩。

5.直肠顺应性

顺应性指单位时间内压力容积变化。直肠顺应性是在外界条件不允许排便时直肠对其内容物增加的一种适应,以保持较低的直肠内压力。正常时两者非线性关系,即使容量明显增加时压力也变化轻微。可通过球囊扩张或恒压器检测,测压时观察到直肠内压力升高随后下降至稳态,注意事项具体如下。

(1)检查时取侧卧位或仰卧位可减少腹内压的影响。

(2)每次增加压力维持数秒钟使直肠达到稳态。

(3)顺应性可影响直肠容积(例如巨结肠患者直肠顺应性明显增大),反之如直肠肌肉强直收缩、容积减小时顺应性下降,应用甘油灌肠剂可增加直肠顺应性。

(4)正常的直肠顺应性依靠完整的肠神经系统和肠道肌肉,某些疾病如溃疡性结肠炎、缺血性肠病、先天性巨结肠和放射性肠炎等可出现顺应性下降,大便失禁可能与顺应性下降相关。

6.直肠感觉功能

直肠感觉功能可通过球囊扩张试验评估,检查时将球囊置入直肠后以10 mL/s速度充气,刚出现直肠胀满感并迅速消失即达最初感觉阈值(正常值10～30 mL)。然后继续充气至患者不能耐受时即达到最大耐受量并停止充气,期间若排便感觉存在持续15秒以上则达到便意感,如果充气至350 mL患者仍无不适或无便意亦终止检查。持续便意感阈值＞150 mL表明敏感性降低,＜80 mL表明敏感性增高。直肠最大耐受量＞350 mL 表明敏感性降低,＜200 mL表明敏感性增高。部分便秘患者肛门直肠感觉阈值增高,感觉阈值下降存在大便失禁或肠易激综合征可能。

十、排粪造影

排粪造影是诊断肛直肠部及盆底肌功能性疾病的重要检查方法,即将一定量的钡剂注入被检查直肠内,模拟正常生理排便活动,在符合生理状态下对肛直肠部及盆底肌作静态和动态观察,主要用于诊断肛门直肠的功能性和与功能性相关的疾病。

(一)排粪造影的检查方法

1.X 线机的基本要求

500 mA 以上带电视、有点片装置的 X 线机可供检查。若具备遥控、快速照相(每秒拍摄 1～2 张),配有 100 mm 摄影装置和数字式摄影更为理想。

2.排粪造影检查装置和注钡器具

排粪桶由可透 X 线的物质制成,目前有 3 种:塑料桶、木制桶或排粪椅和配有踏脚板的有机玻璃椅。中央有孔,其内放置充水橡皮圈或多个充满水的互相间隔的小囊。在顶部中央挖一大孔,桶内放一塑料盆,用一塑料袋将其口部固定于孔的四周,袋囊置于盆中,以盛排出的钡糊。在桶的两侧贴 4 块厚度为0.1 cm、大小为 10 cm×15 cm 的铝板和 2 块厚度为 0.3 cm、大小为 10 cm×15 cm 的塑料板。水和铝板可吸收一些 X 线,人为地使盆底软组织密度延长,以免因盆底以外的空间因过度曝光而影响透视或照片对比度,并可避免可能遗漏直肠脱垂到盆底以下的情况。

注稠钡器有 2 种:一种是宽头注射器,另一种是用注射枪、堵缝枪或矫形水泥枪将钡糊注入直肠内。

3.造影剂的选择与配制

注入直肠内的造影剂是作为人工粪便,要有一定的浓稠度和可塑性,才符合生理要求。取 100% W/V 钡混悬液 150 mL 稀释在 300 mL 水中,加热并逐渐加入 40 g 马铃薯粉或豌豆粉,同时不断搅拌以免成块,直到形成均匀稠厚糊状物,冷却备用。稠钡黏稠度与正常粪便相似,符合生理排便过程;能观察盆底肌的功能活动,发现一些潜在的病变,同样可很好地显示直肠黏膜。稀钡因排出快、不易摄片、不能观察盆底肌功能活动,对一些潜在病变易遗漏。

4.检查前患者的准备

排粪造影前清洁肠道,如欲观察内脏下垂和小肠疝,检查前 2～3 小时口服钡剂充盈盆腔小肠袢。也有学者认为排粪造影检查前不需作任何准备,因为直肠通常处于空虚状态,对检查无不利影响。如果作清洁灌肠,直肠内存留液会冲淡造影剂,使造影剂与直肠黏膜的黏附性减低。

5.排粪造影的检查方法

患者左侧卧于检查床上,头侧抬高约 10°,经肛管向直肠内注入稠钡 250～300 mL,或 75％ W/V 稀钡 250 mL。直肠充盈后将肛管慢慢退出,同时不断注射造影剂(稠钡)使肛管充盈或用长约 3.5 cm 灯芯线,浸泡 100％ W/V 钡混悬液放入肛管内以显示其轮廓,便于准确划出排便前的肛管轴线,以便测量肛直角。为了更好地显示直肠黏膜,在注入稠钡前先注入 100％ W/V 钡液 20～30 mL。对于女性患者,为观察直肠阴道隔的变化,可将一吸附有钡剂的纱条放入已婚女性阴道内抵达后穹隆以显示直肠阴道隔。用 26FFoly 氏导管插入阴道注射 25 mL 钡液,用纱布阻塞阴道口,以显示直肠阴道隔全貌更准确,尤其是观察肠疝。患者取标准侧位端坐于特制排粪桶上,左侧靠近荧光屏,尽量让患者坐着舒适自然,避免精神紧张,争取患者合作。在电视监视下,采用 X 线照片、100 mm 缩影片、录像或数字摄影等摄排便前和用力排便过程中肛直肠侧位片。常规摄排便前静止相一张,排便过程中拍摄 3～4 张,排便末平静时(提肛后)再拍摄一张。肛直肠侧位为常规相,个别患者需加摄肛直肠部正位相或斜位相,有助于显示和(或)明确某些异常征象。

(二)排粪造影的正常表现

1.肛管直肠角增大

近似轴线排便前肛管直肠角平均为 $92.36°\pm10.94°$,排便时平均为 $129.08°\pm10.39°$,平均增加 $36.72°$。轴线法排便前肛管直肠角平均为 $116.70°\pm12.44°$,排便时平均为 $137.44°\pm11.15°$,平均增加 $21.27°$。因排便时,腹肌、膈肌收缩,腹内压增高和肛门括约肌及耻骨直肠肌放松,使肛管直肠角增大,促使直肠排空,该肌的紧张性与耻骨直肠肌压迹和肛管直肠角大小有关。

2.耻骨直肠肌压迹变浅或消失

正常人静息状态下,耻骨直肠肌呈收缩状态形成一浅压迹,长约 0.5 cm。该肌收缩时,压迹加深,肛管直肠角减小,该肌松弛时,压迹变浅或消失,肛管直肠角增大,以利排便。它直接反映了耻骨直肠肌的功能活动。

3.肛管敞开、增宽

排便时因肛门括约肌和盆底肌松弛,肛管长度缩短及肛管直肠呈漏斗状开放,便于粪便排出。肛管增宽平均 1.5 cm,肛管最大宽度为 (2.23 ± 0.30)cm。

4.盆底抵抗力良好

一般排便前后会阴下降的最大差值不超过 3.5 cm。

5.直肠内钡剂全部排空或接近全部排空

正常者少有直肠全部排空,因直肠内容物的排出各人有差异。55%正常人直肠内容物全部排空,45%接近全部排空。直肠末段 6～8 cm 钡剂平均排空 90.55%,其中接近全部排空者 70.73%,大部分排空者 25.61%,排空欠佳者 3.66%。在女性,直肠阴道隔无变形,直肠阴道隔间距<2.0 cm。部分女性直肠前下壁呈现一小尖角,直肠壁保持完整,无凹陷切迹。直肠排空后期,直肠前后壁皱褶内存留少量钡糊是正常的,不要误认为小的直肠套叠。

(三)排粪造影的异常表现

1.直肠黏膜脱垂

直肠黏膜脱垂指脱垂的组织仅为部分或全环的直肠黏膜,当黏膜下层组织十分疏松时,黏膜便易与肌层分离而发生脱垂。多见于女性及老年人,直肠黏膜脱垂可发生于直肠前壁、后壁及全环。

排粪造影表现:①用力排便时,直肠下段前壁和/或后壁上出现内折,直肠黏膜下向伸入,致直肠壶腹部变窄。②肛管直肠角异常增大。③提肛放松后,直肠前后壁内折消失。④女性患者直肠阴道隔呈"一"字形变形,提示子宫后倾。直肠前壁黏膜折叠到肛管上方的直肠内,肛直肠交界处后缘光滑连续,称直肠前壁黏膜脱垂。直肠前壁和后壁黏膜环形折叠到直肠内,未见杯口状的套鞘,称全环直肠黏膜脱垂。

根据脱垂的程度将脱垂分 3 种类型。①直肠肛管内脱垂:脱垂的黏膜部分进入肛管内,使肛管增宽,其下缘不超出肛门缘。②自发可复性直肠外脱垂:直肠黏膜脱垂到肛门缘以外,可自行回复。③人工可复性直肠外脱垂:外脱垂的黏膜需要用手或纸卷推压才能回复。直肠脱垂到肛门外者称直肠外脱垂。

根据脱垂的深度将脱垂分三度:Ⅰ度为脱垂深度≤1.5 cm;Ⅱ度脱垂深度为 1.6～3.0 cm;Ⅲ度为脱垂深度≥3.1 cm。

2.直肠全层内脱垂

直肠全层内脱垂也称为直肠内套叠,是指近端较活动的肠段各层全部套入远端较固定的肠段,套叠大都始于乙状结肠直肠交接处或直肠腹膜折叠平面、肛管上 6～8 cm 或肛直肠环之上的直肠,随后逐渐向下套入,亦可脱出于肛门外。临床诊断困难,因肛门直肠指诊或内镜检查时套叠多已复位,只有在排便时才易于发现,故排粪造影有其独特的诊断价值。直肠全层内脱垂与异常深的直肠子宫陷凹或直肠膀胱陷凹、肛提肌未完全附着直肠及乙状结肠冗长、盆底组织疏松、直肠周围组织薄弱及直肠乙状结肠系膜较长等因素有关。

排粪造影表现：①用力排便时，直肠前和/或后壁上出现内折，逐渐加深形成套叠。②套入部管腔变细呈漏斗状，套鞘部呈杯口状。③肛管直肠角异常增大，常合并直肠前突及异常会阴下降综合征、孤立性直肠溃疡综合征。④直肠阴道隔呈"一"字形变形。⑤提肛放松时，套叠征象消失。双套叠者，套鞘部表现为上下双层杯口状，较为特殊。套叠头部向下进入肛管而又尚未突出肛缘，使肛管增宽称肛门内直肠套叠。套叠头部脱出肛门外者称完全性直肠外脱垂。60％套叠发生于前壁，32％为全环，仅8％起源于后壁。区分单纯黏膜脱垂和全层壁套叠对治疗有指导意义，排粪造影是现行的依据。多数学者根据照片上黏膜皱褶的厚度，是仅前壁还是全环受累，有无明确的套入部和套鞘部来判断。

有学者将套叠分为7级：黏膜皱褶厚度≤3 mm仅在前壁为Ⅰ级，若后壁也有为Ⅱ级，＞3 mm仅见于前壁Ⅲ级，右后壁也有为Ⅳ级，突入肛管内口为Ⅴ级，进入肛管为Ⅵ级，脱垂至肛门外者为Ⅶ级，认为黏膜皱褶厚度＞3 mm应考虑有套叠。排粪造影片上是无法区别黏膜脱垂或全层套叠，只能将黏膜脱垂的发展与内套叠视为同一体，而盆腔造影结合排粪造影检查有助于这一问题的解决。

3.会阴下降综合征

会阴下降综合征是指排便时会阴下降异常伴有一系列临床症状。常见的症状有排便困难或不适感、肛门坠胀、排便时会阴部及腰骶部疼痛不适和大便失禁等。会阴下降综合征是一种盆底肌肉失调性疾病，主要为盆底肌肉张力降低。行肌电图检查发现括约肌变性，可能为直肠内脱垂和直肠套叠的前期。因此，有学者称为"先兆脱垂综合征"。会阴下降综合征多见于老年人、女性，长期过度用力排便可能是主要原因。当盆底异常下降，用力排便时支配肛门内外括约肌的阴部神经及其分支受到牵拉损害，产生会阴及腰骶部疼痛，引起肛门内外括约肌神经病理性损害，导致盆底神经功能减低。通过肌电图检查支持有不可逆的阴部神经损害存在。由于异常会阴下降，盆底肌松弛，肛管直肠角异常大常伴有肛直肠部功能性疾病存在和盆底神经支配功能减低，引起大便失禁。排便前后正常会阴下降标准不超过3.0 cm。

排粪造影表现：①用力排便时，盆底迅速下降到3.0 cm以上并伴一系列临床症状即可诊断。②肛管直肠角异常增大。③常与直肠黏膜脱垂、直肠内套叠共存，单纯会阴下降综合征极少。

会阴下降综合征分为三度：Ⅰ度为会阴下降3.1～4.0 cm；Ⅱ度为会阴下降

4.1～5.0 cm；Ⅲ度为会阴下降＞5.1 cm。

4.直肠前突

直肠前突，女性多见，多为直肠前下壁向阴道突出。直肠后壁向后突出称为直肠后突，较少见。在女性，正常直肠前壁只有直肠阴道隔支持，并与阴道分开，当盆底及直肠阴道隔松弛时，直肠前壁向前突出。直肠前突与老年结缔组织松弛、多产妇、分娩时阴道撕裂、会阴部松弛、排便习惯不良及便秘导致腹内压增高有关。

排粪造影表现：①排便时，直肠前壁向前或直肠后壁向后呈囊袋样突出，边缘光滑，排便末囊内仍有钡糊充盈。②直肠前壁向阴道内突出使相应部位的直肠阴道隔被推压、变形。③单纯直肠前突，排便时肛管直肠角减小，合并直肠黏膜垂或直肠套叠时，肛管直肠角往往异常增大。④提肛放松时，前突明显变小或消失。肛直肠交接处直肠后壁呈囊袋状突起，突入尾骨和肛管间会阴肌腱膜的软组织内，用力排便或排空时更明显，突出深度最小 1 cm，最大 4.5 cm。长期用力使直肠后壁产生损伤和会阴盆底减弱所致，直肠突出可根据直肠前或后壁最远的一点至估计直肠正常轮廓间的距离来测量突出的程度。

根据直肠前壁最远一点至估计直肠正常轮廓间的距离来测量突出的程度分为三度：Ⅰ度突出深度≤1.5 cm；Ⅱ度为 1.6～3.0 cm；Ⅲ度为≥3.1 cm。直肠前突的患者排粪后仍有一部分钡糊存于前突囊内而排不净。当用力排粪停止后，因直肠壁弹性回缩作用，残留在囊内的造影剂进入直肠内。此外，当直肠前壁向阴道内突出，使排粪时直肠内压力朝向阴道，而不朝向肛门，粪块积存于前突囊内，如此多次反复这就可以解释为什么这类患者常感排便不尽及排便后不久又要排便。

5.盆底肌痉挛综合征

盆底肌痉挛综合征又称耻骨直肠肌综合征，为盆底肌肉一种功能性疾病。患者在用力排便时不仅仅是耻骨直肠肌过度收缩，还有盆底其他肌肉（肛门括约肌和肛提肌）的过度收缩，故命名为盆底肌痉挛综合征。用电影排粪造影和肛肠肌电图 2 种方法诊断耻骨直肠肌综合征为最佳，且证明耻骨直肠肌的电生理活动减弱。部分患者存在耻骨直肠肌肥大，手术切除部分耻骨直肠肌后症状消失；部分患者盆底痉挛为功能紊乱所致。正常静息状态下，耻骨直肠肌呈收缩状态，而在排便时该肌松弛，以利排便。患者用力排便时，若耻骨直肠肌不松弛反而加强收缩，使压迹加深，肛管直肠角减小，就会阻碍排便。

排粪造影表现：①排便时肛管直肠角不增大，仍保持原来角度或更小。②耻骨直肠肌压迹不但不变浅,反而加深。③肛管开放差,钡剂排出缓慢,似挤牙膏。④盆底水平无下移,似乎有上移,提示此种肌肉痉挛似乎是以耻骨直肠肌为主。⑤如合并直肠前突时即出现"鹅征",宛如一在水中游泳的鹅。即前突似鹅头,肛管似鹅嘴,受痉挛变细的直肠远段似鹅颈,直肠近段及乙状结肠似鹅身尾。

6.孤立性直肠溃疡综合征

孤立性直肠溃疡综合征是一种非特异性良性疾病,其特征性的组织学改变为肛缘上 6 cm 直肠前壁黏膜溃疡或息肉样病变。本病好发于青年男性,与直肠感染、先天畸形、缺血及用力排便时直肠壁撞击到不松弛的盆底引起直肠壁创伤等因素有关。排便功能紊乱与直肠溃疡的发生密切相关并互为因果,有共同的病理生理基础。孤立性直肠溃疡综合征与肛直肠功能性疾病往往并存,并且孤立性直肠溃疡综合征是直肠内脱垂和直肠脱垂的特殊状态。临床表现无特异性,有血便、黏液便、盆底不适和排便障碍。

排粪造影时观察排空时的直肠形态异常十分重要。排粪造影时发现直肠黏膜脱垂、直肠套叠、盆底肌痉挛综合征及会阴下降综合征等,应注意有无孤立性直肠溃疡综合征存在。有赖于内镜及活体组织检查确诊。在孤立性直肠溃疡综合征患者治疗前明确有无肛直肠功能性病变存在,对治疗效果十分重要,因在没有治愈肛直肠功能性疾病时,孤立性直肠溃疡综合征的其他治疗效果不佳。

7.大便失禁

大便失禁是指大便不能控制而排出。肛门直肠是结肠的节制结构,其功能是使粪便存留及排出。排便的控制不仅需要正常的肛门括约肌功能,还有赖于维持一个正常的肛管直肠角。大便失禁多见于年龄较大的经产妇,由创伤,尤其分娩、感染、放疗或恶性肿瘤等累及肛门内外括约肌所致。长期过度用力排便,引起阴部神经病损,导致肛直肠感觉丧失及括约肌运动力减弱或消失。

排粪造影表现肛管扩开,直肠呈一狭管状,仅能容纳少量钡剂。排便前和排便时肛管直肠角异常增加伴异常会阴下降。排便前肛管直肠角≥130°,很可能有大便失禁。排粪造影有助于预测大便失禁患者的手术效果和制定治疗计划。

8.直肠壁僵硬

直肠壁僵硬可能为全身性疾病如硬皮病及皮肌炎在直肠上的表现。直肠局部注射硬化剂或医师用药过量或注射过深,亦可能引起直肠壁僵硬。

9.多发性硬化

便秘是多发性硬化的一个常见症状。多发性硬化患者的排粪造影表现包括盆底肌痉挛综合征、直肠不排空,以及直肠排空不全,并且可能发展为直肠套叠或侧后壁突出。多发性硬化是一种原因不明的进行性神经性疾病,特征是中枢神经系统脱髓鞘性病变,在肛直肠表现为功能紊乱导致出口梗阻。排粪造影对诊断多发性硬化引起的排便障碍很有价值,它可排除其他病因,确定治疗方案。

10.会阴疝

会阴疝是指患者用力排便时,部分或全部直肠通过肛提肌缺损处向下脱出或疝出。排粪造影表现为用力排便时,肛直肠交接处上方充盈的部分直肠或全部直肠向前下通过肛提肌缺损处则可诊断会阴疝。会阴缺损可能与分娩时的损伤或长期用力摒便,盆底过度伸长使肛提肌变弱或萎缩有关。会阴疝的患者不伴有直肠前脱垂,可能与肛提肌过于薄弱有关。当腹压升高时,用力向下引起会阴疝,而不是向前形成直肠前脱垂。会阴疝与直肠前突的区别在于突出处的直肠阴道隔无推压变形,亦无直肠子宫陷凹的异常下移。

11.肠疝

肠疝是指腹膜囊向下疝入阴道和直肠之间或衬有腹膜的疝囊进入直肠膀胱陷凹或直肠子宫陷凹内低于阴道上 1/3 水平。疝的内容物有小肠、乙状结肠、网膜、子宫或附件等。女性多见,最常见的为小肠疝和乙状结肠疝。最突出的临床症状是直立时背痛,直肠有一种压迫或牵拉感,躺卧时症状缓解。任何的盆部手术,如子宫切除术或尿道固定术等都会改变正常阴道轴的水平和牵拉阴道前移,陷凹敞开和离开的阴道易受损而易形成肠疝。

排粪造影表现为患者用力排便时,疝入的内容物使直肠阴道隔及直肠和阴道之间的间隙分离、增宽。小肠袢亦可疝入直肠前壁,甚至突出于肛管类似部分直肠外脱垂。乙状结肠疝入时,可能酷似部分直肠前突或小肠疝。因此,有时要明确区别是小肠疝或乙状结肠疝有困难。根据用力排便时乙状结肠袢最下缘下降的程度将乙状结肠分为三度:I度为盆腔内乙状结肠袢未下降至耻尾线以下;II度为乙状结肠在耻尾线以下,但在坐骨尾骨连线(坐尾线)以上;III度为乙状结肠袢下降至坐尾线以下。诊断小肠疝,要求排粪造影前口服钡剂,以充盈盆腔小肠。

(四)盆腔多重造影

排粪造影对于识别直肠内脱垂和直肠前突颇有价值,但有不能显示腹膜轮廓的局限性。其难以识别肠疝,不易发现闭孔疝、会阴疝、坐骨疝等罕见盆底疝,不易识别用力排便时出现的直肠套叠,不易解释用力排便时直肠阴道隔增宽而无充钡肠管及慢性间歇性盆底疼痛等奇怪现象。

在排粪造影同时行盆腔、阴道及膀胱多重同步造影方法,对女性出口梗阻型便秘患者盆腔器官进行较为整体的形态及动力学研究,通过对照研究发现出口梗阻型便秘可引起盆底腹膜及盆腔泌尿、女性生殖器官一系列形态、位置改变。同时,这些变化又影响排便功能,加重便秘症状,多重同步造影诊断的阳性率高,而且对盆底疝、膀胱及子宫、阴道脱出等隐匿疾病提供了形象客观的诊断依据,有助于选择正确合理的治疗方式。

十一、磁共振排粪造影

盆底功能障碍在女性特别是经产妇或子宫切除患者中有较高的发病率,常见的症状有疼痛、大小便失禁、便秘、器官下降或脱垂。盆底包括 3 个部分,前室的泌尿器官,中间的子宫、阴道以及后室的直肠肛门。临床常规的体格检查是盆底功能的基本检查方法,但检查的准确性较低,通常会低估盆腔器官下降的程度。

盆底功能检查的另一种重要的技术是 X 线排粪造影。利用硫酸钡充盈直肠后,对患者的盆腔进行正侧位透视摄影,以观察患者排便过程中肛门直肠形态的动态变化,从而获得有关盆底功能状态的诊断信息。相对于常规的体格检查,X线排粪造影更加有助于盆底功能的评判,但同时也有较多不足之处,如有辐射、软组织分辨率差、无法观察直肠周围的软组织,且仅限于观察盆腔的后室结构,无法直接观察中室和前室。对盆腔各室的功能状况进行综合评估,是临床术前制定手术计划的一项重要需求。

因此,在 X 线排粪造影中可同时使用造影剂充盈患者的子宫、阴道、小肠以及腹膜,从而获得盆底前室以及中间结构的信息。该方法的应用在一定程度上弥补了 X 线排粪造影的不足,但同时也大大增加了患者的痛苦,降低了患者对该检查的可耐受度。伴随磁共振检查技术的发展和普及,磁共振排粪造影已逐渐成为一项重要的评估盆底结构和功能状况的检查方法,并显示出其独特的临床优势,如无辐射、大视野观察盆腔结构、优越的软组织对比、多平面成像以及较高的时间分辨率。

(一)磁共振排粪造影的适应证

盆底功能障碍患者。

(二)磁共振排粪造影的禁忌证

(1)心脏起搏器患者。

(2)体内有金属植入物患者,如动脉瘤夹、宫内金属节育环、髋关节置换术后等。

(3)高热患者。

(4)早孕患者。

(5)有幽闭恐惧症患者。

(6)盆腔的急性感染期。

(三)磁共振排粪造影的异常表现

1.直肠前突

直肠壶腹部远端呈囊袋状突向前方,可出现"鹅颈征",需测量肛管上部中点与直肠壶腹部突出最前缘的距离。距离≥6 mm 即可诊断为直肠前壁前突,6～15 mm 为轻度,16～30 mm 为中度,≥31 mm 为重度。

2.直肠脱垂或直肠内套叠

直肠前壁黏膜脱垂指增粗松弛的直肠黏膜脱垂于肛管上部,使该部呈凹陷状。完全性直肠脱垂指肠黏膜脱出肛门外。当增粗松弛的直肠黏膜脱垂在直肠内形成环状套叠时即为直肠内套叠。

3.盆底肌痉挛综合征

由于排便过程中盆底肌反常收缩,力排时肛直角不增大,较静息肛直角改变不明显,或保持在 90°左右或更小,常可看到耻骨直肠肌增厚,且多在肛管直肠结合部后缘出现耻骨直肠肌痉挛切迹,据此可作出盆底肌痉挛综合征的诊断。

4.会阴下降

肛上距正常值≤30 mm,经产妇≤35 mm,超过即为会阴下降,提示盆底肌松弛。

5.内脏下垂和肠疝

盆腔脏器如小肠、乙状结肠等的下缘下垂在耻尾线以下即为内脏下垂,膀胱、子宫下垂至耻尾线以下超过 20 mm,即膀胱或子宫脱垂。下垂的小肠或乙状结肠疝入女性阴道后或男性直肠膀胱陷凹内,并压迫直肠前壁时,即为肠疝。

6.骶直分离

第 3 骶骨处骶直间距>20 mm,直肠向前下移位,磁共振检查有助于观察引起骶直分离的具体原因。

第三节　相　关　量　表

一、便秘评估量表

请圈出以下每一题目中最适合你在最近七天内的情况(表 2-1)。

表 2-1 便秘评估量表

项目	没有这种情况	有这种情况但不是很严重	有这种情况但是很严重
腹胀	0	1	2
放屁量(次数)的改变	0	1	2
排便次数减少	0	1	2
有流质大便从肛门伸出来	0	1	2
便意感(想大便的感觉)	0	1	2
排便造成肛门内部(直肠)疼痛	0	1	2
粪便的形状变细	0	1	2
一直想要大便却无法排出	0	1	2

总分:_____

标准:总分 0~16 分,≥1 分表示存在便秘。

二、便秘患者生存质量自评量表

便秘患者生存质量自评量表是反映过去 2 周内便秘对您日常生活的影响。请按每个问题,选择回答(表 2-2)。

表 2-2 便秘患者生存质量自评量表

下列问题与便秘的症状有关。在过去的 2 周中,下面症状的严重程度或强度	一点也不	有一点	一般	比较严重	非常严重
感到腹胀	0	1	2	3	4
感到身重	0	1	2	3	4
下列问题关于便秘与日常生活。过去的 2 周里有多少时间	没有时间	偶尔	有时	多数时间	总是
感到身体不舒服	0	1	2	3	4
有便意但排便困难	0	1	2	3	4
与他人在一起感到不自在	0	1	2	3	4
因为便秘吃的越来越少	0	1	2	3	4
下列问题关于便秘与日常生活。在过去的 2 周里,下面问题的严重程度和强度	一点也不	有一点	一般	比较严重	非常严重
必须关心吃什么	0	1	2	3	4
食欲下降	0	1	2	3	4

担心不能随意选择食物（如在朋友家）	0	1	2	3	4
出门在外，因频繁去卫生间感到不自在	0	1	2	3	4
总是担心改变生活习惯（如旅行、外出等）	0	1	2	3	4
下面问题与便秘的感觉有关。再过去2周内，下列症状出现的时间频率	没有时间	偶尔	有时	多数时间	总是
感到烦躁易怒	0	1	2	3	4
感到不安	0	1	2	3	4
总是困扰	0	1	2	3	4
感到紧张	0	1	2	3	4
感到缺乏自信	0	1	2	3	4
感到生活失去控制	0	1	2	3	4
下面问题与便秘的感觉有关。过去2周内下面问题的严重程度和强度	一点也不	有一点	一般	比较严重	非常严重
为不知何时排便而担心	0	1	2	3	4
担心不能够排便	0	1	2	3	4
因不排便而影响生活	0	1	2	3	4
下列问题关于便秘与日常生活。再过去2周内，下面症状出现的时间频率	没有时间	偶尔	有时	多数时间	总是
担心情况越来越糟	0	1	2	3	4
感到身体不能工作	0	1	2	3	4
大便次数比想象的要少	0	1	2	3	4
下面问题关于满意度。在过去的2周内下面问题的严重程度和强度	很满意	比较满意	一般	有点不满意	很不满
对大便次数的满意程度	0	1	2	3	4
对大便规律的满意程度	0	1	2	3	4
对事物经过肠道的时间的满意程度	0	1	2	3	4
对以往治疗的满意程度	0	1	2	3	4

总分：＿＿＿＿＿＿＿＿＿

标准：总分 0～140 分,分值越高说明生存质量越差。

三、便秘症状自评量表

患者自评,回顾 2 周(表 2-3)。

表 2-3　便秘症状自评量表

症状		严重程度				
		无	轻微	中等	严重	非常严重
粪便性状	粪质坚硬	0	1	2	3	4
	粪量少	0	1	2	3	4
直肠症状	排便次数减少	0	1	2	3	4
	排便费力	0	1	2	3	4
	排便疼痛	0	1	2	3	4
	排便不尽感	0	1	2	3	4
	有便意而难以排出	0	1	2	3	4
	直肠出血或撕裂	0	1	2	3	4
	直肠烧灼感	0	1	2	3	4
腹部症状	胃痛	0	1	2	3	4
	腹部痉挛疼痛	0	1	2	3	4
	腹部胀痛	0	1	2	3	4

总分：＿＿＿＿＿＿＿＿＿

标准：总分 0～48 分,分数越高表示便秘程度越严重。

四、慢性便秘严重度评分量表

慢性便秘严重度评分量表,见表 2-4。

表 2-4　慢性便秘严重度评分量表

项目	程度	分值
排便频率	1～2 次/1～2 天	0
	2 次/周	1
	1 次/周	2
	少于 1 次/周	3
	少于 1 次/月	4

项目	程度	分值
排便费力	从不	0
	很少	1
	有时	2
	经常	3
	总是	4
排便不尽感	从不	0
	很少	1
	有时	2
	经常	3
	总是	4
腹痛	从不	0
	很少	1
	有时	2
	经常	3
	总是	4
每次如厕时间	少于 5 分钟	0
	5～10 分钟	1
	10～20 分钟	2
	20～30 分钟	3
	超过 30 分钟	4
排便辅助方法	无	0
	刺激性腹泻	1
	手助排便或灌肠	2
每天去排便但没有排出来的次数	没有	0
	1～3 次	1
	3～6 次	2
	6～9 次	3
	超过 9 次	4

续表

项目	程度	分值
	0 年	0
	1～5 年	1
病程	5～10 年	2
	10～20 年	3
	超过 20 年	4

总分：＿＿＿＿＿＿＿＿＿

标准：总分 0～30 分，≥15 分即为便秘。

第四节 诊 断 标 准

大便量少、质硬、排出困难,伴有长时间用力排便、直肠胀感、排便不尽感,甚至需用手法帮助排便,在不使用泻药的情况下,7 天内自发性排空粪便不超过 2 次或长期无便意。参照罗马Ⅳ标准,便秘的诊断标准具体如下。

(1)必须包括下列 2 项及以上:①1/4(25％)以上的排便感到费力。②1/4 以上的排便为干球粪或硬粪。③1/4 以上的排便有不尽感。④1/4 以上的排便有肛门直肠梗阻/堵塞感。⑤1/4 以上的排便需要手法辅助,如用手指协助排便、盆底支持。⑥每周自发排便少于 3 次。

(2)不用泻剂时很少出现稀粪。

(3)不符合肠易激综合征的诊断标准。

第五节 鉴 别 诊 断

一、盆底失弛缓综合征

(一)临床表现

1.症状

患者过度用力排便,排便时肛门梗阻感,常自己用手指帮助排便;部分患者排便时须过度用力而大汗淋漓,越用力粪便排出越困难,甚至排气也困难;便后肛门坠胀,有排便不尽感;便条变细,与便质无关,粪便量少,甚至细如笔芯;排便时间延长,常需半小时以上;精神异常,部分患者有紧张、疑虑、易怒、抑郁或焦虑等精神症状。

2.体征

患者全身情况无特殊,偶可扪及左下腹有粪便呈条索状。肛门指检时肛管张力较高,须用力方能通过肛管。肛管较长,耻骨直肠肌可肥厚。模拟排便动作时肛管不松弛反而收缩,放松时肛管可松弛。

(二)辅助检查

1.肛管直肠压力测定

排便弛缓反射异常、排便指数升高、肛管静息压增高及括约肌功能长度延长。

2.盆底肌电图

反常电活动、会阴神经潜伏期正常或延长。

3.排粪造影

肛直角力排相肛直角较静坐相无变化或减小,可见"搁架征"等。

(三)诊断与鉴别诊断

1.诊断依据

必须具备以下3项方可确诊,其中第1项为必备条件。

(1)根据临床症状和体征。

(2)肛管直肠测压:排便弛缓反射异常,即压力梯度不能逆转,呈上升相。

(3)排粪造影:力排相肛直角较静坐相无变化或减小。

(4)盆底肌电图:耻骨直肠肌和/或外括约肌排便状态有反常电活动。

2.鉴别诊断

(1)肛门直肠狭窄:有肛门直肠手术史,肛管或直肠指诊可触及狭窄环或弹性差。

(2)直肠癌:可依靠直肠指诊、内镜检查和直肠活体组织检查确诊。

(3)先天性巨结肠超短段型:直肠肛门抑制反射消失,直肠黏膜肌层活体组织检查肌间和黏膜下神经丛无神经节细胞,乙酰胆碱酯酶阳性。

二、直肠内脱垂

(一)临床表现

1.症状

主要症状有排便梗阻感,排便费力费时,肛门坠胀,便次增多,排便不尽感,便条细软;偶有骶尾部坠胀,手指或栓剂插入肛门协助排便,偶有黏液血便,严重者可伴肛门失禁,排尿异常。

2.体征

腹部检查尤为异常,直肠指诊可扪及直肠腔扩大,直肠黏膜松弛,蹲位模拟排便时可触及套叠环,肛门括约肌松弛。

(二)辅助检查

1.直肠镜检查

直肠镜检查可见直肠前壁黏膜过多,做用力排便动作时可突入镜腔,有时可见黏膜水肿、充血或有溃疡。

2.排粪造影

排粪造影是诊断直肠内脱垂的主要方法。典型表现为排便过程中肛缘上6~8 cm处直肠前后壁出现折叠,并逐渐下降入肛管,形成杯口样改变。

该检查可以确定直肠内脱垂的起始部位,有助于判断直肠排空状况,明确是否伴有其他功能性疾病,如直肠前突、盆底失弛缓综合征或会阴下降等,但单纯排粪造影很难确定是直肠黏膜脱垂或全层套叠。

3.排粪造影同步盆腔造影

根据盆底腹膜反折是否伴随直肠前壁异常下降,可以鉴别直肠黏膜内脱垂与直肠全层内脱垂。

(三)诊断与鉴别诊断

直肠黏膜内脱垂的症状和体征均无特异性,首选排粪造影。但须注意20%左右无症状人群可见直肠内脱垂的影像学改变。因此,须结合其他检查综合判断其影像学变化与症状间的关系。如结合同步盆腔造影可进一步区分是直肠黏膜还是全层内套叠;结合钡灌肠可了解是否合并结肠冗长、扭曲、狭窄或扩张等,排除肠道肿瘤、炎症等器质性疾病;结合肛门直肠测压可排除盆底失弛缓综合征等。

尝试肛门直肠测压用于直肠内脱垂的分类诊断,以期提高诊断率,部分取代排粪造影同步盆腔造影。直肠内脱垂须与下列疾病鉴别。

1.直肠型盆底腹膜疝

直肠型盆底腹膜疝,即直肠全层内脱垂,通过排粪造影同步盆腔造影可明确诊断。

2.盆底失弛缓综合征

通过肛门直肠压力测定、盆底肌电图和排粪造影,可与盆底失弛缓综合征相鉴别。

三、盆底腹膜疝

盆底腹膜疝也称 Douglas 陷窝疝,小肠疝入时称为肠疝,乙状结肠疝入时称为乙状结肠疝。男女均可发生,但女性多见。

(一)临床表现

1.症状

盆底腹膜疝与直肠前突及直肠内脱垂症状类似。

2.体征

普通体检和妇科检查的诊断意义不大。阴道直肠双合诊检查时,嘱患者用力排便,可在示指和中指间触及膨出的囊性包块。

(二)辅助检查

1.排粪造影

当有钡剂在乙状结肠和小肠内时,力排时可见乙状结肠或小肠通过直肠子宫陷凹压迫直肠及肛管上缘,与耻尾线形成锐角。静坐相时恢复正常。如疝内容物为腹膜,则无法显示。

2.排粪造影同步腹腔造影

排粪造影同步腹腔造影可显示盆底腹膜构成的疝囊,表现为直肠与阴道间距增宽。按腹膜膨出的位置分为直肠型、间隔型和阴道型。

(三)诊断与鉴别诊断

根据患者的症状、体征及排粪造影可初步确诊。如需进一步明确类型,则行排粪造影同步腹腔造影,少数患者甚至须在术中探查诊断。盆底腹膜内疝须与以下疾病鉴别。

1.内脏下垂

内脏下垂者肠管也下移至耻尾线以下,但距直肠较远,且在耻尾线以下的肠管扩大,与耻尾线形成钝角。

2.闭孔内疝

闭孔内疝表现为小肠肠壁部分或全部嵌入闭孔管内,60%发生在右侧。闭孔内疝多发生在70岁以上的体瘦女性,表现为急性或间歇性肠梗阻及大腿中部或髋部疼痛。因发病率低且症状不典型,术前诊断率为30%。一旦发生绞窄坏死,死亡率很高。

3.会阴疝

会阴疝多继发于腹会阴手术后或盆腔脏器切除术后1~2年,发生率为1%~10%。患者可发生排便困难,直肠和阴道坠胀,蹲位时加重,偶有排尿困难。排粪造影同步腹腔造影可明确诊断。

四、先天性巨结肠

(一)临床表现

1.症状

(1)便秘:新生儿期主要表现为胎粪排出延迟、腹胀、呕吐;婴、幼儿期便秘呈进行性加重,便秘严重者可以维持数天,甚至1~2周或更长时间。

(2)腹胀:患者都有程度不同的腹胀,腹胀轻重程度视病情的发展及家庭护理是否有效而定。

(3)结肠炎:表现为严重腹胀、腹泻、高热、脱水、电解质紊乱及败血症。

(4)营养不良:患者有不同程度的消瘦、贫血等营养不良表现,病情在不同时期可有轻重变化。

(5)可合并其他畸形:先天性心脏病、唐氏综合征、泌尿系统畸形、先天性肛门直肠畸形等。

2.体征

腹部膨隆,可见肠型;直肠指诊肛门紧缩感,手指拔出后有大量粪便和气体排出。

(二)辅助检查

1.腹部立位 X 线检查

怀疑新生儿先天性巨结肠者应摄腹部立位 X 线,可显示广泛肠管扩张、充气及多个气液面等低位肠梗阻征象,盆腔内直肠无气体。可提供胎粪性腹膜炎、坏死性小肠结肠炎、肠闭锁以及消化道穿孔的 X 线征象。

2.结肠造影

结肠造影为常用的诊断方法,是判定病变范围和选择手术方式的重要依据,诊断阳性率为90%。典型征象有痉挛段、移行段、扩张段,结肠造影应注意以下几点。

(1)造影前一般不洗肠,除非严重腹胀。

(2)造影剂:新生儿选用12.5%泛影葡胺,年长儿可用钡剂,剂量以显示痉挛段、移行段和部分扩张段即可,并在肛门部贴标记。

(3)摄正侧位X线片:侧位片上显示骶椎,根据痉挛段达骶椎平面判断短段型和超短段型;在正位片上判断普通型和长段型。在新生儿期结肠造影诊断,先天性巨结肠有时不大容易,需定期复查并结合肛门直肠测压。结肠造影检查很难区别超短段型巨结肠症与特发性巨结肠。

3.肛门直肠测压

肛门直肠测压是诊断先天性巨结肠的有效方法,具有经济、简便、安全和反复检测等优点,诊断准确率为90%。直肠肛门抑制反射消失。

4.病理学检查

齿线2 cm以上处直肠黏膜肌层活体组织检查和苏木精-伊红染色可判断神经丛中节细胞的有或无。免疫组织化学检测乙酰胆碱酯酶、特异性神经烯醇化酶、神经丝蛋白、蛋白基因产物9.5等辅助诊断。

(三)诊断与鉴别诊断

1.分型

主要依据结肠造影结合肛门直肠测压进行术前诊断和分型。根据结肠造影痉挛段的长短分为以下几种分型。

(1)超短段型:痉挛段在$S_{3\sim4}$平面以下直肠。

(2)短段型:痉挛段在$S_{1\sim2}$平面以下直肠。

(3)普通型:痉挛段累及乙状结肠和远端直肠。

(4)长段型:痉挛段累及大部结肠。

(5)全结肠型:痉挛段累及全结肠及回肠超过20 cm。

(6)全肠型:痉挛段累及全结肠及大部分小肠。

2.鉴别

先天性巨结肠须与以下疾病鉴别。

(1)先天性巨结肠的类源病:一种复杂的肠神经支配异常导致肠运动功能障碍的疾病。临床症状和体征与先天性巨结肠相似,但病理改变完全不同,主要包括神经节细胞减少症、神经节细胞未成熟、神经节细胞发育不良症和肠神经元发育不良等。

（2）儿童特发性巨结肠症：主要临床表现为非生后便秘、污粪，常以大便失禁就诊。钡灌肠直肠或伴结肠扩张，无痉挛段，肛门直肠测压直肠肛门抑制反射减弱或正常与先天性巨结肠超短段型鉴别。

第三章

便秘的治疗

第一节　生活习惯的调节

古人云："欲得长生,肠中常清;欲得不死,肠内无滓。"保持通畅排便是长寿之源,而良好的生活习惯是通畅排便的基础。

一、饮食均衡、饮水有度

便秘与膳食纤维和液体摄入减少有关,全球多个便秘指南和/或共识均将增加摄入膳食纤维和饮水量作为便秘的基础治疗措施。膳食纤维对小肠中某些酶具有抗水解作用,且不会被结肠吸收,因此可留住肠腔水分并增加粪便体积。

(一)饮食均衡

多进食高膳食纤维的蔬菜、水果、粗粮,比如火龙果、猕猴桃、香蕉、红薯等,可以让粪便变得松软,排便会明显变得通畅。随着社会经济的发展,人们的饮食结构发生了很大的变化,大量食品添加剂的使用以及农药残留,还有快餐文化的兴起,高盐、高糖、高脂饮食,使肠道的负担越来越重,多进食新鲜的蔬菜、水果不仅对肠道有益,也对全身有益。

但是,以上并不代表高膳食纤维食物吃得越多就越好,饮食需要均衡。结肠的蠕动源于括约肌的收缩,是需要消耗能量的。如果没有足量蛋白质的摄入,那肠道蠕动乏力,也会诱发便秘。这也是农村地区便秘发病率会高于城市,低收入人群便秘发病率会高于高收入人群的主要原因。

(二)饮水有度

研究认为,除非患者脱水,否则增加饮水量不会影响结直肠功能和缓解便秘。然而,每天摄入２Ｌ水会增强膳食纤维的通便作用,因此多项便秘指南推荐水的摄入量为 1.5～2.0 L/d。如果水分摄入不足,粪便容易干结,从而出现排便困难。

有一杯水对通畅排便非常重要,那就是每天起床后立即口服 200～300 mL 的温开水,这样有助于快速地补充肠道水分,诱发便意,通畅排便。此外,加点盐或蜂蜜,则效果更佳。这是因为夜间休息时,肠道是不休息的,会继续蠕动,并将水分重吸收回体内,让粪便成形,如果水分过度吸收,则粪便十分干结。而且人体多器官新陈代谢的过程中均要消耗水分,但夜间不会起来喝水,因此晨起喝一杯水非常重要。但也不要过量,一次喝 500 mL 以上会降低胃酸浓度,影响胃功能。

二、建立良好的排便习惯

晨起的起立反射可促进结肠运动,有助于产生便意。调查显示大部分人群的排便行为在早晨,男性一般在上午 7:00 至 8:00 之间,女性则较男性晚 1 个小时左右。另外,进餐后胃窦扩张、食物进入十二指肠诱发的胃结肠反射和十二指肠结肠反射均可促进结肠的集团蠕动,产生排便反射,有利于成功排便,因此建议便秘患者在晨起和餐后 2 小时内尝试排便。

(一)蹲位排便

研究证实,相比于坐位排便,蹲位时腹压并无明显增加,且此时耻骨直肠肌放松,排便时的直肠肛角变大,直肠管腔变直、排便所需的直肠应变就小,有利于粪便的排出。蹲位排便可缩短排便时间,改善排便费力,提高患者排便满意度。因此,推荐便秘患者采取蹲位排便姿势。

(二)排便久坐

有很多人一上厕所就是半天,有些人是患有便秘,需要在厕所里待很久,还有些人喜欢厕所这个独立的空间,可以看书、看报、玩手机游戏等。其实,长时间地蹲坐在马桶上,整个腹腔的压力集中于盆底,会导致盆底血流淤积,代谢产物不能被及时地带走,而滞留于血管、肌肉、筋膜间,出现盆底痛、便秘、大便失禁、尿失禁、性交痛、肛门痛等症状。长期处于高腹压状态下,盆底器官还会变得松弛下垂,出现不同程度的直肠脱垂、膀胱脱垂等。

(三)忍便不排

因"上课、开会、上班路上、嫌弃公共厕所脏"等各种各样的原因,很多人在出现便意却无排便条件时,只能强行忍便,把粪便"憋"回去,直至便意消失。待有排便条件时,却便意全无,次日便意再现时方去排便。此时,粪便变得异常干硬,排出非常费力,甚至会诱发肛裂、痔疮,出现便血、肛门疼痛、肛门坠胀等症状。如果这个不良习惯长期存在,便意会越来越弱,甚至会消失,此时再治疗就非常困难了。

(四)刻意排便

有人会说,既然忍便不好,那么定时排便不就行了? 于是有人每天定时定点就到厕所蹲,没有便意就培养便意,直至便意出现,完全排空粪便。其实,这也是一种不良的排便习惯,属于强迫症倾向。良好的排便习惯是遵从自然规律,当便意出现时,是身体在提示我们"该排便了"。及时如厕,一分钟内解决战斗,是人本能的排便反射。任何破坏这个反射弧的行为,诸如忍便不排、刻意培养便意、努挣排便等行为均是错误的,都是可能导致便秘的源头,需要注意规避。

三、适度运动

(一)八段锦

八段锦对慢性功能性消化系统疾病有明显的治疗效果,尤其是第一式"双手托天理三焦"、第三式"调理脾胃须单举"、第四式"五劳七伤往后瞧"和第八式"背后七颠百病消"。可能与其锻炼以胃肠为主的腹腔脏器,并调节手太阳小肠经、手阳明大肠经、手少阳三焦经、足阳明胃经、足太阴脾经等经脉密切相关。其机制在于改善胃肠消化器官的血液循环,促进消化管的蠕动和消化腺的分泌,提高消化系统的功能。

1.双手托天理三焦

(1)预备姿势:自然站立双手掌心向上,中指相接置于小腹。

(2)手上提至胸口高度。

(3)双掌翻转(掌心向下)下压。

(4)慢慢下压至小腹前。

(5)再慢慢上提至面前翻掌(掌心向上),上提至头顶上,手臂伸直,手掌托天,两眼向上看。

(6)双手分开如抱球状后,再往下放。

(7)慢慢放下。

(8)反复做 2 轮后,恢复自然站立姿势。

2.调理脾胃须单举

(1)预备姿势:自然站立。

（2）双手前伸，掌心朝上，上提至与胸同高。

（3）双手收回至面前。

（4）双手翻转使左掌心向上，右掌心向下，做阴阳掌动作。

（5）左掌上提至头顶上，成托天姿势，抬头注视左掌；右掌下压成按地姿势。

（6）左手臂伸直，由左外侧慢慢放下，头回正双掌下垂放松。

（7）恢复预备姿势。

（8）全程依此左右手的顺序反复各做2轮后，恢复自然站立姿势。

3.五劳七伤往后瞧

（1）预备姿势：自然站立。

（2）双手前伸，掌心向上，手臂伸直慢慢上提。

（3）双手上提至与胸同高。

（4）双掌翻转，掌心向下。

（5）双手慢慢放下，同时头慢慢转向左侧。

（6）双手放至身体两侧做按地姿势，同时头转向左侧，眼睛尽力看左后脚跟。

（7）最后一次吐气时，双手慢慢放下后，即恢复预备姿势。

（8）全程依此头部转向左右侧的顺序，反复各做2轮。

4.背后七颠百病消

（1）预备姿势：脚跟脚尖并拢。

（2）提起脚跟，双手掌向下压地，暂停呼吸憋气，收缩肛门，全身紧绷，停留约5秒钟。

（3）全身力量突然放松，脚掌用力跺地，膝盖微弯、双手亦顺势稍向前轻甩推出，同时由口中快速吐气。

（4）按（1）～（3）顺序反复3次，第3次放下脚跟时，要轻要慢（3次为1轮）。

（5）反复做2轮全程后恢复自然站立姿势。

（二）五禽戏

五禽戏中熊戏能活动腰部关节和肌肉，可防治腰肌劳损及软组织损伤。腰腹转动，两掌画圆，引导内气运行，可加强脾、胃的运化功能。运用腰、腹摇晃，对消化器官进行体内按摩，可防治消化不良、腹胀纳呆、便秘腹泻等症状。

1.掌握动作姿势

熊戏由熊运和熊晃2个部分组成，主要运动腰腹中焦。以腰为轴带动四肢，动作姿势合理转换，是完成动作质量好坏的关键。首先，要理解腰腹部的运动变化特征，表现在腰腹的立圆松紧摇转和左右挤压晃动；其次，就是在腰腹的带动下,身体的其他部位与之协调配合,相辅相成。

熊运的核心部位在腹部丹田,以脐中为圆心,以内动向外延伸,带动躯干做立圆摇转,双手轻附于腹前,随之运行。

熊晃可分为2个部分:首先是提髋、屈腿、落地,提髋为紧,屈腿为松,落地为实,然后是落地后随着腰腹的左右转动,带动两臂的前后摆动,协调自然,不拘不僵。起到按摩内脏,运化丹田的功效。

2.注意气息变化

在呼吸配合上,熊戏动作可以按照提吸落呼、蓄吸发呼的方式进行。1次完整的熊运配合1次呼吸。身体由下向上提拉时,舒展胸廓,吸入清气;身体从上向下前俯挤压时,含胸松腹,呼出浊气。呼吸要自然绵长,均匀柔和。熊晃用2次呼吸完成:提髋时收腹吸气,落步时松沉,快速呼气;后坐时舒胸吸气,蓄力待发,前靠时呼气,含胸实腹,气沉丹田。动作与呼吸的配合要顺其自然,心静体松。

3.把握意境神韵

待动作熟练、气息相依后,就需要提高内在意境、神韵的修炼。演练熊戏时,要意想自己处于斜晖夕照的山林之中,幽深静谧。熊饱食之后,全身放松,垂手而立,沉稳安详,独自嬉戏,腰固步坚,转腰摩腹,憨厚喜人;而后蹒跚漫步,横肩前移,憨态可掬,提髋屈膝,落地有声,沉稳厚实,左靠右挤,气势雄浑。在整体上,要表现出熊的憨厚、刚直、沉着、稳重神韵。

4.动作教学步骤

(1)"熊运"的整个动作是脊柱的组合运动过程,其要领是依靠脊柱的运动带动双手围绕肚脐画立圆。具体的动作要点:由双脚左右开立的预备姿势开始,双手握空拳成"熊掌"放在下腹部,微屈膝、敛臀(骨盆前倾)、松腰(腰椎微屈)、含胸(胸椎屈曲)、低头(颈椎屈曲)看手,身体重心放在预备姿势的重心垂直线上(身体中正,重心点微下移,身体不能前后倾斜)。然后,脊柱屈时加侧屈,即前屈加侧屈的组合动作。上动不停,再做脊柱伸的动作,这时骨盆后倾,变成脊柱侧屈动作。上动不停,骨盆后倾,同时配合伸脊柱动作。然后侧屈脊柱,做侧屈加前屈动作,骨盆配合脊柱运动由后倾至前倾。上动不停,脊柱恢复至屈脊柱状态。整个运转过程中,双手在脊柱运动的带动下,从肚脐下的起点到一侧髋骨上角,到肚脐上,再到另一侧髋骨上角,最后回到肚脐下的起点。

可先领会腰腹摇转的要领,再练习双手在腰腹部位的画圆,最后掌握以腰腹摇转带动双手画圆的协调配合。

1)腹摇转。①开始时,双手可以自然下垂于体前,体会腰腹的立圆摇转。腰腹摇转的动力源自丹田内气的运转,这种运动的方式和钟表的运转十分相似,钟表运转的动力源自发条的弹力,内气运转好似发条的弹力。②脐中就像钟表的中轴,而躯干就像钟表的分针,是中轴的运动带动了分针的运行,上体也是随腰腹摇转而进行运动;下肢就像时钟的底座,保持相对的稳定,不能随着躯干的摇转而晃动,其目的就是为了使腰腹能最大幅度地进行竖直摇转。③当摇转到下半圈时,含胸松腹,身体顺势向下摇转,挤压肝脾、肠胃。④当摇向上半圈时,提胸收腹,展开腹壁,使肝脾、肠胃脏器上提。腰腹摇转要做到圆活、连贯、均匀、自然。

2)双手画圆。熊戏的手形为手握空拳,四指弯曲,拇指压在示指的第1指节上。双手虎口相对,靠近,但不能相碰。以肚脐为圆心,双手绕肚脐画圆,间距约10 cm。画圆时,肩不能上耸,双手轻附腹部运转,画圈要圆,速度要匀。这一练习的目的,仅仅是为了明确双手运行的路线和位置,在练习完整动作时,双手的运行是由腰腹摇转带动的。

3)协调配合。力发于腰,腰腹摇转带动双手画圆,以顺时针摇转为例。起始,髋部和下肢相对固定,身体放松,重量压于腹部,两臂自然下垂,手成熊掌,虎口相对,放于脐下,轻附腹前。随着腰腹摇转,双手被牵动,向左、向上、向右、向下,绕肚脐画圆。腰腹摇转和双手画圆,在速度、角度上均要相互对应,同步。

(2)"熊晃"的动作较为复杂,是练习者感到较难掌握的动作。这个动作不仅有脊柱的屈伸回旋,还有重心的前后移动,上下肢与躯干运动的整体协调。"熊晃"中的提髋动作是单腿站立的脊柱侧屈动作,要注意骨盆侧倾与脊柱侧屈的相互配合。然后膝关节屈膝前移,骨盆前倾,脊柱恢复伸直状态。重心前移,落步踏实。上动不停,重心微前移,同时回转脊柱带动肩、手臂前靠。重心边后移,脊柱前屈加侧屈形成对一侧脏腑的按摩。重心继续后移,脊柱边回转边伸直,依靠脊柱的回转带动两臂前后自然摆动。上动不停,重心再由后向前移动,脊柱前屈加侧屈形成对另一侧脏腑的按摩,然后脊柱边伸直边回转,同样是依靠脊柱回转带动两臂前后摆动。可先练习下肢向前移步,要掌握提髋的技巧和落步的沉稳,再体会腰腹带动两臂的摆动,最后掌握移步、转腰、摆臂的协调配合。

1)髋移步。①先练习交替提髋,运动腰侧肌群,熟练后再练习向前移步。两脚开立,约与肩同宽。两肩保持水平,身体重心移向右侧,收提左腰侧肌群,牵拉左髋向上,脚离开地面;腰侧肌群放松,脚原地顺势落下,全脚掌着地踏实,使震动感上传至腕部。②左右交替练习,直至熟练。提髋时要防止提肩,恰恰相反,此时肩宜下沉,使两肩仍能保持水平。③随后练习两脚向前移步。左腿提髋后,腰侧肌群随即放松,微屈腿弯膝,重心左移,脚顺势落下,脚尖朝前,全脚掌着地踏实,踝膝关节放松,使震动感上传至髋部,体现熊步的沉稳厚实。④再按同样的要求提右腿向前,左右交替向前移步,体会提髋为紧,屈腿为松,落地为实的技术要点。

2)转腰带臂。①两脚开立,比肩稍宽,膝微屈。左腰侧下压,沉肩垂臂,随即左腰侧放松,身体向右转足,左肩前靠,带动左臂向前摆动,同时右肩向后,带动右臂向后摆动。②右腰侧下压,沉肩垂臂,随即右腰侧放松,身体向左转足,右肩前靠,带动右臂向前摆动,同时左肩向后,带动左臂向后摆动。此时,要体会腰部两侧紧压与松提的交替变化,带动双肩如车轮上下摇转,两臂随之前后摆动。

3)配合协调,向前迈步。①提左髋,松腰胯,屈腿膝,移重心,落地沉,震腰胯。②压左腰,即放松,转体右,靠左肩,摆臂前。③坐重心,压右腰,即放松,转体左,靠右肩,摆臂前。④压左腰,即放松。转体右,靠左肩,摆臂前。⑤再提右髋,向前迈步,腿为底盘,厚重沉稳。⑥腰为中轴,左右转动,臂为垂柳,随风摆荡。

(三)其他运动

1.提肛运动

长期便秘会造成肛门本身括约肌的松弛,肛门排便无力,经常做提肛运动对于便秘的减轻与缓解均有一定的作用。提肛运动治疗便秘,主要是通过肛门的节律性收缩运动,刺激肠壁感觉神经末梢,使直肠运动加强,促进肠蠕动。长期坚持提肛运动,能调节不正常的排便习惯,使之有意识地刺激直肠运动,产生便意,达到有效治疗目的。

另外,提肛运动本身可以减少肛肠疾病的发生,对于直肠性的便秘有一定的好处。提肛运动能够改善肛肠的血液循环,诱导直肠收缩,引起排便。提肛运动治疗便秘方法简便,疗效可靠,不受时间、地点限制。与其他药物治疗相比较,有其独特优越性:减少护理工作,减少患者烦恼和痛苦,经常提肛运动还具有预防和治疗痔疮的作用。

2.腹式呼吸

站立,双足分开约 10 cm,双手张开放置于肋骨下方,缩紧小腹,用鼻将空气吸入,同时双手轻轻将肋骨向上推,然后边呼气边将肋骨轻轻向下推,重复 4～6 次。坚持练习可加强腹肌,并对胃肠进行轻度按摩。

3.缩放臀肌

双腿交叉站立,收臀、夹腿、提肛(双腿仍保持交叉),然后全身尽可能放松。

如此反复收缩放松,重复 20～50 次。

4.叩击腹部

双腿交叉,站立。吸气时收臀、夹腿、提肛,待气吸满后,双拳松握后轻击小腹部,然后呼气时还原,如此叩击腹部 20～40 次。注意击腹的力量要由轻开始,慢慢地加力。

5.上体前俯

双足分开同肩宽站立。双拳松握,自胸前两侧上提至乳头处,同时抬头挺胸吸气,然后上体成鞠躬样前俯,同时双拳变掌沿两腋旁向身体后下方伸出,并随势做深呼气,重复 5～6 次。

6.举臂提足

双腿并拢站立,深长吸气时两臂自身体两侧上举至头上方,同时足跟提起,然后深呼气时两臂在体前自然落下,同时足跟亦随之放下并踏实,重复 5～6 次。

7.侧压腰腹

站立,将双手四指向前、拇指向后放置于腰间,双足分开约 10 cm,两足尖稍微向外。首先紧缩下腹部,将左足跟抬起,足尖支持体重,将上体向左侧倾倒。此时左手四指要用力压迫左侧的腹肌,然后伸腿,足跟放下,伸直左膝。如此左、右侧交替进行,重复 20～30 次,以强化腹肌。注意锻炼过程中用鼻轻轻呼吸。

8.摆动腰臀

站在有靠背的椅子后 50～60 cm 处,拇指朝着自己的方向放置,双手紧抓椅背。首先将腰向左边摇,接着向右边,如此摇晃臀部持续 30～40 秒。注意要紧缩小腹,不要摇动头部,手臂尽量伸直,足要用力踩住地板,用鼻轻轻地呼吸。

9.打太极拳

打太极拳能加强肾的藏精、保精功能,并能调节内分泌系统。打太极拳通过膈肌运动,带动腹腔压力的改变,使胸廓容积增大,胸腔负压增高,上、下腔静脉压力下降,血液回流加速,从而改善消化道的血液循环,促进消化道的消化吸收功能,防止便秘。

第二节　非手术治疗

一、口服药物治疗

便秘经过 4～8 周的基础治疗无效,可酌情选用相应药物治疗。可根据病情轻重及便秘类型选择药物。轻、中度便秘患者,可选用容积性或渗透性泻药,必要时联合使用;重度便秘患者经容积性和渗透性药物治疗无效时,可联合选用促动力药或促分泌药。慢传输型便秘表现为大便次数减少、缺乏便意,可选用容积性、渗透性、促动力泻药,必要时可联合用药;排便障碍型便秘主要表现为排便费力、粪便干结、排便不尽感,生物反馈是此型的主要措施,也可适当使用渗透性、容积性泻药;便秘型肠易激综合征应注重心理治疗,可选用渗透性泻药。便秘常用的口服药物分类、特点及注意事项,见表3-1。

表 3-1 常用的口服药物分类、特点及注意事项

分类	特点及注意事项	常用代表性药物
泻药		
容积性泻药	滞留粪便中的水分,增加含水量和粪便体积,主要用于轻度便秘,服药时应补充足够的液体	欧车前、聚卡波非钙、麦麸等
渗透性泻药	肠内形成高渗状态,吸收水分,增加体积,刺激蠕动,可用于轻、中度便秘患者	聚乙二醇、乳果糖等
刺激性泻药	作用于肠神经系统,增强肠道动力和刺激肠道分泌。短期按需服用比沙可啶是安全有效的;动物实验中发现酚酞可能有致癌作用,该药已被撤出市场。长期使用刺激性泻药可能导致不可逆的肠神经损害,长期蒽醌类药物致结肠黑变病(与肿瘤关系存在争议),建议短期间断使用刺激性泻药	比沙可啶、酚酞、蒽醌类药物、蓖麻油等
促动力药	作用于肠神经末梢,释放运动性神经递质、拮抗抑制性神经递质或直接作用于平滑肌,增加肠道动力,对慢传输型便秘有较好的疗效。有研究表明,高选择性5羟色胺4受体激动剂安全性耐受性良好	莫沙必利、普芦卡必利等
肠道 Cl^- 促分泌剂	促进 Cl^- 经肠上皮基底侧 Na^+-K^+-Cl^- 同向转运体进入肠上皮细胞	利那洛肽、普卡那肽、鲁比前列酮等
微生态制剂	通过调节肠道菌群失衡,促进肠道蠕动和胃肠动力恢复改善便秘症状。推荐作为慢性便秘的长期辅助用药	益生菌、益生元、合生元等

(一)泻药

1.容积性泻药

常用的容积性泻药包括欧车前、聚卡波非钙和麦麸等。研究结果显示,容积性泻药较安慰剂能更有效地缓解便秘患者的整体症状和排便费力的情况,可增加每周完全自发性排便次数,减少排便间隔天数。

全球多项临床研究结果显示,服用欧车前可改善便秘患者的排便频率,且药

物不良反应与对照组的差异无统计学意义,但在改善粪便性状和肠道传输时间方面仍存在争议。

聚卡波非钙在肠道形成亲水性凝胶,参与粪便形成,使粪便膨松柔软易于排出,该药在消化道不被吸收,长期使用安全,有助于患者建立良好的排便习惯。

容积性泻药潜在的不良反应包括腹胀、食管梗阻、结肠梗阻,以及钙和铁吸收不良。因此,建议便秘患者在服用容积性泻药的同时应摄入足够水分。

2.渗透性泻药

渗透性泻药可在肠内形成高渗状态,吸收水分,增加粪便体积,刺激肠道蠕动,主要包括聚乙二醇和不被吸收的糖类(如乳果糖)。

富含电解质的聚乙二醇或者不含电解质的聚乙二醇在改善每周排便频率、粪便性状和便秘相关症状等方面的疗效显著,且其不良反应更易于接受,耐受性更好,更易于控制。聚乙二醇可增加患者完全自发性排便次数。聚乙二醇严重不良反应罕见,已被国际多项指南和共识意见推荐用于便秘患者的长期治疗。

乳果糖在结肠中可被代谢为乳酸和乙酸,促进生理性细菌的生长,同时这些相对分子质量较低的有机酸可增加肠腔内渗透压,从而改善便秘患者的排便频率和粪便性状。在接受乳果糖治疗超过4周的患者中没有发现任何潜在的严重不良反应,提示长期使用该药物是安全的且耐受性良好

3.刺激性泻药

刺激性泻药作用于肠神经系统,可增强肠道动力和刺激肠道分泌,包括比沙可啶、酚酞、蒽醌类药物和蓖麻油等。研究发现,比沙可啶、匹可硫酸钠等刺激性泻药可增加便秘患者每周完全自发性排便次数,改善粪便性状和缓解便秘相关症状。刺激性泻药对特发性便秘有较好的疗效,但需要服用刺激性泻药治疗的患者发生严重不良反应的危险度升高。

长期使用刺激性泻药易出现药物依赖、吸收不良和电解质紊乱,还可损害患者的肠神经系统而导致结肠动力减弱,甚至引起结肠黑变病。因此,建议短期、间断使用刺激性泻药。

(二)促动力药

5-羟色胺4受体激动剂是促动力药的一种,包括莫沙必利、普芦卡必利等。

1.莫沙必利

莫沙必利是一类非选择性5-羟色胺4受体激动剂,目前仍作为临床的促动力药,能有效促进胃排空及肠蠕动,加快胃肠传输,增加排便次数,且不会导致Q-T间期延长及其他心律失常事件出现。莫沙必利促胃动力作用较强,改善腹

胀等便秘相关症状效果较好,但其对结直肠作用稍弱,临床治疗便秘多联合其他泻药使用。

2.普芦卡必利

普芦卡必利为苯并呋喃类甲酰胺类化合物的衍生物,是一种高选择性和高亲和力的 5-HT$_4$ 受体激动剂,与肠肌间神经丛 5-HT$_4$ 受体结合后,可增加胆碱能神经递质的释放,刺激结肠产生高幅推进性收缩波,使不伴有肛门直肠功能障碍的便秘患者胃排空、小肠传输和结肠传输加快。每天服用 2 mg 普芦卡必利在改善便秘患者的排便次数、粪便性状、整体症状和生命质量等方面均有较好的治疗效果,疗效可长达 18 个月,且安全性和耐受性良好。便秘型肠易激综合征患者每天接受 2 mg 普芦卡必利,有 43.1% 的患者每周至少增加 1 次完全自发性排便。

一项临床研究系统评估了普芦卡必利在便秘患者中的疗效和安全性,发现便秘患者在接受普芦卡必利 2 mg 或安慰剂治疗 12 周(每天 1 次)的过程中,普芦卡必利能够显著改善患者的肠道功能,缓解患者的便秘症状,且在开始治疗的 1 周疗效尤为显著;在整个治疗周期均保持了较安慰剂更好的疗效,33.3% 的便秘患者经药物治疗后达到完全自发性排便频率≥3 次/周,86.4% 的便秘患者可从中获益(每周至少增加 1 次自发排便)。

美国食品药品监督管理局和欧洲药品管理局已批准将普芦卡必利用于成人患者原发性便秘的治疗,多个国家的推荐剂量为成人 2 mg/d,老年人 1 mg/d。普芦卡必利主要不良反应有恶心、腹泻、腹痛和头痛等。普芦卡必利推荐用于常规泻药无法改善便秘症状的患者,当服用普芦卡必利 4 周仍无疗效时,需重新评估患者的病情和是否继续服用该药。

(三)肠道 Cl$^-$ 促分泌剂

1.利那洛肽

利那洛肽是一种鸟苷酸环化酶 C 激动剂,能引起细胞内和细胞外的环磷酸鸟苷浓度升高,使得氯离子和碳酸氢盐分泌进入肠腔,加快肠道的传输及蠕动、促进大便的排出,也可通过降低内脏高敏感性改善便秘症状和缓解腹痛,它是目前所发现的第 1 个具有这种双重作用机制的药物。与安慰剂相比,利那洛肽能显著缓解便秘患者的症状。

2 项多中心随机对照试验,将 1 276 名便秘患者随机分组,分别给予利那洛肽 145 μg/d、利那洛肽 290 μg/d,以及安慰剂治疗 12 周,对每周达到 3 次或以上完全自发性排便的患者进行评估。利那洛肽 145 μg 剂量组及 290 μg 剂量组每周达到 3 次或以上完全自发性排便的患者均显著高于对照组。利那洛肽治疗组患者肠道症状(完全自发性排便、粪质和紧张度)、腹部症状(不适、腹胀和便秘严重程度)得到了明显的改善。

目前研究发现利那洛肽的不良反应为轻度或中度腹泻,它的发生通常与利那洛肽药理作用的延伸有关,一般出现在前 2 周的治疗中,大多数腹泻持续时间短暂。

2.普卡那肽

普卡那肽也是一种鸟苷酸环化酶 C 受体激动剂,既可增加管腔氯和/或碳酸氢盐分泌,促进肠蠕动而促进排便,同时也有改善内脏高敏感性的作用。普卡那肽常见的不良反应为腹泻,一项研究将72名健康志愿者随机分为 9 组,分别口服 0.1 mg 到 48.6 mg 剂量的普卡那肽或安慰剂,结果表明普卡那肽在所有剂量下安全性和耐受性均良好,未出现与剂量相关的不良反应。普卡那肽具有改善功能性便秘治的潜力。

3.鲁比前列酮

鲁比前列酮是一类Ⅱ型氯离子通道活化剂,具有亲脂性,是肠道难以吸收的一种前列腺素类似物,通过活化Ⅱ型氯离子通道,引起氯离子、钠离子和水进入肠腔,疏松大便使得排便频率增加、改变粪便性状、减轻排便费力感和缓解排便的总体症状。研究表明,鲁比前列酮能有效缓解成人功能性便秘症状,且耐受性良好,使用该药进行治疗的患者用药后平均每周自发排便频率显著增加。该药使用后通常出现的不良反应包括恶心、呕吐、腹泻、腹痛、头痛等。

(四)微生态制剂

现有研究资料证实,便秘患者存在肠道微生态失衡。国外研究显示,成人便秘患者较健康人群粪便中的双歧杆菌属、乳酸杆菌属、拟杆菌属、粪链球菌属、梭菌属等优势菌群的数量显著减少,同时大肠埃希菌、金黄色葡萄球菌、肠杆菌科(柠檬酸杆菌、克雷伯菌等)和真菌等潜在致病菌数量显著增加,且这一趋势与便秘的严重程度相关。国内学者研究发现,便秘患者同样存在肠道微生态失衡,表现为便秘患者粪便中的双歧杆菌、拟杆菌、乳杆菌均显著减少,梭杆菌、肠杆菌显著增加;顽固性便秘患者结肠黏膜菌群物种丰富度和香农多样性指数均显著低于健康对照组。

目前肠道微生态失衡与便秘之间的关系尚未完全明确,可能的机制包括粪便在肠道内滞留时间过长改变肠道菌群的数量和种类,菌群的代谢物(甲烷和短链脂肪酸)、细菌的细胞成分(脂多糖)或细菌与宿主免疫系统之间的相互作用影响多种肠道功能。微生态制剂虽不是治疗便秘的一线药物,但可通过调节肠道菌群失衡,促进肠道蠕动和胃肠动力恢复,越来越多的研究者将其推荐作为便秘的长期辅助用药。

微生态制剂可分为益生菌、益生元和合生元3类,粪菌移植治疗也属于广义的肠道微生态治疗。

1.益生菌

益生菌是指摄入足够数量后,能对宿主起有益健康作用的活的微生物,常用于治疗便秘的益生菌主要是双歧杆菌属和乳酸杆菌属。乳双歧杆菌、干酪乳杆菌和大肠埃希菌对成人便秘患者有缓解作用,并且干酪乳杆菌能够缓解儿童便秘患者的便秘症状。

有研究证实,摄入益生菌制剂2周后,每周排便次数较基线增加1.49次(99% CI $1.02\sim1.96$,$P<0.01$)。国内多位学者采用自身对照方式,发现使用益生菌1个月左右,便秘相关症状总评分和粪便性状总评分均显著降低。益生菌改善便秘症状的可能机制:纠正微生态失调,刺激肠壁神经,改变肠腔分泌功能,促进肠道动力恢复。

2.益生元

益生元是指一类虽不被宿主消化吸收,但可选择性刺激肠道内一种或数种细菌生长繁殖的可发酵食物。一项随机对照临床试验显示,给予女性便秘患者补充菊粉或部分水解瓜尔豆胶混合物3周后,患者每周排便次数均有所增加。

3.合生元

合生元是同时含有益生菌和益生元的制剂。有研究应用合生元制剂(车前草纤维和5种益生菌,均属于双歧杆菌和乳酸杆菌属)治疗便秘患者8周后,患者粪便性状恢复至正常水平,肠道传输时间显著缩短。便秘患者服用含低聚果糖、双歧杆菌和乳酸杆菌的合生元制剂30天后,可显著增加每周排便次数,排便费力、排便不尽感和粪便性状亦均有所改善。

4.粪菌移植

粪菌移植是将健康者粪便中的菌群移植到患者胃肠道内,以重建具有正常功能的肠道菌群。研究发现,结肠慢传输型便秘患者通过粪菌移植后排便次数明显增加,4周时症状缓解率可达71.4%,但12周时症状缓解率仅为42.9%。粪菌移植治疗便秘尚存在供菌者选择、移植剂量、移植频率等许多有待研究的问题,且由于移植他人粪便具有一定的风险性,如传播供者体内的病毒、致病菌等。因此,粪菌移植治疗便秘目前仅限于研究,不宜作为常规手段用于临床治疗。

二、经肛药物治疗

(一)经肛给药的原则与方式

1.根据便秘的类型选择不同的经肛给药制剂

偶然性便秘可选择开塞露、磷酸钠盐灌肠液和多库酯钠制剂,长期便秘可选择甘油栓剂,慢传输型便秘可选择直肠可吸收的促动力药,出口梗阻型便秘可选择具容积效应、润滑粪便、碎裂粪块的药物。

2.根据便秘的使用人群选择不同的经肛给药制剂

婴幼儿及儿童可首选作用缓和、对患者刺激小的甘油栓剂;成年患者可选择栓剂或灌肠剂;年老体弱者建议选用甘油栓剂;孕妇应慎用经肛给药,必须时选择对直肠刺激小的制剂;阿片类药物便秘可临时用开塞露。

3.不同的经肛给药制剂应采用不同的使用方法

液态制剂经肛给药,需将灌肠管缓慢塞入肛门内 5～10 cm 深度,且需避免划伤直肠壁,使用后需平卧 5～10 分钟,防止液体外流而丧失药效。栓剂经肛给药,需缓慢塞入肛门内,深度达 1～2 个示指指节,保持药物在肛门内停留 15～30 分钟以上直至有便意,期间患者可自由行动。

4.对患者加强科普教育,避免肛门直肠损伤等情况的发生

经肛给药制剂的给药方式和使用剂量以及周期,应严格按照说明书进行,医护人员要帮助选择合适制剂并详细指导患者及其家人,以减少不良反应和意外事件的发生。

(二)便秘常用经肛给药的制剂及其用法

1.甘油栓

甘油栓的主要成分是甘油,具有吸湿性和润滑性,进入肠道后,可润滑并刺激肠壁,软化粪便。甘油栓有肥皂基质、硬脂酸钠基质和明胶基质 3 种,其中明胶基质的质地更柔软,主要适用于儿科和体弱人群。甘油栓临床可用于治疗老年患者的粪便嵌塞、妇产科术后及产后尿潴留和婴幼儿的肠道清洁以及改善乙状结肠镜下直肠黏膜的视野;可缩短术后患者的胃肠恢复时间,解决术后排气困难或便秘。甘油栓疗效明确、作用温和且质地柔软,避免了药物对肠道黏膜的刺激和损伤,不良反应少见,故适用需长期用药的患者。甘油栓易于操作,给药后保持药物在肛门内停留 30 分钟以上直至有便意即可。

2.开塞露

开塞露是一种液体灌肠制剂,分为2种,一种主要成分为甘油,另一种主要成分为山梨醇(有较高的渗透压)。开塞露能够通过软化粪便、润滑肠壁、刺激肠道蠕动从而达到促进排便的效果。开塞露常用于治疗成人和儿童便秘。其临床应用广泛,但高渗作用对肠壁的刺激可使患者产生依赖性。长期使用可能会导致提肛肌松弛不良,病情严重者甚至会出现提肛肌明显肥厚,用力排便时出现痉挛、僵硬、反复收缩等松弛障碍现象。开塞露经肛给药,需平卧5~10分钟,防止药液外溢;并注意药液的温度以及因药剂开口处偏硬造成疼痛不适感或损伤局部皮肤等。

3.磷酸钠盐灌肠液

磷酸钠盐灌肠液的主要成分为磷酸氢二钠和磷酸二氢钠。药理研究证实,磷酸钠盐灌肠液主要作用是在肠道中形成高渗环境,进而使肠道内水分增加,同时增加粪便含水量以促进粪便的排泄。磷酸钠盐灌肠液可用于解除偶然性便秘或直肠检查前灌肠清洁肠道。在清洁肠道的同时,不会引起腹痛、肠痉挛及灌肠后排便次数频繁等问题,且少有灌肠液外流及肛门不适或疼痛症状,患者依从性良好,且操作简便。但如过量使用可能会导致低钙血症、高磷酸盐血症、高钠血症、脱水以及酸中毒等。长期使用或可增加肾损伤的风险。其给药方式为常见的液体经肛给药方式。

4.液体石蜡

液体石蜡是一种矿物油,一般为无色半透明油状液体。液体石蜡属于润滑性泻药,经直肠给药,通过润滑肠壁、软化粪便发挥作用。液体石蜡适用于有便秘症状的老年人、儿童,伴高血压、动脉瘤或痔的便秘患者,以及术后排便困难的患者。液体石蜡作用温和,对于粪便干结或肛门括约肌松弛的老年患者尤为适用,但目前无特定的灌肠制剂上市,一般为医院或家庭配制灌肠,操作较为繁琐。液体石蜡的给药方式通常采用生理盐水加液体石蜡灌肠法。

5.甘油灌肠剂

甘油灌肠剂的主要成分为甘油,含量为46.8%。甘油属于润滑性泻药,能够润滑刺激肠壁,软化粪便使其易于排出。甘油灌肠剂临床用于清洁灌肠或便秘。作用较为温和,在治疗便秘过程中,甘油灌肠剂经肛门注入,一次剂量视便秘程度而定,一般20~110 mL。对于肠道穿孔患者、恶心呕吐或剧烈腹痛患者以及痔伴有出血的患者禁用。有报道,甘油灌肠剂可引起荨麻疹和急性肾损伤。甘油灌肠剂是一种液体灌肠剂,临床给药方式与一般的液体经肛给药制剂相同,通常需他人辅助使用。

6.复方角菜酸酯栓

复方角菜酸酯栓是由角菜酸酯、二氧化钛和氧化锌组成,其主要活性成分为角菜酸酯,是一种海藻中提取的天然藻胶,在潮湿环境下形成有弹性的黏液样胶体,可黏附在直肠肛管黏膜表面长达 12 小时,保护受损直肠黏膜并将其与刺激物及污染物隔离,同时使粪便润滑易于排出。二氧化钛和氧化锌具有止痒、减轻肛管直肠的充血和炎性反应、收敛以及促进愈合的作用,临床用于治疗痔疮合并便秘。对复方角菜酸酯栓剂成分过敏者禁用,过敏体质者慎用,妊娠和哺乳期女性可安全使用。

7.比沙可啶栓

比沙可啶栓的主要成分是比沙可啶,是一种刺激性泻药,通过对肠黏膜的直接作用,刺激其感觉神经末梢,引起直肠反射性蠕动增强而导致排便。比沙可啶栓可用于治疗便秘以及消化道检查或手术前后肠道内容物的清除,作用在 15~60 分钟内显现,效力约是酚酞的 5 倍。比沙可啶栓禁用于 6 岁以下儿童、孕妇、急腹症和炎性肠病患者。不良反应常见有刺激性、引起直肠炎或过度腹泻。使用注意事项较多,如便秘伴有急性腹痛者应在医师指导下使用;不宜长期应用;使用阿片止痛剂的癌症患者耐受性差,不宜与之合用。

8.多库酯钠制剂

多库酯钠制剂是一种具有乳化和清洁特性的表面活性剂,通过渗透作用来软化粪便。多库酯钠上市的制剂有灌肠剂和直肠凝胶,均用于治疗偶然性便秘。多库酯钠灌肠剂禁用于出现腹痛、恶心或呕吐症状的患者,如在使用过程中出现直肠出血,需停止使用。多库酯钠直肠凝胶禁用于患有肠梗阻、腹痛、严重痔、肛裂、出血性直肠炎、肛门出血的患者,其不良反应发生率低,如腹泻、直肠充血等非常罕见。多库酯钠灌肠剂给药方式为常见的液体经肛给药方式,无特殊注意事项。多库酯钠直肠凝胶给药方式为将导管完全插入直肠,然后用力挤出内容物,需静止 5~10 分钟。

9.复方碳酸氢钠栓

复方碳酸氢钠栓是一种复方制剂,含有碳酸氢钠和磷酸二氢钠。其在肠内会逐渐以微球状态产生二氧化碳气体,促进肠蠕动,达到接近自然的排便效果。复方碳酸氢钠栓多用于治疗 12 岁以上儿童及成人的便秘,一般在 18 分钟以后开始排便。其主要不良反应为轻度刺激感、下腹疼痛、不适感、腹泻和残留粪便感等。

10.其他灌肠剂

其他灌肠剂主要包括乳果糖和甘露醇。

(1)乳果糖:由半乳糖与果糖组成的二糖,为淡黄色透明的黏稠液体。其属于渗透性泻药,通过渗透作用增加结肠内容量,刺激结肠蠕动,保持粪便通畅,缓解便秘,同时恢复结肠的生理节律。乳果糖用于灌肠时,经肛给药可缓解便秘以及恢复结肠的生理性蠕动。与口服乳果糖比较,其治疗便秘有效率较高。目前,乳果糖灌肠临床应用并不广泛。给药方式为常见的液体经肛给药,但灌肠时需用石蜡润滑给药管的前端,插入深度为 $5\sim10$ cm,注入时的药液温度以 33 ℃为宜。

(2)甘露醇:山梨糖醇的同分异构体,属于多糖醇。甘露醇进入肠道后,其高渗作用会使水分从肠壁渗至肠道,增加肠腔内渗透压,增加肠内容物的含水量,从而刺激肠壁,促进肠蠕动,加快粪便的排泄。临床上甘露醇可作为灌肠剂,用于老年性和除外结肠或直肠手术后早期的便秘患者,一般 $15\sim30$ 分钟后会有便意,粪便增多。由于国内甘露醇灌肠剂一般为医院内配制使用,尚无甘露醇灌肠制剂上市,故甘露醇灌肠治疗便秘的临床应用较少。甘露醇灌肠的给药方式为常见的液体经肛给药方式,通常采用温水加甘露醇灌肠,操作较为繁琐。

三、生物电反馈

生物电反馈主要通过设备提供的信号,将不易引起患者注意的一些生理活动显示出来,并通过训练建立大脑和靶器官之间的外部条件反射(反馈)通路,部分代偿或训练已经受损的内部反馈通路。便秘的生物反馈治疗目的是通过设备、治疗师和患者之间的理解和配合,使患者感知并能控制盆底肌。可采用视觉、语言或听觉反馈等治疗模式让患者学会如何控制肛门肌肉,包括盆底肌自主放松和收缩、肛门直肠感觉功能和协调性的训练等,目前临床主要通过肌电或压力信号作为训练信号。可采用肛管直肠测压传感器、肛门内或会阴表面肌电电极,以压力或肌电信号源经设备放大和处理后在屏幕上显示,供患者理解其错误或正确的动作,重复进行。也可通过球囊扩张产生的充胀感觉(便意)训练肛门感觉功能和盆底肌肉运动的协调性,对于直肠感觉功能减退,便意缺乏的患者,还可让患者鉴别小容量球囊的扩张感,并逐步减少直肠扩张所需的容量训练。

由于信号采集、放大、分析加工及显示等多项技术的发展,使得盆底表面肌电 μV 级信号也能得到有效测量,盆底表面肌电信号可直接用于定量诊断和分析病情,并有灵活交互性好的软件设计,将枯燥难懂的原始信号数据采用频谱等分析方法处理成人性化的图像形式，有些进一步设计成直观的训练课程甚至游戏，通过治疗师的讲解，使患者对自身异常信号有较好的认知，从而顺利实现人机交互。

治疗师需要根据患者肛管直肠测压和盆底表面肌电等测试的结果制定相应的训练模板阈值，并根据训练目的改变训练难度，同时可采用低频电刺激和触发电刺激训练帮助调节直肠敏感性。指导盆底肌正确收缩（而非腹肌和臀肌）是训练的基础。

针对盆底失弛缓型便秘，主要训练盆底肌Ⅰ型肌活动的稳定性；针对盆底松弛型便秘，主要通过收缩训练加强盆底肌收缩力量，提高盆底肌张力及耐疲劳性，同时采用高频电刺激和触发电刺激训练提高患者直肠敏感性。

由于医疗保险、患者来源、治疗师背景、设备不同及治疗习惯等差异，近期和远期疗效与疗程的关系还很难定论。治疗 3 次/天，每次 45 分钟，每周 5 天，2 周为 1 个疗程，从上述全程治疗师指导的短期强化治疗至 3 个月治疗 6 次，每次 1 个小时，每 2 周 1 次的长期训练。治疗师根据训练情况可详细指导患者通过家用训练器自行训练强化，并定期随访。

四、骶神经刺激

骶神经刺激也称骶神经调节，是神经电刺激术的一种，作为一种新型治疗手段，在国外已经得到了临床认可。美国食品药品监督管理局批准的骶神经调节治疗适应证包括难治性急迫性尿失禁、顽固性尿频－尿急综合征、特发性尿潴留、排便功能障碍等。骶神经刺激研制最初用于治疗尿失禁，后经德国学者研究证实了骶神经调节技术可以用于治疗大便失禁。此种治疗主要是将电极穿过骶孔刺激骶神经，通常选取 S_3 神经来发挥作用。治疗分为 2 个阶段，首先进行体外试验性治疗，经过 1 个疗程取得满意疗效后可行永久性植入手术。

(一)国内外研究现状

骶神经刺激在国外研究中起步较早，目前已经获批用于部分疾病的临床治疗。便秘是一种相对较新的骶神经刺激治疗适应证。数据显示近年来施行骶神经刺激的患者大幅度增加，表明了这种新型的治疗方式已经取得的临床医师和患者的认可。

研究发现虽然骶神经调节治疗能够改善便秘症状，但仍有部分患者需要使用泻药，这意味着骶神经调节的疗效未能达到预期状态。但行永久性电极植入治疗之后的疗效显著高于经皮刺激阶段，这可能会鼓励部分第 1 阶段体外试验效果不佳的患者同意接受永久性植入治疗。

骶神经调节存在一定的并发症,例如在第 1 阶段的体验治疗后,患者可能会面对植入位点疼痛、感染、电极移位、骶尾部刺痛等并发症。刺激器永久性植入术后常见并发症包括由于电极移位、技术或设备问题引起的不良反应,如骶神经刺激部位不适,刺激应答,临床效果减弱或消失。出现的并发症可通过使用抗生素、加强局部护理、调整电流参数等方式解决,且可经过第 1 阶段的试验性治疗后,患者自行选择是否进行永久性植入,相对于外科手术,骶神经调节的微创治疗更有安全保障,在儿童和青少年便秘患者中也可使用。

有学者首次将 O-arm 技术应用于骶神经调节手术中,在三维成像的指导下更易进行骶神经的解剖定位及电极片的位置固定,能够最大限度地保证骶神经刺激的有效性,尤其是对于骶神经先天性异位和肥胖患者。骶神经刺激治疗先天性肛门闭锁修复术后继发的成人肠功能障碍也取得较好效果。而骶骨发育不全的患者不适合骶神经刺激,因为在没有完整骶骨的情况下,不能固定有一个起决定性作用的四极电极。

国内很多学者研究并证明了骶神经调节的有效性,在国内通常将骶神经刺激仪器称为肠道起搏器。骶神经调节治疗后患者排便不尽感、排便困难、肛口疼痛、肛门梗阻感明显减轻,且指出疗效最好的电刺激组合方式为 S_3、S_4 电刺激组。部分国内学者充分发挥我国传统文化底蕴和中医药特色治疗手段,将传统医学与骶神经刺激治疗结合起来,通过针灸、穴位埋线或经皮电极等治疗方法模拟骶神经刺激仪器的生理作用,也有部分成功的研究案例。

(二)机制

虽然现在普遍认为骶神经调节是通过促进结肠传输功能加速排便进程,一项研究纳入 45 例便秘患者进行骶神经调节治疗,其中 27 例患者进行胃肠传输试验。治疗前 20 例(74%)患者胃肠传输时间延长,治疗后 6 个月随访显示降至 9 例(3%)。而起效是由于骶神经调节术对躯体神经动作电位的刺激。神经系统投射到腰骶脊髓,在那里释放兴奋性神经传递素,激活上行通路到大脑或脊髓回路,从而调节内脏感觉和非自愿的运动机制。但其实骶神经调节的具体作用机制到目前仍然不甚明确,因为盆腔内脏器官是由大脑和脊髓的复杂神经回路来调节必要的排泄和性功能的。因此,神经系统各部位的损伤或疾病都会引起排尿、排便和性活动的显著变化。

胃肠运动受到中枢神经系统、自主神经系统和内源性肠神经系统在各个层次上的协同调控。中枢神经通过接收信号影响胃肠道的感觉、运动和分泌。自主神经系统将中枢神经的信号传至肠神经系统,进而实现对胃肠运动的调节。肠神经系统由大量神经元构成黏膜下神经丛和肌间神经丛,是调节胃肠道功能的独立系统。排便的过程受到这3个层面不同神经的控制,任何一个环节出现问题都会造成排便不畅,所以推测骶神经调节起效的机制就在于调节了这个排便系统的异常部分。

1.神经通路重建

大脑通过神经通路与肠道相连,这些神经通路从外围的受体收集信息,并将其传递到皮层区域。经过皮层的信息集合与数据分析后生成指令,进一步调控肠道系统的行为。作为内脏结构,肠功能主要由自主神经系统控制和调节,自主神经系统主要包括交感神经和副交感神经。这种在不同层次将胃肠道与中枢神经系统联系起来的神经-内分泌网络称为脑-肠轴。机体通过脑-肠轴之间的神经内分泌网络的双向环路进行胃肠功能的调节称为脑肠互动。通过了解不同层次的脑肠轴的神经调节过程,可以了解某些特定条件的病理生理学,进而解释一些神经调节干预措施的作用和模式,骶神经刺激就是其中之一。有研究指出骶神经的刺激伴随会阴神经、肛门括约肌、盆底的传入感觉纤维和自主神经纤维兴奋性的改变。通过人为地刺激骶神经,模仿正常的神经冲动,如同心脏起搏器一般,将信息通过自主神经系统传递至中枢系统,由大脑皮质做出数据分析并下达排便指令,自主神经系统将中枢神经的信号传至肠神经系统,完成排便行为,即人为重建一个神经通路。

2.神经元作用

肠神经系统包括传入神经元、中间神经元和运动神经元,这些神经元中存在着不同的神经递质。当肠神经接收到大脑皮质下达的排便指令,广泛存在于神经元中的神经递质开始活动,如胆碱能神经元通过释放乙酰胆碱激动平滑肌上的 M 胆碱受体,引起胃肠肌兴奋收缩,促进肠道蠕动;氮能神经元通过气体信使分子 NO,调节远端结肠舒张,参与排泄活动。既往研究报道慢传输性便秘患者 NO 产生增多,对平滑化产生抑制作用,结肠传输时间延长。骶神经调节治疗能够增加乙酰胆碱分泌,兴奋胃肠道平滑肌,使其收缩幅度和张力均增加,胃、肠平滑肌蠕动增加,从而达到促进结肠传输的作用,降低了患者对抗胆碱能药物的依赖。

3.心理及精神因素

便秘是一种慢性疾病,现在研究发现其与精神、心理因素密切相关。便秘患者存在明显的焦虑和抑郁情绪,焦虑自评量表和抑郁自评量表评分较中国常模增高。而脑-肠轴学说的提出进一步证实了心理精神因素会对胃肠道产生影响，这些因素在骶神经调节治疗起效中也占有很大比重。

第三节　中药治疗

一、热秘

热秘的主要临床表现有大便干结，腹部胀痛，面赤身热，口干思饮，口臭或口疮，心烦不寐，小便短赤，舌红，苔黄或黄燥，脉滑实或滑数。其发生机制为胃肠积热灼伤津液，肠道失润，治疗原则以清热润肠为主。

（一）处方

麻子仁丸。

（二）组成

火麻仁、白芍、枳实、厚朴、杏仁泥、大黄。

（三）用法

大便秘结日久、粪块坚硬者，可合用玄明粉以软坚通便。舌红苔干、便结不通者，可合用增液汤以增水行舟。痔便血者，加用槐花、地榆炭以清肠止血。郁怒伤肝、目赤头晕者，可合用更衣丸或当归龙荟丸，以清肝泻火。

二、气秘

气秘的主要临床表现有大便涩滞不行，伴有胸膈痞满，嗳气频作，纳呆，腹痛腹胀，舌淡红，苔薄白，脉弦。其发生机制为气机郁滞、传导失职，治疗原则以理气导滞为主。

（一）苏子降气汤

1.组成

苏子、陈皮、半夏、当归、厚朴、前胡、沉香（后下）、肉桂、甘草、枳实。

2.用法

大便干结者，加用火麻仁、郁李仁以润肠通便。腹胀疼痛者，加乌药、莱菔子、小茴香以理气止痛。虫积阻滞气机者，可加槟榔、使君子、苦楝根皮等，以驱虫理气。因外伤所致，可加用桃仁、红花、莪术之类以活血祛瘀。气滞甚者，亦可选用四磨汤、六磨汤顺气通便。

(二)六磨汤

1.组成

大槟榔、沉香、木香、乌药、大黄、枳壳。

2.用法

所有药材各用水磨取汁 75 mL,和匀后温服。

3.功效

行气通便。

4.主治

气泄腹急,大便秘涩。

(三)枳壳汤

1.组成

枳壳(去瓤,麸炒)、炙甘草、大腹皮、百合、牵牛子(炒)、赤茯苓(去黑皮)、赤芍、桑白皮、郁李仁(汤浸,去皮尖双仁,阴干)。

2.用法

所有药材研为粗末,每次 15 g,水煎,去渣,空腹时服,以通为度。

3.功效

行气通便。

4.主治

大便不通,腹胁胀满膨闷,食欲缺乏。

(四)宽快汤

1.组成

香附(杵净)、天台乌药(去心)、枳壳(制)、炒砂仁、炒苏子、青木香、炙甘草。

2.用法

所有药材研为末,每次 6 g,用陈皮煎汤送服。

3.功效

理气宽中。

4.主治

气不下降,大便秘湿。

（五）搜风润肠丸

1.组成

沉香、槟榔、木香、青皮（去白）、萝卜子（炒）、槐角（炒）、陈皮（去瓤）、枳壳（炒，去瓤）、枳实（麸炒，去瓤）、三棱（煨）、木通、郁李仁（去皮）。

2.用法

所有药材研为末，炼蜜为丸，如梧桐子大。每次50～60丸，用木瓜汤送服。

3.功效

理气润肠。

4.主治

三焦不和，胸中痞闷，气不升降，饮食迟化，肠胃燥涩，大便秘结。

三、冷秘

冷秘的主要临床表现为大便排出困难，腹痛拘急，胀满拒按，胁下偏痛，手足不温，呃逆呕吐，小便清长，面色青白，喜热怕冷，舌淡苔白，脉沉迟。

（一）处方

大黄附子汤。

（二）组成

附子、大黄、细辛。

（三）功效

温里散寒，通便止痛。

（四）用法

水煎服。方中附子温里散寒，大黄荡除积滞，细辛散寒止痛。可加枳实、厚朴、木香助泻下之力，加干姜、小茴香增散寒之功。

四、虚秘

（一）气虚便秘

气虚便秘的主要临床表现为稍微活动即觉短气，神疲乏力，怠惰少言，食欲减退，消化力减，多食时即觉腹胀，大便难解，便次减少，舌淡苔薄白，脉迟而弱。治疗当以健脾益气，润肠通便为主，同时要注意加强锻炼，多活动，并养成定时排便的习惯。

1.新加黄龙汤

（1）组成：生地黄、生甘草、人参（另煎汁90 mL）、生大黄、玄参、芒硝、麦冬

(连心)、当归、海参(洗)2 条、姜汁 30 mL。

(2)用法:以水 1 600 mL,煮取 600 mL,先用 200 mL,冲参汁 30 mL,姜汁 10 mL,顿服之,如腹中有响声,或转矢气者,为欲便也,候 3～4 小时不便,再如前法服 200 mL,候 6 小时不便,再服 200 mL。如得便,止后服,酌服益胃汤一剂,余参或可加入。

(3)功效:益气养阴,泻热通便。

(4)主治:气津两亏,大便秘结,神疲少气。

(5)加减:本方原为温热病燥热伤阴之便秘而立,用治老年气虚便秘,可减大黄,或加火麻仁、郁李仁。

2.大五柔丸

(1)组成:大黄、芍药、枳实、肉苁蓉、葶苈、甘草、黄芩、牛膝、桃仁、杏仁。

(2)用法:所有药材研为末,炼蜜为丸,如梧桐子大。每次 3 丸,渐加至30 丸,酒送服,每天 3 次。

(3)功效:清热润肠,行气通便。

(4)主治:脏气不调,大便难。

3.参仁丸

(1)组成:火麻仁、大黄各、人参、当归身。

(2)用法:药研为细末,加炼蜜为丸,如梧桐子大。每次 30 丸,空腹时用温开水送服。

(3)功效:益气活血,润肠通便。

(4)主治:气虚便秘。

4.厚朴汤

(1)组成:厚朴(姜制)、炒枳实、白术、半夏曲、炙甘草、陈皮。

(2)用法:所有药材研为粗末,每次 15 g,加生姜 5 片,大枣 3 枚,水煎,去渣,空腹时温服。

(3)功效:行气通便。

(4)主治:胃虚气滞,大便秘结,不能饮食,小便清利。

5.威灵仙丸

(1)组成:黄芪(蜜炙,切)、威灵仙(去土,洗)、枳实。

(2)用法:所有药材研为细末,炼蜜为丸,如梧桐子大。每次 20 丸,生姜汤送服。又将紫苏子、火麻仁研汁,煮粥服之。

(3)功效:补气行滞。

(4)主治:年高之人,津液枯燥,无以润养,肠间干涩,气血俱衰,艰于运化,其脉燥大。

6.神功丸

(1)组成:大黄、白参、火麻仁(另研)、毛诃子皮(炮)。

(2)用法:所有药材研为细末,炼蜜为丸,如梧桐子大。每次 20 丸,温水送服,每天 3 次,以通为度。

(3)主治:气虚津少,大便不通。

7.黄芪汤

(1)组成:绵黄芪、陈皮(去白)。

(2)用法:所有药材研为细末。每次用大麻仁 6 g 研烂,以水投取浆 150 mL,去渣,于银、石器内煎,候有乳起,即入白蜜 20 mL,再煎令沸,调药末,空腹时服。

(3)功效:补气通便。

(4)主治:年高老人,大便秘涩。

8.赭遂攻结汤

(1)组成:甘遂、朴硝、生赭石(轧细)。

(2)用法:将前二味药煎汤,送服甘遂末。

(3)功效:泻下通便。

(4)主治:宿食结于肠间不能下行,大便多日不通。

(5)加减:寒多者,酌加干姜;呕多者,可先用赭石、干姜煎服,以止其呕吐,呕吐止后,再按原方煎汤送服甘遂末。

(二)血虚便秘

血虚便秘的主要临床表现为头晕心慌,视物模糊,面色萎黄,心烦多梦,舌淡苔薄,脉细而软。治疗当以养血润肠,并可加入泻下通便类药物,同时要少食或不食辛辣刺激性食物。

1.益血润肠丸

(1)组成:熟地黄,桃仁(炒,去皮)、火麻仁,枳壳、橘红、炒阿胶、肉苁蓉、苏子、荆芥、当归。

(2)用法:所有药材研为细末,加炼蜜为丸,如梧桐子大。每次 50～60 丸,空腹时用温开水送服,每天 2 次。

(3)功效:滋阴养血,润燥通便。

(4)主治:阴亏血虚,大便干结不通。

(5)加减:兼气虚者,加党参或太子参;血虚甚者,加生何首乌、酸枣仁;脾虚食少者,加炒白术、炒神曲;口渴心烦者,加石斛、生地黄、玉竹。

2.五仁润肠丸

(1)组成:生地黄、桃仁(去皮)、火麻仁、郁李仁、柏子仁、肉苁蓉(酒蒸)、广皮、熟地黄、当归、松子仁。

(2)功效:润肠通便。

(3)主治:阴虚血少,大肠燥热,消化不良,饮食减少,便秘腹胀。

(4)用法:除五仁外所有药材研为细术,再将五仁掺和一起,捣研均匀,炼蜜为丸,每丸重 9 g,用蜡纸封固。每次 1 丸,开水送服。

3.六成汤

(1)组成:当归、白芍、肉苁蓉、地黄、天冬、麦冬。

(2)用法:水煎,去渣温服。

(3)功效:养血育阴,润燥通便。

(4)主治:血虚阴亏,大便数天不行,别无他症者。

4.辛润汤

(1)组成:熟地黄、生地黄、升麻、红花、炙甘草、槟榔、当归身、桃仁。

(2)用法:水煎,去渣,分 2 次温服。

(3)功效:养血益阴,润肠通便。

(4)主治:大肠风秘燥结,大便难解。

5.参仁丸

(1)组成:火麻仁、大黄、当归身、人参。

(2)用法:所有药材研为末,炼蜜为丸,如梧桐子大。每次 30 丸,空腹时用温开水送服。

(3)功效:补气养血,清热通下。

(4)主治:气壅风盛,大便秘结,腹痛烦闷。

6.活血润燥丸

(1)组成:当归梢、防风、大黄(湿纸裹煨)、羌活、皂角仁(烧存性,去皮)、桃仁(研如泥)、麻仁(研如泥)。

(2)用法:所有药材研为极细末,入麻仁泥、桃仁泥和匀,炼蜜为丸,如梧桐子大。每次 5 丸,温开水送服,每天 3 次。服后须以苏麻子粥每天早晚食之,大便自可通润。

(3)功效:活血祛风,润肠通便。

(4)主治:风秘,血秘,大便经常燥结。

7.润肠丸

(1)组成:大黄(去皮)、当归梢、羌活、桃仁(汤浸,去皮)、火麻仁。

(2)用法:火麻仁研如泥,其余药材捣碎为细末,炼蜜为丸,如梧桐子大。每次 50 丸,空腹时用白汤送服。

(3)功效:疏风活血,润燥通便。

(4)主治:风热内伏,血液瘀结,肠道干燥,大便秘涩,全不思食者。

8.润麻丸

(1)组成:火麻仁、当归、桃仁、生地黄、枳壳。

(2)用法:所有药材研为末,炼蜜为丸,如梧桐子大。每次 50 丸,空腹时用温开水送服。

(3)功效:凉血润燥。

(4)主治:血分燥热,大便不通。

9.润燥汤

(1)组成:升麻、生地黄、熟地黄、当归梢、生甘草、大黄(煨)、桃仁泥、火麻仁、红花。

(2)用法:桃仁、火麻仁研如泥,其余药材切碎,入水 300 mL,入二泥,煎至150 mL,去渣,空腹时稍热服。

(3)功效:养血润肠。

(4)主治:阴虚血燥,大便不通。

10.益血丹

(1)组成:当归(酒浸,焙)、熟地黄各等份。

(2)用法:所有药材研为末,炼蜜为丸,如弹子大。每次 1 丸,细嚼,酒送服。

(3)功效:养血润肠。

(4)主治:平素血虚,大便燥结。

11.散火汤

(1)组成:黄连(炒)、白芍(炒)、栀子(炒)、枳壳(去瓤)、厚朴(去皮)、香附、川芎、木香、砂仁、茴香、甘草。

(2)用法:加生姜一片,水煎,去渣温服。

(3)功效:泻火行气。

(4)主治:热郁气滞,肚腹胀满,痛久不止,大便秘结。

12.葱胶汤

(1)组成:阿胶、葱(切)。

(2)用法:用水 400 mL,煎葱至 200 mL,去渣,入阿胶煎令烊化,温服。

(3)功效:养血润肠,通阳行气。

(4)主治:老年血虚,肠中阳气不通,大便秘涩。

(三)阴虚便秘

阴虚便秘的主要临床表现为常觉口舌干燥,皮肤干燥,毛发枯槁,夜寐少馨,大便干结,数天一行,舌尖红苔薄少津,脉细或细数。治当育阴通便,并应食新鲜蔬菜、水果,不吃或少吃辛辣食物,平时多喝开水,增加人体水分,以利于大便的排出。

1.麻子仁丸

(1)组成:火麻仁、芍药、枳壳(炙)、大黄(去皮)、厚朴(炙,去皮)、杏仁(去皮尖,别作脂)。

(2)用法:所有药材研为末,炼蜜为丸,如梧桐子大。每次 9 g,温开水送服,每天 1～2 次,或仿此量改做汤剂服。

(3)功效:润肠通便。

(4)主治:胃肠燥热,津液不足,肠道失濡,大便干结,小便频数。现用于习惯性便秘有上述症状者。

(5)宜忌:气虚年高、大便稀溏、孕妇、产妇忌服,勿食辛辣、油腻食物。

(6)加减:无热象者,减大黄,加玉竹、郁李仁;兼有血虚、心慌心悸者,加酸枣仁、柏子仁。

2.二仁丸

(1)组成:杏仁(去皮尖,面炒黄)、火麻仁(别研)、枳壳(去瓤,面炒,为末)、诃子(炒,去核,为末)。

(2)用法:所有药材研为末,炼蜜为丸,如梧桐子大。每次 20～30 丸,温开水送服。未利,增加用量。

(3)功效:润肠通便。

(4)主治:风搏肺脏,传于大肠,津液干燥,致成风秘。

3.三仁丸

(1)组成:柏子仁、松子仁、火麻仁。

(2)用法:所有药材一起研磨如膏,制成小丸,如梧桐子大。每次 10 g,用米汤饮送服,每天 2 次。

(3)功效:润肠通便。

(4)主治:老人津液不足,大便秘结。

4.三仁粥

(1)组成:桃仁、松子仁、郁李仁。

(2)用法:所有药材捣烂,和水滤取汁,入碎粳米少许,煮粥,空腹时服。

(3)功效:育阴润肠。

(4)主治:老人阴虚,大便秘结。

5.芦根蜂蜜膏

(1)组成:芦根、蜂蜜。

(2)用法:所有药材制成膏剂。每次 30 mL,开水化服。

(3)功效:润肠通便。

(4)主治:阴虚津亏,大便秘结。

6.承气养荣汤

(1)组成:鲜生地黄、生白芍、小枳实、真川朴、油当归、白知母、大黄。

(2)用法:水煎服。

(3)功效:养荣润燥,攻下热结。

(4)主治:大肠热实,阴液枯涸,大便燥结。

7.济阴承气汤

(1)组成:大黄(煨或生)、枳实(面炒)、当归、陈皮、甘卓、生地黄、白芍、丹参、厚朴。

(2)用法:水煎服。

(3)功效:理气通便。

(4)主治:便秘伴见阴弱血虚症状者。

8.滋肠五仁丸

(1)组成:桃仁、杏仁(炒,去皮尖)、柏子仁、松子仁、郁李仁(炒)、陈皮。

(2)用法:先将五仁另研为膏,与陈皮末一起再研匀,炼蜜为丸,如梧桐子大。每次 30～50 丸,空腹时用米饮送服。

(3)功效:润肠通便。

(4)主治:年老体虚,肠燥便秘。

9.槐子汤

(1)组成:槐米、瓜蒌仁、枳壳(蜜水炒)、天冬、麦冬、苏子、玉竹、麻仁、杏仁甘卓、金橘饼、白芝麻。

(2)用法:水煎服。

(3)功效:养阴清肺,润肠通便。

（4）主治：肺经之火，移于大肠，大便秘结或肛门肿痛。

10.增液承气汤

（1）组成：玄参、大黄、麦冬（连心）、生地黄、芒硝。

（2）用法：药材以水煎 1 600 mL，煮取 600 mL，不通再服。

（3）功效：滋阴增液，泻热通便。

（4）主治：阳明温病，热结阴亏，燥屎不行，下之不通，津液不足，无水舟停，服增液汤不下者。

（四）阳虚便秘

阳虚便秘的主要临床表现为畏寒怕冷，手脚欠温，小便清长，夜尿稍多，性欲淡漠或有阳痿，舌淡苔薄，脉沉而弱。治疗当以温阳散寒为主，但要注意在温阳的同时，不忘滋润肠道以求通调大便的根本目的，所以温阳且忌燥热，不可顾此失彼。

1.大黄附子汤

（1）组成：大黄、附子（炮）、细辛。

（2）用法：用水 500 mL 煮取 200 mL，体质强壮者煮取 250 mL，分 3 次温服，间隔 1 个小时左右。

（3）功效：温阳散寒，通便止痛。

（4）主治：阳虚寒结，腹胁疼痛，大便秘结，发热，手足厥冷，舌苔白腻，脉弦紧。

（5）加减：本方原为伤寒病里寒结滞之证而立，用治老年人便秘，当适当配伍润肠类药物，如火麻仁、郁李仁、肉苁蓉之属。

2.延附汤

（1）组成：延胡索（炒，去皮）、附子（炮，去皮脐）、木香。

（2）用法：上方为散。每次 12 g，用水 230 mL，加生姜，煎 160 mL，去渣温服，不拘时候。

（3）功效：温阳行气。

（4）主治：气滞血郁，心腹冷痛，肠鸣气走，身寒便秘。

3.冷秘汤

（1）组成：肉苁蓉、肉桂末（冲）、硫黄末（冲）、干姜、大黄（后下）、火麻仁、半夏。

（2）用法：水煎服。

（3）功效：温补脾肾，润肠通便。

（4）主治：脾肾阳衰，浊阴凝聚，大便秘结。

4.祛风丸

(1)组成:皂角(炮,水浸取汁 500 mL)、巴豆(去壳、心膜)、枳壳。

(2)用法:所有药材以皂角水煮干为度,去巴豆不用,炒枳壳为细末,入木香。炼蜜为丸,如梧桐子大。每次 30 丸,空腹时用温开水送服。

(3)功效:行气泻下。

(4)主治:年高之人,大便风秘。

5.济川煎

(1)组成:当归、肉苁蓉(酒洗去咸)、牛膝、泽泻、升麻、枳壳。

(2)用法:用水 220 mL 煎至 160~180 mL,空腹时温服。

(3)功效:温肾行气,润肠通便。

(4)主治:老年肾虚,大便秘结,小便清长,腰酸腿软,背冷畏寒。

6.润肠丸

(1)组成:肉苁蓉(酒浸,焙)、沉香。

(2)用法:所有药材研为细末,用麻仁汁打糊为丸,如梧桐子大。每次70丸,空腹时用温开水送服。

(3)功效:补精养血,润肠通便。

(4)主治:精亏血虚,津液耗伤,大便秘结者。

7.温脾汤

(1)组成:大黄、人参、甘草、干姜、附子。

(2)用法:所有药材切碎,以水 800 mL,先煎后 4 味,临熟将大黄加入,煎取 300 mL,分 2 次温服。

(3)功效:温补脾阳,攻下冷积。

(4)主治:脾阳不足,冷积便秘,或久利赤白,腹痛,手足不温,脉沉弦。

第四节 中医特色治疗

一、常用中成药

(一)灵菇合剂

1.功效

补气、润肠、通便。

2.主治

功能性便秘。

(二)七珍丸

1.功效

定惊豁痰,消极通便。

2.主治

小儿急惊风,身热,昏睡,气粗,烦躁,痰涎壅盛,停乳停食,大便秘结。

(三)九制大黄丸

1.功效

泻下导滞。

2.主治

肠胃积滞所致的便秘,湿热下痢,口渴补休,停食停水,胸热心烦,小便赤黄。

(四)三黄片

1.功效

清热解毒,泻火通便。

2.主治

三焦热盛所致的目赤肿痛,口鼻生疮,咽喉肿痛,牙龈肿痛,心烦口渴,尿黄便秘。

(五)比拜克胶囊

1.功效

清热、解毒、通便。

2.主治

外感病气分热盛,发热烦躁,头痛目赤,牙龈肿痛,大便秘结等症。

(六)当归龙荟丸

1.功效

清肝明目,泻火通便。

2.主治

肝胆火旺,心烦不宁,头晕目眩,耳鸣耳聋,胁肋疼痛,脘腹胀痛,大便秘结。

(七)导赤丸

1.功效

清热泻火,利尿通便。

2.主治

火热内盛所致的口舌生疮、咽喉疼痛、心胸烦热、小便短赤、大便秘结。

(八)芪黄通秘软胶囊

1.功效

益气养血,润肠通便。

2.主治

习惯性便秘。

(九)胃肠复元膏

1.功效

益气活血,理气通下。

2.主治

胃肠术后腹胀,胃肠活动减弱,症见体乏气短、脘腹胀满、大便不下;亦可用于老年性便秘及虚性便秘。

(十)胃祥宁颗粒

1.功效

滋阴补血,补中益气,健肺润肺。

2.主治

久病体弱,血亏目昏,虚劳咳嗽。

(十一)复方牛黄清胃丸

1.功效

清热泻火,解毒通便。

2.主治

胃肠实热所致的口舌生疮,牙龈肿痛,咽膈不利,大便秘结,小便短赤。

(十二)便通片

1.功效

健脾益肾,润肠通便。

2.主治

脾肾不足,肠腑气滞所致的虚秘。症见大便秘结或排便乏力,神疲气短,头晕目眩,腰膝酸软等,以及原发性习惯性便秘、肛周疾病所引起的便秘。

(十三)通乐颗粒

1.功效
滋阴补肾,润肠通便。

2.主治
阴虚便秘,症见大便秘结、口干、咽燥、烦热等,以及习惯性、功能性便秘。

(十四)通幽润燥丸

1.功效
清热导滞,润肠通便。

2.主治
胃肠积热,幽门失润引起的脘腹胀满,大便不通。

(十五)麻仁丸

1.功效
润肠通便。

2.主治
肠热津亏所致的便秘,症见大便干结难下,腹部胀满不舒,习惯性便秘。

(十六)麻仁润肠丸

1.功效
润肠通便。

2.主治
肠胃积热,胸腹胀满,大便秘结。

(十七)麻仁滋脾丸

1.功效
润肠通便,消食导滞。

2.主治
胃肠积热、肠燥津伤所致的大便秘结,胸腹胀满,饮食无味,烦躁不宁,舌红少津。

(十八)痔炎消颗粒

1.功效
清热解毒,润肠通便,止血,止痛,消肿。

2.主治

血热毒盛所致的痔疮肿痛,肛裂疼痛,少量便血及老年人便秘。

(十九)清宁丸

1.功效

清热泻火,消肿通便。

2.主治

火毒内蕴所致咽喉肿痛,口舌生疮,头晕耳鸣,目赤牙痛,腹中胀满,大便秘结。

(二十)清泻丸

1.功效

清热、通便、消滞。

2.主治

实热积滞所致的大便秘结。

(二十一)新清宁片

1.功效

清热解毒,泻火通便。

2.主治

内结实热所致的喉肿、牙痛、目赤、便秘、发热。

(二十二)大黄通便片

1.功效

清热通便。

2.主治

实热食滞,便秘以及湿热型食欲缺乏。

(二十三)降脂通便胶囊

1.功效

泻热通便,健脾益气。

2.主治

胃肠实热、脾气亏虚所致的大便秘结,腹胀纳呆,形体肥胖,气短肢倦或高脂血症等。

(二十四)通便灵胶囊

1.功效

泻热导滞,润肠通便。

2.主治

热结便秘,长期卧床便秘,一时性腹胀便秘,老年习惯性便秘。

(二十五)通便宁片

1.功效

宽中理气,泻下通便。

2.主治

实热便秘,症见腹痛拒按,腹胀纳呆,口干口苦,小便短赤,舌红苔黄,脉弦滑数。

(二十六)新复方芦荟胶囊

1.功效

清肝泄热,润肠通便,宁心安神。

2.主治

心肝火盛,大便秘结,腹胀腹痛,烦躁失眠。

(二十七)蓖麻油

1.功效

润肠通便。

2.主治

肠燥便秘。

(二十八)苁蓉通便口服液

1.功效

润肠通便。

2.主治

老年便秘,产后便秘。

(二十九)芪蓉润肠口服液

1.功效

益气养阴,健脾滋肾,润肠通便。

2.主治

脾肾不足,大肠失于濡润而致的虚证便秘。

(三十)养阴通便秘胶囊

1.功效

养阴润燥,行气通便。

2.主治

各种虚性便秘。

(三十一)益气通便颗粒

1.功效

益气养阴,润肠通便。

2.主治

功能型便秘,中医辨证属气阴两虚,升降失常的虚秘。

(三十二)木香槟榔丸

1.功效

行气导滞,泻热通便。

2.主治

湿热内停,赤白痢疾,里急后重,胃肠积滞,脘腹胀痛,大便不通。

(三十三)牛黄至宝丸

1.功效

清热解毒,泻火通便。

2.主治

胃肠积热所致的头痛眩晕,目赤耳鸣,口燥咽干,大便燥结。

(三十四)小儿导赤片

1.功效

清热利便。

2.主治

胃肠积热,口舌生疮,咽喉肿痛,牙龈出血,腮颊肿痛,暴发火眼,大便不利,小便赤黄。

(三十五)一捻金

1.功效

消食导滞,祛痰通便。

2.主治

脾胃不和,痰食阻滞所致的积滞,症见停食停乳、腹胀便秘、痰盛喘咳。

二、经肛给药的中药制剂

经肛给药的中药制剂,见表3-2。

表 3-2　中药经肛给药汤剂及用法要求

中药汤剂	用法要求
单味芒硝	30 g 芒硝溶于 40 ℃温水中,溶解后灌肠
生大黄粉	10～15 g 免煎生大黄粉溶于沸水中搅匀后过滤,待药液温度降至 38 ℃后进行灌肠,取左侧卧位,药液滴完后注入温开水 5～10 mL
柴胡承气汤	加入芒硝后按照不保留灌肠法操作,在 5 分钟内灌毕,药液保留 5～10 分钟后可排便
通腑合剂	加热至 40 ℃左右,采取头低臀高左侧位,观察时间≥15 分钟,灌肠后平卧 5～10 分钟助于排便
肠毒清煎剂	患者臀部抬高 10 cm,用较细的肛管轻柔插入肛门 10～15 cm;药液温度保持在 40 ℃;药液滴速宜慢,灌肠压力要低,灌肠器中液面距肛门<30 cm,使药液易于保留,促使粪便排出

三、针灸疗法

针灸治疗便秘早在《黄帝内经》中已有记载,《针灸甲乙经》《针灸大成》等历代针灸医籍都记载有针灸治疗便秘的方法。针灸可以通过经络系统调整全身状况,调节支配胃肠的自主神经系统功能,从而调整胃肠功能,促进胃肠运动和分泌等。因此,针灸治疗便秘是一种简便易行的有效方法。但运用针灸疗法治疗便秘,必须辨证论治,辨证取穴,并采用不同手法,才能取得更好疗效。采取一定的手法进行针灸治疗可以起到通腑泄热、顺气导滞、益气养血、滋阴润肠及温阳开结等作用。如采用泻法针刺天枢可以疏泄阳明腑气而通积导滞;针刺大肠俞,采用泻法,平补泻法可以调理大肠气机而润燥通便;针刺合谷、曲池以清泄大肠实热;采用补法针刺照海以滋阴生津等。

(一)体针

1.燥热内结

(1)适应证:大便干结,腹部胀满,口干口臭,心烦不安,小便黄赤,舌苔黄燥,舌质红,脉滑数。治宜泻热通便。

(2)取穴:大肠俞、天枢、支沟、内庭、上巨虚、历兑、曲池穴。

(3)施术:均用泻法,持续行针 5 分钟,用泻法以泻热保津。

2.热盛伤阴

(1)适应证:便秘,腹部不舒,口干唇裂,小便少而黄,舌质红绛,舌苔黄燥少津,脉细数。治宜清热滋阴润肠。

(2)取穴:大肠俞、天枢、上巨虚穴。

（3）施术：用泻法泻大肠之热，三阴交、太溪穴，用补法以滋阴增液。持续行针5分钟，可每隔2小时行针1次。

3.肝火旺盛

（1）适应证：暴怒伤肝后大便干燥，胸胁胀满，头痛头眩，目赤口苦，舌红苔黄，脉弦数。治宜清肝通便。

（2）取穴：太冲、肝俞、大肠俞、侠溪穴等。

（3）施术：均用泻法，行针5分钟；太冲配肝俞泻刺可平肝降火。

4.气机郁滞

（1）适应证：情志不舒，善太息，嗳气，大便干燥每与情志变化有关，胸闷不舒，舌质正常，脉弦。治宜疏肝理气通便。

（2）取穴：中脘、阳陵泉、气海、支沟、内关穴等。

（3）施术：均用泻法，留针20分钟，间断行针。

5.痰热阻肺，腑气不通

（1）适应证：咳喘痰黄，胸闷腹胀，大便干燥，舌质暗红，舌苔黄腻，脉滑数。治宜清肺化痰通便。

（2）取穴：肺俞、列缺、丰隆、大肠俞、天枢穴等。

（3）施术：均用泻法，持续行针5分钟。

6.气血不足

（1）适应证：便秘，体倦神疲，头晕目眩，心悸失眠，爪甲淡白，舌质淡，苔薄白，脉细弱。治宜补气养血。

（2）取穴：脾俞、胃俞、气海、足三里、三阴交、大肠俞、关元穴等。

（3）施术：均用补法，留针10分钟，并可加灸。

7.脾肾阳虚

（1）适应证：便秘，腰背冷痛，四肢发凉，恶寒怕冷，小便清长，舌质淡，苔白，脉沉弱。治宜补肾助阳。

（2）取穴：肾俞、脾俞、命门、关元穴等。

（3）施术：均用补法，并可加灸。

8.辨证取穴治便秘

（1）主穴：大肠俞、天枢、支沟、上巨虚。

（2）配穴：热结便秘加合谷、曲池穴，热结伤阴便秘者加三阴交、太溪穴，肝火便秘者加太冲穴，气滞便秘者加气海、阳陵泉，痰热便秘加丰隆、肺俞穴，气血两虚便秘加脾俞、气海穴，脾肾阳虚便秘加肾俞、脾俞、命门穴等。

（3）施术：实秘针用泻法,虚秘针用补法,寒秘可用灸法。

（二）耳针

耳针是在耳郭上一定部位进行针刺以治疗疾病的一种方法。传统医学认为"耳为宗脉之所聚",耳通过经络系统与全身各脏腑器官密切联系;针刺耳部穴位可以通过经络系统调节全身各脏腑器官功能活动,达到治病的目的。耳穴在耳郭的分布有一定规律,与头面部相应的穴位分布在耳垂,与消化道相应的穴位分布在耳轮脚周围成环形排列。

1.取穴

大肠、直肠下段、脾、交感等穴。

2.施术

针刺法要强刺激后留针 30 分钟,留针期间捻转 2 次。或埋针,或用中药王不留行子埋压,或用小磁石丸(磨成粟米大小)埋压。埋针或埋压法均每周换 1 次,可治疗各种便秘。

（三）灸法

灸法是针灸疗法的重要组成部分,主要分为艾炷灸、艾条灸和其他灸法 3 类。灸法治便秘的穴位包括神阙、关元、气海、天枢、肾俞等;艾条湿灸,每穴艾灸 5 分钟。

1.艾炷灸

艾炷灸是将艾绒搓捻成上尖下粗的网锥状,分大、中、小 3 种,分别如同蚕豆、黄豆、麦粒,艾炷灸可分直接灸和间接灸 2 种。

（1）直接灸：一般取用小艾炷,称为麦粒灸,使用时将艾绒点燃置患部或穴位上,至患者觉有灼热感时,即替换艾炷,可连续多次。这种灸法少灼伤皮肤,也不化脓,灸后不留有疤痕,称为非化脓灸。如果至艾炷燃尽以致形成灼伤、化脓、灸后留有疤痕,称为化脓灸,一般病证已很少应用。

（2）间接灸：一般取用大、中艾炷,根据不同病证,间隔各种物品,而不直接接触皮肤,常用的有生姜片、蒜茸、食盐和附广饼等,并以间隔的物品命名之。

2.艾条灸

艾条灸是由太乙神针转变而来,纯艾绒制成的称为艾条灸,有药掺入艾绒者称为药条灸。其适应证较广,基本与艾炷灸相似。

3.其他灸法

其他灸法主要是发泡灸,名为天灸,发泡灸法在使用方法和取用材料与上述各种灸法完全不同,使用材料多为对皮肤有刺激性的药物。如毛茛、白芥子、斑蝥等,经敷贴使皮肤产生水疱。

四、磁穴疗法

磁穴疗法,简称磁疗,是利用磁场作用于人体经络、穴位或者局部达到治疗疾病目的的一种自然疗法。磁疗时,施加于穴位或病变部位的外加磁场,其作用在于能够连续不断地抵消各种内在或外界因素的干扰,调节人体内的电磁过程,使之重新恢复平衡,从而起到中医学所说的"疏通经脉,调节气血"以及消除疾病的功能。在磁场作用下,通过神经体液系统,发生电荷、电位、分子结构、生化性能和生理功能方面的变化,从而提高机体的自动调节能力,有利于疾病的好转或康复。磁疗与针刺疗法有类似之处,磁场与针刺均属物理刺激,只是作用形式有所不同,前者是用一种无形的但具有"力"的磁场刺激,后者是一种有形的机械刺激。磁疗按摩器接触人体体表,磁力线进入人体,通过经络与电磁波传导,传感气至病所,加强机体自动调节。

(一)方法一

将直径 1 cm 左右的磁片贴敷于穴位处,常用的穴位包括支沟、天枢、足三里、气海、大横等。磁片表面磁场强度 500～2 000 Gs。

(二)方法二

1.耳穴

直肠、大肠、皮质下、便秘点、内分泌。

2.施术

(1)用磁棒点揉各穴 1～3 分钟。

(2)用磁棒推摩三角窝、耳甲艇、屏间切迹等穴区 1～3 分钟。

(3)用双磁棒 N、S 极对置点压便秘点、大肠、内分泌穴等各 1 分钟。

五、刮痧疗法

刮痧疗法是一种用光滑扁平的器具蘸上润滑液体反复刮动、摩擦患处以达到治病目的的一种简单自然疗法。人体皮肤富有大量的血管、淋巴管、汗腺和皮脂腺,它们参与机体的代谢过程,并有调节体内温度,保护皮下组织不受伤害的功能。

刮痧的机械作用使皮下充血,毛孔扩张,秽浊之气由里出表,体内邪气宜发,把阻滞经络的病源呈现于体表。全身血脉畅通,汗腺充溢,而达到开泄腠理、痧毒从汗而解。同时,可使皮脂分泌通畅,皮肤柔润而富有光泽。肤色红润,皱纹减少,还可以减少脂肪,加快代谢和有助于减肥。此外,刮痧疗法通过经络腧穴刺激血管,使人体周身气血迅速得以畅通,病变器官和受损伤的细胞得到营养和氧气的补充,气血周流,通达五脏六腑,平衡阴阳,可以产生正本清源、恢复人体自身愈病能力的作用。

刮痧疗法通过经络腧穴对神经系统产生良性的物理刺激,其作用是通过神经系统的反射活动而实现的。通过刮痧疗法刺激有关的经络腧穴,反射性地调节自主神经的功能,能促进患者的胃肠蠕动,提高其肠胃的吸收能力,刮痧疗法可以促进正常免疫细胞的生长,提高其活性。刮痧疗法还对消除疲劳、增强体力有一定作用。现代研究表明其主要原理是作用于神经和循环系统,使神经系统兴奋,血液及淋巴液回流加速,循环增强。新陈代谢旺盛,从而加强对疾病的抵抗力。具体治疗方法如下。

(一)部位

1.刮拭经络

(1)腰部督脉、足太阳经。

(2)腹部任脉、足阳明经。

2.刮拭腧穴

大肠俞、小肠俞、次髎、天枢、关元、足三里、公孙。

(二)施术

(1)患者取俯卧位,施术者站于床前,用热毛巾擦洗患者准备刮治部位的皮肤,可用75%乙醇消毒。施术者用右手持刮痧工具在清水或植物油中蘸湿,自上而下用泻法刮拭腰部督脉,自上而下用泻法线状刮拭腰部足太阳经。

(2)点状泻法刮拭大肠俞、小肠俞和次髎穴。

(3)患者取仰卧位,施术者站于床前,在施术部位抹上刮痧介质后,自上而下用泻法线状刮拭腹部任脉;自下而上用泻法线状刮拭腹部足阳明经。

(4)点状泻法刮拭天枢、关元、足三里、公孙。

(5)患者排便后改用补法刮拭上述经络、腧穴,坚持1个月。

(三)注意事项

(1)肿瘤等器质性病变引起的便秘不属于刮痧疗法治疗的范畴。

(2)患者在进行刮痧治疗的同时,饮食和起居仍要有规律,养成每天定时排便的习惯。

六、敷贴疗法

敷贴疗法又称外敷法,是最常用的天然药物外治方法之一。它是将鲜药捣烂,或将干药研成细末后以水、酒、醋、蜜、植物油、鸡蛋清、葱汁、姜汁、蒜汁、菜汁、凡士林等调匀,直接涂敷于患处或穴位。由于经络有"内属脏腑、外络肢节、沟通表里、贯穿上下"的作用,不但可以治疗局部病变,并且也能达到治疗全身性疾病的目的。使用时可根据"上病下取,下病上取,中病旁取"的原则,按照经络循行走向选择穴位,然后敷药,可以收到较好的疗效。

敷贴疗法源远流长,远古时期的先民们就已学会了用泥土、草根、树皮等外敷伤口止血,《五十二病方》中记载了许多外敷方剂,用以治疗创伤、外伤等。此后的《肘后备急方》《刘涓子鬼遗方》《食疗本草》《普济方》等医药书籍中均有记载。晚清吴师机的《理瀹骈文》则集敷贴疗法之大成,标志敷贴疗法临床应用达到了更为完善的水准。现在,敷贴疗法在临床上的应用极为广泛,其优点是不经消化道吸收,不发生胃肠道反应,药物直接接触病灶,或通过经络气血的传导,以达到治疗疾病的目的。

(一)敷贴疗法的治病原理

用敷贴疗法治病需要根据疾病的特点,进行辨证立法、选方用药,临证时通过望、闻、问、切四诊,结合阴、阳、表、里、寒、热、虚、实八纲,对错综复杂的病情进行分析和归纳,在确定病变所属的部位、经络、脏腑后进而探求病机,辨明主次、轻重、缓急,然后确定如何用药。这就是所谓的"先辨证、次论治、后用药"的原则。一般说来,敷贴疗法的治疗原则如下。

1.讲究辨证论治

找出疾病的根本病因和病机,抓住疾病的本质,然后用具体的方药进行治疗,才能收到较好的疗效。辨证论治的精髓是整体调治,人本身是一个整体,人和自然又是一个整体。因此,尽管知道病的范围只是在一个局部,但还要看到,局部疾病也是全身情况的一个反映,或者局部的疾病必然会影响到全身。治疗时不仅要考虑局部调治,还要考虑全身调治。

2.要因人因时因地制宜

人体与自然界是息息相关的整体,人体在内外因素的影响下也有一定的差异。因此,必须根据患者的性格、年龄、体质、生活习惯、地理环境和四时气候变化等情况的不同,采取适宜的治疗方法,不能孤立地看待病证,机械地生搬外治法,否则会影响疗效。

3.知标本,明缓急

疾病分标本,病情分缓急,在应用敷贴外治法时,必须分清标本,辨明缓急。急则治其标,缓则治其本,这样才能得心应手,使疾病获得痊愈。

(二)敷贴疗法的优点

敷贴疗法的优点主要表现在以下几个方面。

1.应用范围广

敷贴疗法起源于长期的医疗实践,施治部位又比较广泛,大多数的疾病都可以用外治法治疗,特别是对各种单纯性疾病或病情较轻的疾病初起阶段,敷贴疗法完全可以起到主治作用。

2.治法简便、经济实用

敷贴疗法简便易学,取材容易,比较容易学习掌握,乐于为患者接受,且不需要太多的花费。

3.疗效可靠

由于药物可以刺激患部或穴位,并由皮肤直接进入血液循环,故可迅速发挥治疗作用,不仅能控制某些急性疾病的症状,而且对某些慢性疾病的疗效非凡,治疗效果不可低估。

4.不良反应少

由于敷贴疗法施药于体表,不需要内服,随时可观察到局部反应,如有不适,可将药物立即除去,不会发生严重的毒性反应。

(三)敷贴疗法治便秘

1.方法一

取生附子、苦丁茶、炮川乌、白芷、胡椒、大蒜,共捣碎炒烫,装入布袋,置神阙(肚脐),上加热水袋保持温度,每天2次,治疗老年习惯性便秘。

2.方法二

取适量葱白,切成细末,用食醋炒至极热,然后用布包裹好,置于肚脐部位,让其自然散热暖脐。每天早、晚暖脐1次,大便可以自通。

3.方法三

取木香、槟榔、甘遂、葱白,共研细末,加入葱白共捣烂。炒热,趁温熨于脐部,并用热水袋热熨,敷药3小时后去药。具有攻积通便、行气除胀的功效,适用于食积便秘,腹满胀痛等。

4.方法四

取大乾,研为细末,再加入适量的陈醋,调为糊状,敷于脐合,然后用消毒纱布覆盖,再用胶布固定,每天换药 1 次。具有泻热毒、行瘀血的功效,适用于胃热吐血,症见血多鲜红、口臭、便秘等。

5.方法五

取大黄、元明粉、生地黄、当归、枳实、陈皮,共研细末备用,每次取少许药末敷于脐部,用消毒纱布覆盖,再用胶布固定。具有泻热通便、破气消积的功效,适用于便秘。

6.方法六

取老生姜、豆豉、连须葱白,共杵为药饼,微火烧热,敷于脐部,用消毒纱布包扎 12 小时,如便通则痛减。具有通便消积的功效,适用于便秘腹痛。

7.方法七

取连壳蜗牛、麝香,将蜗牛捣烂压成饼状,麝香研为细末备用,用温水洗净患者脐部,75%乙醇常规消毒,待干后将麝香末纳入脐中,再将蜗牛饼敷盖于麝香末上,然后用塑料布覆盖,再用胶布固定,隔天用药 1 次。具有清热泻火的功效,适用于便秘。

8.方法八

取大葱、米醋各适量,将大葱切碎,捣烂,加入适量米醋。炒热,敷于脐部神阙穴,然后用消毒纱布覆盖。再用胶布固定,每天 3 次,每次 30～60 分钟。具有温水通阳的功效,适用于便秘。

9.方法九

取适量商陆,切碎捣烂,敷于脐部,然后用消毒纱布覆盖,再用胶布固定。具有泄水散结通便的功效,适用于大便不通。

10.方法十

取附子、丁香、制川乌、白芷、牙皂、胡椒、麝香、大蒜。前 6 味共研细末,用寸取药末 10～15 g,与适量大蒜一同捣烂,再加少许麝香调匀,敷于脐部,每天换药 1 次,便通即停。具有温阳通便的功效,适用于冷秘,症见大便秘结,腹中冷痛,四肢欠温,小便清长,喜热畏寒,舌淡苔白,脉沉迟。

11.方法十一

取芒硝、皂角末。将芒硝加水溶解,然后加入皂角末调匀,敷于脐部,每天换药 1 次,至大便通畅。具有泻热通便的功效,适用于热性便秘。

12.方法十二

取大戟、红枣。将大戟研碎,与红枣共捣至烂成膏状,敷于脐部,外用消毒纱布覆盖,再用胶布固定,一般于敷药后 12～24 小时大便即通。具有泄水饮,利大便的功效,适用于便秘。

13.方法十三

取连须葱白、生姜、食盐、淡豆豉,共同捣烂,制成饼状备用。用时将药饼放火上烘热,贴敷脐上,然后用绷带固定,冷则再烘热贴敷,一般 12～24 小时气通自愈。具有通便消积的功效,适用于便秘,精神不振,舌苔薄,脉虚弱。

14.方法十四

取商陆、田螺、生姜、少许食盐。共捣烂,制成饼状,放入锅内烘炒。趁温热敷于脐部,然后用消毒纱布覆盖,再用胶布固定,3～4 小时即可泻出。具有泄水散结通便的功效,适用于便秘。

15.方法十五

取连须葱白、胡椒,共同捣烂,制成饼状,放锅内焙热,敷于脐部。具有温中通阳的功效,适用于便秘。

16.方法十六

取山栀子,研为细末,再与适量的大蒜共捣全烂成膏状,敷于脐部,然后用消毒纱布覆盖,再用胶布固定。具有清热通便的功效,适用于便秘。

17.方法十七

取当归、大黄、芒硝、甘草,研为细末,加适量水,熬成浓稠膏状,敷于脐部,外用消毒纱布覆盖,再用胶布固定,一般于敷药后 12～24 小时大便即通。具有滋阴养血,泻下通便的功效,适用于血虚津少,不能下润大肠所致的便秘。

18.方法十八

取枳实、麸皮、食盐,共炒热,装入布袋,趁热熨脐 2 个小时。具有下气通便的功效,适用于便秘。

19.方法十九

取生大黄、芒硝,共煎浓汁,待凉备用,将药汁一滴一滴地滴入脐中。具有泻下通便的功效,适用于便秘。

20.方法二十

取大黄、火麻仁、枳实、巴豆、麝香、芒硝,共研细末,用凡士林或油脂调制成药饼,将药饼敷于脐部。用消毒纱布覆盖,再用胶布固定,每天换药 1 次,至大便通畅为度。具有破气消积、润肠通便的功效,适用于各种便秘。

21.方法二十一

取皂角刺,研碎,然后蒸热,装入布袋,趁热熨脐部,待凉更换,连用 9 次。具有泻热通便的功效,适用于便秘。

22.方法二十二

取巴豆、肉桂、吴茱萸、少许生姜汁。前 3 味分别研末,调入生姜汁,一同炒热,贴于脐部神阙穴和足三里穴,外以艾卷熏灸,一般用药 6～24 小时气通便出。具有温阳通便的功效,适用于冷秘。

23.方法二十三

取附子、丁香、制川乌、白芷、胡椒、适量大蒜,共捣烂,做成药饼,敷于脐部,每天换药 1 次,便通即停。具有温阳通便的功效,适用于冷秘。

24.方法二十四

取大黄、巴豆、干姜,共研细末,与适量面糊和匀,制成药饼,贴敷脐部,外用热水袋熨之。具有通便止痛的功效,适用于便秘腹痛。

七、按摩疗法

按摩疗法一般以慢性便秘为适应证,采用与肠通便为主的治法,基本操作方法如下。

(一)腹部自我按摩

1.掌按

患者仰卧松开裤带,屈曲双膝,两掌搓热后,左手平放在右下腹部,右手放在左手背上,向上推至右肋下部,顺着脐上方横过腹部,至左下腹,在该处做深而慢的揉按,然后推到原处即 1 圈。次数从 10 次至数十次或历时 10～15 分钟。

2.点按

完成掌按后,改用一手指依上述途径缓缓用力向下点按,每个点可按 3～5 次,历时 5～10 分钟。腹部按摩时要用力均匀,以达到腹部有轻度酸胀感或"咕咕"响为佳,1～2 次/天。按摩完毕坐起,用手轻拍骶部 1 分钟。

3.捶叩足三里

患者上体前屈,双手握拳,用拳轮部位缓缓捶叩足三里,以酸胀感为佳。

4.摩腹法

患者取仰卧位,两手掌相叠,以脐为中心,在中下腹部做顺时针方向摩动,以腹内有热感为宜,约 2 分钟,每天 1～2 次。

(二)指按法

双手中指按压腹部平脐各旁开 3 寸左右,各 1 个通便穴,稍用力,以能耐受为度,1～3 分钟即可。

(三)按压承山穴

患者取坐位或半蹲位双拇指按压小腿后部腓肠肌两肌腹之间内陷的顶端，左右各一,按 1 分钟减轻压力,反复 5~10 遍。

(四)点按迎香穴

双拇指(掌面向上)分别按左右鼻翼外缘中旁开 0.5 寸,顺时针、逆时针方向揉按各 30 次,1 次/天,10 天为 1 个疗程(迎香穴是经络穴位大肠与胃经交会穴,刺激此穴,有利于胃肠气机调畅,通便功能)。

(五)足底按摩

按摩前最好温水泡足 10 分钟,在足部基本反射区进行按压 10~20 分钟,1 次/天,每次做完后,半小时内饮温开水 300~500 mL。

(六)按压通便穴

蹲厕时,左手示、中指并拢向左侧坐骨神经内后方深层按压,即会阴三角左侧。

(七)取侧卧位按腰腹

用手掌根从上至下擦腹直肌,约半分钟,取俯卧位掌根由上至下擦腰部及骶部(腰以下部位)1 分钟。

(八)一指禅推和掌推法

自中腕推至突元,自中脘分推全天枢、大横穴各 30 遍。

(九)指按天枢穴

排便前 10 分钟用双手拇指分别按压两侧天枢穴(脐中旁开 2 寸),指按处有酸胀或疼痛感,按压由轻至重 3~5 分钟后肠蠕动增加,产生便意并顺利排便。

八、推拿疗法

推拿具有良好的保健防病与治疗功能。研究证实推拿可以促进机体的血液循环,尤其对卧床不起的患者,可延缓失用残损肌肉萎缩发生的时间,对腹部、腰部的按摩,可促进排便。推拿治疗主要适用于功能性便秘,治疗部位以腹部为主,背部为辅。

(一)手法

一指禅推法、摩法、振法、按法、揉法、擦法、四指推法。

（二）取穴

中脘、天枢、大横、关元、肝俞、脾俞、胃俞、肾俞、大肠俞、八髎、长强。

（三）操作

（1）患者仰卧，医师坐于右侧，施一指禅推法在中脘、天枢、大横、关元穴，每穴约半分钟。

（2）顺时针方向以左侧天枢、大横为重点摩腹约 15 分钟以理气通腑。

（3）按柔中脘、天枢、大横，施振法于腹部约 2 分钟。

（4）用四指推法沿肝俞、脾俞向下推至八髎，往返 5 分钟。

（5）点按肾俞、大肠俞、八髎、长强穴，每穴半分钟。

（6）施擦法于八髎、长强穴。

（四）辨证加减

1. 热秘

宜清热泻火，加按足三里、支沟、曲池、合谷穴，点按八髎、长强、大肠俞、胃俞穴，每穴半分钟。

2. 气秘

宜理气通便，加按揉膻中、章门、期门及背部肝俞、膈俞，以酸胀为度，擦两胁。

3. 虚秘

轻揉肺俞、脾俞、内关、心俞、足三里穴，以益气养血，直擦腰骶部，以热为度。

4. 冷秘

横擦背及腰部肾俞、命门穴，骶部八髎穴，直擦督脉，透热为度，以温阳散寒。

第五节　手　术　治　疗

一、结肠慢传输型便秘

（一）外科治疗手术适应证

结肠慢传输型便秘的外科手术，除手术引起的并发症外，手术治疗后有一定复发率，故应慎重。有以下条件者可考虑手术治疗。

（1）符合功能性便秘罗马Ⅳ诊断标准。

（2）多次结肠传输时间测定证实结肠传输明显减慢。

（3）病程在 3～5 年，系统的非手术治疗无效。

（4）严重影响日常生活和工作，患者强烈要求手术。

（5）无严重的精神障碍。

（6）排便造影或盆腔四重造影，了解是否合并出口梗阻型便秘。

（7）钡灌肠或电子结肠镜检查，排除结直肠器质性病变。

（8）肛门直肠测压，无先天型性巨结肠的证据。

（二）手术方式

结肠慢传输型便秘手术治疗主要包括全结肠切除回肠直肠吻合术、结肠次全切除术、顺行结肠灌洗术、回肠末端造口术、结肠旷置术等几种式术。应根据患者的不同情况选择不同的手术方式。

1.全结肠切除回肠直肠吻合术

（1）适应证：结肠慢传输型患者，尤其适合病史较长，年龄偏大的患者。

（2）手术方法：全结肠切除回肠直肠吻合术有开腹全结肠切除术和腹腔镜全结肠切除术，目前多采用后者。

（3）术中注意的问题：①用超声刀沿结肠壁分离结肠系膜，每次分离系膜不应过多，避免出血、延长手术时间。②因为结肠位于腹腔不同部位，术中要变换多个手术视野，操作较困难，术者要有耐心。③分离脾区结肠时，不应过度牵拉，避免损伤脾脏。④在分离肝区结肠时，避免损伤十二指肠。⑤行回肠直肠吻合时，认清回肠系膜方向，不要发生将旋转的回肠与直肠吻合。⑥彻底止血，以防术后出血。⑦腹腔用防止肠粘连的药物。

2.结肠次全切除术

（1）适应证：结肠慢传输型患者，尤其适合病史相对较短，年龄较轻的患者。

（2）手术方式：结肠次全切除术主要包括两大类。①保留回盲瓣、盲肠和部分升结肠的结肠次全切除术：常用的肠道重建方式有升结肠直肠吻合或盲肠直肠吻合术。②保留远端乙状结肠的结肠次全切除术：行回肠乙状结肠吻合术。目前，结肠次全切除术后，多采用升结肠直肠吻合或盲肠直肠吻合术。保留远端乙状结肠的结肠次全切除术多不采用。

结肠次全切除、升结肠直肠吻合术一般保留回盲结合部以上 5～10 cm 升结肠，直肠离断处在骶骨岬稍下方，可切除上 1/3 的直肠。手工或经肛门以吻合器行升结肠-直肠端端吻合。由于在吻合时，需将剩余升结肠、盲肠进行翻转，在一定程度上扭转回结肠血管，操作较复杂，且可能增加肠梗阻发生率。

保留回盲瓣、盲肠和部分升结肠的结肠次全切除后,肠管吻合方式分为顺蠕动和逆蠕动2种。顺蠕动吻合即以升结肠与直肠端端吻合,而逆蠕动吻合则以盲肠底部与直肠行吻合。结肠次全切除、逆蠕动盲肠直肠吻合术以盲肠底部与直肠中上段行吻合,不需要对结肠、盲肠进行位置上的大调整。结肠次全切除、逆蠕动盲肠直肠吻合术开放手术操作步骤如下:①患者取截石位。②连同盲肠一起游离升结肠、横结肠、降结肠及乙状结肠。③保留回盲瓣以上5～7 cm离断升结肠。④在骶岬下方离断直肠。⑤切除阑尾。⑥直肠残端置入吻合器抵钉座(头端),升结肠切除断端置入吻合器器身,旋紧吻合器将盲肠牵入盆腔,以吻合器吻合盲肠底部和直肠残端。⑦结肠断端缝闭。

升结肠保留5～7 cm即可,以免导致术后便秘不缓解或复发。保留升结肠的作用主要是为了保留回盲瓣和便于器械吻合。

结肠次全切除后回肠乙状结肠吻合术是为了减少术后腹泻和肠梗阻发生率的另外一种选择。该术式希望能够通过保留的部分乙状结肠起一定的储存和吸收功能,此外更少的肠段切除和盆腔操作从理论上似乎可以减少肠梗阻发生率。

3.顺行结肠灌洗术

(1)适应证:主要用于不能耐受较大手术的严重便秘患者,脊髓损伤后长期卧床的便秘患者。该手术优点是大便仍然从肛门排出,腹部的阑尾或回肠造瘘口不必戴造口袋,患者较容易接受。

(2)手术方法:①阑尾造瘘顺行灌洗术,经腹腔将阑尾造口于右下腹部,切开阑尾末端,以备行结肠灌洗。②回肠末端造瘘顺行灌洗术,经腹腔将末端回肠离断,回肠近端与升结肠行端侧吻合术,回肠远端造口于右下腹部,以备行结肠灌洗。

顺行结肠灌洗术是将灌洗管插入造口的阑尾或回肠,进行顺行灌洗。通过结肠灌洗可以训练结肠规律的蠕动,建立条件反射,达到正常排便规律的目的。对严重的结肠慢传输型便秘患者可缓解症状,解除痛苦,减轻患者的心理负担。灌注方法是用温开水500～1 000 mL,规律灌洗,经过一定时间,可建立排便反射。

4.回肠末端造口术

(1)适应证:主要用于不能耐受较大手术的严重便秘患者,脊髓损伤后长期卧床的便秘患者。该手术缺点是增加患者心理压力和术后护理工作。但是,对于不能行结肠灌洗的家庭,采用该手术方式较好。

（2）手术方法：经腹将末端 20 cm 左右的回肠离断，回肠远端关闭，回肠近端造口于右下腹部。

5.结肠旷置术

结肠旷置术主要理论基础是结肠具有蠕动功能，蠕动使得粪便可直接由手术后新建的正常通道通过。此术式虽然阻断了近端肠管内容物的通过，但由于旷置的结肠本身的功能并未丧失，这段结肠的分泌、吸收等功能依然存在，其旷置结肠内的分泌物、黏液等可从远端流出。当粪便进入直肠，在其产生的压力尚未达到排便的反射压时，直肠与旷置结肠间就存在一定压力梯度差，此时直肠压力较结肠的压力大，故少部分粪便反流至旷置结肠，也正因此增加了重吸收水分的肠道黏膜面积以及扩大了贮存粪便的空间，故不易发生严重腹泻并发症，避免了从一个极端走向另一个极端。

（1）手术适应证：①有长期便秘病史，病程在 3 年以上，无便意或便意差，伴有腹胀、腹痛等。②经长期（至少半年以上）并且正规系统的保守治疗无效者。③排除结肠器质性疾病。④结肠传输试验明确诊断为结肠慢传输型便秘，钡灌肠提示结肠形态异常或肠管排列异常，排便造影排除出口梗阻型便秘。⑤胃及小肠蠕动功能正常。⑥不伴焦虑、忧郁等精神症状。

（2）升结肠切断的结肠旷置、逆蠕动盲直肠端侧吻合术：①开腹后，探查结肠的情况。可发现病变结肠段充气、扩张明显，管壁菲薄透明，刺激（指叩）肠段均蠕动反应不启动或明显蠕动缓慢。②游离回盲部及部分升结肠，使回盲部能下移到盆腔，于升结肠距回盲瓣 5～10 cm 处切断肠管及其系膜，先将远端肠管的切口封闭，旷置远端结肠。③近端结肠行荷包缝合，将吻合器钉座（头端）纳入近端结肠内，收紧荷包缝合。④直乙交界处做适当游离，打开腹膜反折，在骶前筋膜前间隙分离直肠，直肠前分离时男性患者注意保护精囊腺及前列腺，女性患者注意保护阴道壁，向下继续分离。⑤扩肛并经肛门置入吻合器器身，尖端自腹膜反折处直肠右壁穿出，将近端升结肠及盲肠向内侧翻转，连接钉座与吻合器器身，合拢后收紧至安全刻度，旋紧吻合器时盲肠被牵入盆腔，将保留之回盲部与直肠行端侧吻合，从而使结肠成为一个 Y 状结构，旷置的结肠内容物亦可顺利排出。⑥吻合完成后，将吻合口上方升结肠、盲肠与直肠、乙状结肠并行缝合 5 cm。⑦用生理盐水、甲硝唑反复冲洗腹腔，盆腔置入引流管，关闭腹膜创面后逐层关腹。

（3）升结肠不切断的结肠旷置、逆蠕动盲直肠端侧吻合术：①进腹后适当游离回盲部和部分升结肠，使回盲部能下移到盆腔。②在回盲部结合处以上 7～

10 cm 升结肠,用消化道直线闭合器闭合升结肠不切断。③分离系膜,切除阑尾。④距回盲瓣外侧回盲部尖端置入吻合器钉座(头端)于盲肠内,扩肛并经肛门置入吻合器器身。距腹膜反折处 5～8 cm 直肠右前侧壁作为吻合口。⑤旋紧吻合器时盲肠被牵入盆腔,以吻合器吻合盲肠底部和直肠右前侧壁。完成盲直肠端侧吻合。⑥冲洗腹腔,盆腔置入引流管。

(4)结肠旷置、回肠和直肠侧侧吻合术:游离末段回肠和直肠上段,行回肠和直肠侧侧吻合术,关闭肠间裂孔防止内疝。

(5)改良结肠旷置术:①游离回盲部及部分升结肠,距回盲瓣 5～10 cm 切断升结肠及其系膜,远端升结肠关闭,近端升结肠及盲肠向内侧翻转,与直肠中上段行端侧吻合,其余结肠旷置保留。②吻合完成后,将吻合口上方盲肠、升结肠与乙状结肠并行缝合 5 cm。然后人工制作乙状结肠人工瓣膜,手术方法是在吻合口上方乙状结肠缝合形成 3 处皱襞,每处皱襞的间隔为 3 cm,针间距为 2 cm。

本术式对保留回盲瓣的结肠旷置术进行了改良,增加了升结肠与乙状结肠的并行缝合和乙状结肠人工瓣膜。并行缝合改变了结肠内压力传导方向,人工瓣膜对粪便反流有节制作用,可有效防止术后旷置结肠的粪便反流,避免因粪便反流所诱发的腹胀和腹痛等并发症。

(6)腹腔镜结肠旷置回肠直肠侧侧吻合分流术:①自回盲部向下寻找回肠 20～30 cm,牵拉至腹膜反折处,确定无张力。钳夹标记。②取下腹正中切口约 3 cm,进腹提出标记好的回肠,纵行切开,置入 25 mm 吻合器抵钉座,荷包缝合,收紧结扎荷包后还纳腹腔。③重新建立气腹后自肛门置入吻合器,根据结肠慢传输型便秘患者的年龄、症状严重程度和肛门括约肌功能等,调整吻合口的位置。于直肠前壁腹膜反折处上方 2～5 cm 行回肠直肠侧侧吻合。④检查回肠直肠吻合圈完整、吻合口有无血肿、有无张力。⑤关闭切口。

(7)结肠旷置术的优点:①保留回盲部和回盲瓣,保障水、电解质、胆盐和维生素 B_{12} 的吸收。②保留盲肠和部分升结肠能起到类似于储粪袋作用。对排便有缓冲作用,改善术后腹泻症状。③操作方便,疗效可靠。④因只游离回盲部,腹腔干扰小,手术创伤非常轻微,术后恢复快,并发症少,临床效果满意。

(8)手术前后的处理。①术前准备:结肠慢传输型便秘患者因其排便障碍,故肠道准备较之普通肠道疾病的手术要提前进行。通常要提前 5 天以上,用刺激性泻药逐日加量,并在术前一天再结合其他肠道清洁方法达到肠道清洁的目的。②术中注意事项:术中操作要注意吻合口位置不能过高和过低,以吻合口位于直肠上段、腹膜反折以上为适中。因过高临床效果不好,过低易并发腹泻。

③术后处理:禁食,持续胃肠减压。肛门排气后,进食流质饮食,第7天后改为半流质饮食。静脉补液,维持水和电解质平衡及营养支持。术后应用抗菌药物,预防感染。④心理治疗:在围术期要不断地给予患者心理治疗,从结肠的生理病理、排便的生理等方面,尽可能解除其对便秘的种种疑虑,增强患者战胜疾病、恢复生活的信心。

(9)术后并发症:部分患者在行结肠旷置术后出现了类似术前的症状,如腹胀、腹痛,尤其以左侧腹为甚;情绪烦躁;甚至呃逆频频,恶心欲吐等。使用泻药协助排便之后上述症状则减轻或消失。经肠镜检查发现,旷置的残余结肠段有不同程度的干便积留,甚至有的形成粪石状,我们把这一系列症状称为"旷置结肠综合征"。

该术式虽然阻断了近端肠管内容物的通过,但由于肠管本身的功能并未丧失,这段肠道的分泌、吸收等功能依然存在,其内的分泌物、黏液等可从远端排出,而远端的粪便在蠕动时也可能反流进入旷置的肠段。又由于它们的神经节、肌肉等病理改变,肠道动力的减弱,致旷置肠段的内容物无法被排出,日久即形成不同程度的干便积留,甚至是形成粪石,从而术后患者会出现左侧腹胀、积便感。

二、直肠前突

必须严格把握手术的适应证,术前必须进行全面的盆底解剖及功能评估,以确定直肠前突是造成患者临床症状的主要原因方可选择手术治疗。对非常严重的便秘,通常直肠前突并不是唯一主要的病因,单纯修补直肠前突未必能改善患者症状。因此术前需要详细评估便秘的潜在病因。对于需要用手指在阴道内辅助排便的患者,手术疗效较好,排便造影显示直肠前突有钡剂残留者也可作为手术适应证。对合并结肠慢传输的患者,单纯修补直肠前突的疗效不佳。

手术方法包括经肛门、经直肠、经会阴、经阴道及经腹入路,手术方式的选择需要综合考虑直肠前突的程度、临床症状及其他合并的盆底异常。Ⅰ、Ⅱ型直肠前突通常采用经肛、经会阴或经阴道入路手术,根据情况可选用生物材料加固。

(一)经肛门入路

经肛门入路手术时,患者取折刀位,于齿线上直肠前壁黏膜下注射血管收缩剂。做倒T形切口,其横行切口一般位于齿线上,纵向切口达直肠前突的上缘。向两侧游离直肠黏膜瓣膜,以可吸收线纵行缝合直肠肌层加强直肠壁及直肠阴道隔,也可采用横行缝合直肠前壁肌层,冗余的直肠黏膜切除后缝合切口。但对位置较高的直肠前突,经肛门修补比较困难,而且由于过度的扩张暴露肛管,肛门失禁的风险增加。

(二)经直肠入路

吻合器经肛门直肠切除术的目的是去除冗余的直肠壁、恢复正常直肠解剖、恢复直肠正常容量和顺应性,并同时纠正直肠前突和直肠套叠脱垂。患者取折刀位,采用 33 mm 管形吻合器,经肛门置入透明扩肛器并固定,于齿线上 2~5 cm 直肠前壁(通常为黏膜最松弛处),用 7 号丝线做 3 个直肠全层半周荷包缝合,每个荷包上下间距 1 cm。在扩肛器后方置入挡板于直肠内,以阻隔防止直肠后壁黏膜滑入吻合器钉仓。安装第 1 把吻合器,用带线钩将荷包线尾端从吻合器侧孔中拉出,将荷包线收紧使直肠前壁牵入钉仓。击发后退出吻合器,剪断黏膜桥,仔细检查吻合口,如有搏动性出血,用 3-0 可吸收线缝扎止血;然后在直肠后壁做 2 个全层半周荷包缝合,在扩肛器前方置入挡板于直肠内,更换第 2 把吻合器,余法同第 1 次吻合。

(三)经会阴入路

经会阴入路时,于会阴部做横行切口,于肛门外括约肌和阴道后壁间平面向上游离直至盆底,充分显露直肠阴道隔,暴露肛提肌,注意不要打开盆底腹膜,然后横行拉拢缝合肛提肌,局部可以植入生物补片以加强直肠前壁及直肠阴道隔。

(四)经阴道入路

经阴道是妇产科医师常用的入路,患者取截石位。阴道黏膜下注射血管收缩剂后做横行切口切开阴道后壁,向上游离至宫颈或道格拉斯窝,推开盆底腹膜,游离显露肛提肌及耻骨直肠肌,拉拢并间断缝合肛提肌及耻骨直肠肌,缝合时可以带上 1.0~1.5 cm 表浅的直肠肌层,有助于提升直肠壁,防止直肠黏膜脱垂。如局部合并有肛门括约肌的断裂或薄弱,可同时行括约肌成形术。

(五)经腹入路

经腹入路常用于Ⅲ型直肠前突患者,可行开放手术或在腹腔镜下完成。手术原则是固定直肠、修补直肠前突、抬高道格拉斯窝,必要时纠正膀胱、子宫脱垂。术中切开直肠阴道隔,向远端游离直至会阴体,将会阴体与直肠阴道隔缝合加固,同时确定直肠阴道隔薄弱缺损处,予以缝合加固,根据需要可植入生物补片。采用腹腔镜手术的优点在于视野良好、术后疼痛少、恢复快。缺点在于手术时间长,需要较好的腹腔镜技术。

三、会阴下降综合征

会阴下降综合征的治疗是一个较为复杂的问题,除先天因素和后天损伤以外,中年以后人体性激素水平下降,导致结缔组织的退变松弛,这是全身多种松弛性病变的基础。外科手段不能阻断这种自然规律,但对这种退变造成的某些明显的解剖变化则可以矫正。对于盆腔或腹腔内脏的松弛病变实施紧固手术,可以改变因这些松弛病变导致的通道阻塞,以及压迫之类的病变,起到缓解症状的作用。因而,外科手术治疗盆底松弛综合征具有一定的价值。

会阴下降综合征的手术方法主要是盆腔紧固手术,包括盆底重建、子宫固定、直肠悬吊及冗长乙状结肠切除,必要时加直肠前突修补等。积极治疗内脱垂,避免过度用力排便,打断其与会阴下降间恶性循环,是防治会阴下降的关键。

四、盆底痉挛综合征和耻骨直肠肌综合征

仅非手术治疗无效者才考虑手术治疗,但手术效果多不确切,或易复发。可能与本病为整个盆底肌的不协调活动,单独处理某一肌肉不能改变整个盆底肌的功能状态有关。另外,耻骨直肠肌切断或部分切除术后的瘢痕可能进一步加重排便困难。所以,手术治疗盆底痉挛综合征一定要慎重。目前手术治疗主要针对耻骨直肠肌综合征,因为耻骨直肠肌肥大、瘢痕形成,理论上切除部分耻骨直肠肌甚至同时切除部分外括约肌的手术是合理的。

(一)耻骨直肠肌全束部分切除术

1.适应证

耻骨直肠肌综合征。

2.麻醉

鞍区麻醉、骶管麻醉或连续硬膜外阻滞麻醉。

3.手术步骤

(1)切口:患者取折刀位,自尾骨尖上方 1.0～1.5 cm 处向下至肛缘,切口长 5～6 cm。

(2)游离耻骨直肠肌:术者左手示指插入肛门内,扪及后正中位肥厚的耻骨直肠肌,将其向切口方向顶起,分离耻骨直肠肌表面的软组织并将其切开。仔细分辨肥厚的耻骨直肠肌与外括约肌深部,用弯止血钳自尾骨尖下方游离耻骨直肠肌上缘,在耻骨直肠肌后面与直肠壁之间向下游离,达外括约肌上缘的深部。然后沿耻骨直肠肌与外括约肌交界处将耻骨直肠肌下缘游离。游离的耻骨直肠肌长约 2 cm 左右。

(3)切除部分全束耻骨直肠肌:将游离的耻骨直肠肌用止血钳钳夹 1.5～2.0 cm,在止血钳内侧将其切除,耻骨直肠肌断端缝扎止血。

(4)缝合切口:用生理盐水或甲硝唑冲洗创面,检查直肠后壁有无损伤及活动性出血,放置橡皮条引流,缝合皮下组织及皮肤。

(二)闭孔内肌移植术

闭孔内肌位于左右两侧闭孔的内侧面,被闭孔内肌筋膜覆盖,该筋膜形成肌鞘并附着于坐骨和耻骨支,闭孔内肌在排便时呈收缩状态,使两侧臀部向外侧翻张。肌电图研究表明闭孔内肌无论在正常人或盆底痉挛的患者,排便时或在模拟排便动作时均呈收缩状态。闭孔内肌肌腱切断后不影响髋关节的内旋内收动作。闭孔内肌移植后建立了肛管扩张机制,以对抗反常收缩的耻骨直肠肌和外括约肌,又不影响直肠的感觉,也不损害排便的节制肌肉。从理论上讲,闭孔内肌自身移植术是治疗盆底痉挛综合征的理想方法。术后排便造影证实肛直角在提肛及力排时明显增大,肛管静息压、最大缩榨压明显降低,术前排便困难症状缓解或消失。因此,闭孔内肌自身移植术是一种治疗盆底痉挛综合征的有效手术方法。

1.适应证

盆底痉挛综合征。

2.麻醉

骶管麻醉或连续硬膜外阻滞麻醉。体位:折刀位。

3.手术步骤

(1)切口:距肛缘 1.5 cm 处的坐骨直肠窝左右两侧各做一长约 5 cm 的切口。

(2)解剖闭孔内肌下缘:切开皮肤、皮下组织及坐骨直肠窝的脂肪组织。术者左手示指插入直肠,在坐骨结节上 2 cm 处触摸到闭孔内肌下缘,用拉钩牵开坐骨直肠窝内的组织,在左手示指的引导下用尖刀切开闭孔内肌筋膜。用锐性和/或钝性的方法游离闭孔内肌的下缘和后下部。

(3)闭孔内肌移植术:将游离的闭孔内肌后下部、闭孔内肌筋膜缝合在肛管的每侧的耻骨直肠肌、外括约肌深部和浅部之间。每侧缝合 3 针,即前外侧、正外侧和后外侧各缝合 1 针,3 针缝合后一起打结。

(4)缝合切口:检查无活动性出血后,放置橡皮条引流,缝合皮肤。

(三)改良肛直肠环闭孔内肌缝合术

改良肛直肠环闭孔内肌缝合术以盆底肌整体概念为基础,将肛直环从两侧与同侧的闭孔内肌腱膜固定在一起,从而使该肌排便时的反常收缩和不能松弛状态消失,与切断或切除术比较,避免了只对一种肌纤维进行治疗,而忽略盆底肌整体活动作用,也不存在断端机化粘连带来的远期复发的弊端,同时保留了肛直肌环的原有解剖结构。手术方法具体如下。

1.麻醉和体位

采用骶管麻醉或鞍区麻醉,取折刀位,用 5 cm×40 cm 的胶布 2 条,先将其中一端分别粘贴在两侧臀部坐骨结节外侧皮肤,再牵拉另一端使肛周充分显露后固定在手术台旁。

2.切口

先于右侧坐骨结节内侧 0.5～1.0 cm 处做一凹面向内的弧形切口,长约 3 cm。

3.显露肛直肠环

分离脂肪组织,直至显露括约肌的环形纤维,术者左手示指伸入肛管内,触及肛直肠环同侧肌组织,至耻骨直肠肌后出针,暂不打结,另取 2 个无损伤针线,在距此上下 1 cm 处各做一相同缝合,其深度达到黏膜下层,勿穿透黏膜。

4.将肛直肠环缝合于闭孔内肌

左手示指沿右侧坐骨结节,向深部顺其坐骨支找到闭孔内肌,右手持夹无线空针持针器,带上从耻骨直肠肌穿出的线端,于同侧闭孔内肌的深部进针,向浅部腱膜处出针,待其余 2 针缝合完毕后,再与穿入肛直肠环的另一相应线端各自结扎,针距为 1 cm,用同样方法行左侧手术,两侧完成后直肠指诊肛管压力明显下降。

(四)耻骨直肠肌切断加皮下组织与直肠浆肌层缝合术

1.手术方法

(1)体位:取俯卧位,稍屈髋,脊椎麻醉。

(2)切口:从尾骨尖处向下做正中切口,长 3～4 cm。逐层切开,暴露尾骨尖。

(3)切断耻骨直肠肌:术者左手示指插入直肠,向上顶起耻骨直肠肌,以弯钳挑起此肌束,不做分离而直接钳夹切断,残端结扎止血,冲洗伤口。

(4)皮下组织与直肠浆肌层缝合:将两侧的皮下组织经耻骨直肠肌残断与直肠浆肌层间断缝合。然后缝合皮肤切口。

2.手术优势

避免分离切除耻骨直肠肌,消灭切口内的无效腔,减少切口内的积血、感染及窦道的形成概率。防止了耻骨直肠肌断端粘连而引起症状复发。

五、直肠内脱垂

手术往往通过切除冗长的肠管和/或将直肠固定在骶骨岬而达到目的。按照常规的路径,直肠内脱垂的手术方式可分为经腹和经肛门手术两大类。但是,目前评价何种手术方法治疗直肠内脱垂效果较好是困难的,因为缺乏大宗的临床对照研究结果。临床上应根据患者的临床表现,结合术者的经验个体化选择手术方案。

(一)直肠黏膜下和直肠周围硬化剂注射疗法

1.手术适应证

直肠黏膜脱垂和直肠内脱垂,不合并或合并小的直肠前突、轻度的会阴下降。

2.手术方法

患者取胸膝位,该体位利于操作,使脱垂的黏膜和套叠的直肠复位,以便于将其固定于正常的解剖位置。黏膜下注射经肛门镜,直肠周围注射采用直肠指诊引导。肛周严格消毒后,经肛旁 3 cm 进针,进针 6 cm 至肠壁外后注射。硬化剂采用 5%鱼肝油酸钠,用量 8~10 mL。一般 2 周注射 1 次,4 次为 1 个疗程。

3.手术原理

通过药物的致炎作用和异物的刺激,使直肠黏膜与肌层之间、直肠与周围组织之间产生纤维化而粘连固定直肠黏膜和直肠,以防止直肠黏膜或直肠的脱垂。

4.并发症

如果肛周皮肤消毒不严格,可发生肛周脓肿。

(二)直肠黏膜套扎法

1.手术适应证

直肠中段或直肠下段黏膜内脱垂。

2.手术方法

患者采用折刀位或左侧卧位。局部浸润麻醉。充分扩肛,使肛管容纳 4 个手指以上。在齿状线上方进行套扎,先用组织钳钳夹齿状线上方 1 cm 左右的直肠松弛的黏膜,用已套上胶圈的 2 把止血钳的其中一把夹住被组织钳钳夹的黏膜根部,然后用另一把止血钳将胶圈套至黏膜的根部,为防止胶圈的滑脱,可在套扎前在黏膜的根部剪一小口,使胶圈套在切口处。

(三)直肠黏膜间断缝扎加高位注射术

1.手术适应证

直肠远端黏膜脱垂和全环黏膜脱垂,以及直肠全层内脱垂。

2.手术方法

(1)体位:取左侧卧位。

(2)钳夹折叠缝合直肠远端松弛的黏膜:先以组织钳夹持齿状线上方 3 cm 处的直肠前壁黏膜,提拉组织钳,随后以大弯血管钳夹持松弛多余的直肠前壁黏膜底部,稍向外拉,以 2-0 铬制肠线在其上方缝合 2 针,2 针的距离约 0.5 cm,使局部的黏膜固定于肌层。以 7 号丝线在大弯血管钳下方贯穿黏膜,然后边松血管钳边结扎。将第 1 次缝合的组织稍向外拉,再用组织钳在其上方 3 cm 处夹持松弛下垂的黏膜,再以大弯血管钳在其底部夹持,要夹住全部的黏膜,但不能夹住肌层。继以 2-0 可吸收缝线在上方结扎 2 针,再如第 1 次的方法用丝线结扎黏膜。

(3)硬化剂注射:距肛门缘约 8 cm,在其相同的高度的左右两侧以 5 号针头向黏膜下层注入 1∶1 消痔灵液 5~8 mL,要求药液均匀浸润。然后,再将消痔灵原液注射于被结扎的黏膜部分,2 分钟后,以血管钳将被结扎的 2 处黏膜组织挤压成坏死的薄片。至此,对直肠前壁黏膜内脱垂的手术完毕。如果属于直肠全周黏膜脱垂,则在直肠后壁黏膜内再进行一次缝扎。

(4)直肠周围注射法:药物以低浓度大剂量为宜,用左手示指在直肠做引导,将穿刺针达左右骨盆直肠间隙,边退针边注药,呈扇形分布。然后穿刺针沿直肠后壁进针 4 cm 左右,达直肠后间隙,注入药物。每个部位注入药物总量 10~15 mL。

3.手术原理

手术的要点在于消除直肠黏膜的松弛过剩,恢复肠壁解剖结构。该手术方法中的间断缝扎,能使下垂多余的黏膜因结扎而坏死脱落,消除其病理改变。另外肠线的贯穿缝合,能使被保留的黏膜与肌层粘连,有效地巩固远期疗效;同时也有效地防止了当坏死组织脱落时容易引起的大出血。间断缝扎可以直达直肠子宫(膀胱)陷窝的底部,加固了局部的支持结构。经临床观察,凡直肠黏膜脱垂多起于直肠的中、下瓣,尤以下瓣为多,下瓣的位置正好距离肛缘 8 cm 左右。在其两侧壁注射硬化剂,能使两侧的黏膜与肌层粘连,局部纤维化,与间断缝扎产生协同作用,加强固定,增强疗效。

4.手术疗效

该术式具有方法简单、容易掌握、创伤小、疗效佳、设计符合解剖生理学要求等优点。

(四)改良 Delorme's 手术

1.手术适应证

直肠远端黏膜脱垂、直肠远端和中位内脱垂。特别适用于长型内脱垂(4～6 cm)。

2.手术方法

(1)术前准备同结肠手术,最好采取行结肠镜检查的肠道准备方法。

(2)两叶肛门镜(带有冷光源)牵开肛门,在齿线上 1.5 cm 处四周黏膜下注射 1：20 万单位去甲肾上腺素生理盐水,总量 50～80 mL,使松弛的黏膜隆起。

(3)环行切开直肠黏膜:用电刀在齿线上 1.0～1.5 cm 处环形切开黏膜层。

(4)游离直肠黏膜管:组织钳夹住远端黏膜边缘,一边向下牵拉一边用组织剪在黏膜下层做锐性分离,显露直肠壁的肌层。环形分离一周,一直分离到指诊发现直肠黏膜过度松弛的情况消失,无脱垂存在,整个直肠黏膜呈平滑状态时为止。一般游离下的黏膜长度为 5～15 cm。黏膜管游离的长度主要依据术前排便造影所显示的直肠内脱垂的总深度而定。注意切勿分离过长,避免黏膜吻合时张力过大。

(5)直肠环肌的垂直折叠缝合:Delorme's 手术要求将分离后的黏膜下肌层做横向折叠缝合,一般用 4 号丝线缝合 4～6 针。如果将黏膜下肌层做垂直折叠缝合一方面加强盆底的功能,另一方面可以减少肌层出血,同时关闭无效腔。

(6)吻合直肠黏膜:切断黏膜行黏膜端吻合前须再用硫柳汞消毒创面,用 0 号铬制肠线做吻合,首先上、下、左、右各缝合 4 针,再在每 2 针间间断缝合,针距为 0.3 cm 左右。

(7)吻合完毕后:用油纱条包裹肛管,置入肛管内,可起到压迫止血的作用。

(8)术后处理:术后 3～5 天进普食后常规应用轻泻药以防止大便干燥。患者正常排便后即可停用轻泻药。

3.手术注意事项

(1)Delorme's 手术强调剥离黏膜为 5～15 cm,有时手术操作困难,黏膜容易被撕破。对重度脱垂者剥离 15 cm,一般剥离到黏膜松弛消失为止,如果过多黏膜剥离可导致吻合处张力过大,发生缺血坏死,近端黏膜缩回等严重并发症。

(2)Delorme's 手术强调折叠直肠肌层,在剥离黏膜长度<15 cm 时可以不做肌层折叠缝合,这样可简化手术步骤,术中行黏膜吻合前彻底止血,加上术后粘连,同样起到肌层折叠的作用。肌层折叠还有导致折叠处狭窄的可能。

(3)若合并直肠前突,在吻合直肠黏膜前,用 4 号丝线间断缝合两侧的肛提肌,加强直肠阴道隔。

(4)本手术严重的并发症为局部感染,因而术前肠道准备尤为重要,术中严格无菌操作,彻底止血,防止吻合口张力过大。

(五)经肛吻合器直肠切除术

经肛吻合器直肠切除术的原理是采用经肛双吻合器技术,第 1 把吻合器在直肠前壁切除直肠套叠脱垂的前半部分和直肠前突的突出部分,同时完成吻合,纠正直肠前壁的解剖异常。第 2 把吻合器于直肠后壁切除直肠套叠脱垂的后半部分,同时完成吻合。该手术同时纠正了直肠前突和直肠套叠脱垂 2 种解剖异常,理论上疗效应优于传统手术。经肛门、经会阴、经阴道或经腹等各种传统手术多只能纠正直肠前突或直肠套叠脱垂一种解剖异常,但许多出口梗阻型便秘患者 2 种因素同时存在,这直接影响了传统手术的疗效。约 71% 的患者同时存在 2 种解剖异常。

1.适应证

(1)符合罗马 Ⅳ 功能性便秘诊断标准的患者。

(2)以下症状中至少存在 3 项:排便不尽感、排便梗阻感,排便时间长但排出困难,需要会阴部压迫和/或采用特殊的姿势排便,需用手指经肛或经阴道辅助排便,只能通过灌肠方能排便。

(3)排便造影检查至少有 2 项以上表现:直肠黏膜内套叠 $\geqslant 10$ mm,力排时直肠前突 $\geqslant 3$ cm,排便后前突直肠中钡剂残留。

(4)内科疗效不满意。

(5)排除结肠慢传输或便秘型肠易激综合征者。

2.治疗方法

术前一天下午口服硫酸镁或聚乙二醇电解质散行肠道准备。手术采用脊椎麻醉或硬膜外麻醉,患者取折刀位。采用痔吻合器,取折刀位,经肛门置入透明扩肛器并固定,于齿线上 2～5 cm 直肠前壁(通常为黏膜最松弛处),用 7 号丝线做 3 个直肠全层半周荷包缝合,每个荷包间距 1 cm。在扩肛器后方置入挡板于直肠内,以阻隔防止直肠后壁黏膜滑入吻合器钉仓。置入第 1 把吻合器,用带线钩将荷包线尾端从吻合器侧孔中拉出,将荷包线收紧使直肠前壁牵入钉仓。击发后退出吻合器,剪断黏膜桥,仔细检查吻合口,如有搏动性出血,用 3-0 可吸收线缝扎止血;然后在直肠后壁做 2 个全层半周荷包缝合,在扩肛器前方置入挡板于直肠内,更换第 2 把吻合器,余法同第 1 次吻合。术后予留置肛管 1～2 天,禁食 1～2 天,流质 2 天,予静脉补液和抗生素 3 天。

3.观察指标和疗效评估标准

(1)手术相关指标:手术时间、手术并发症。

(2)术后疼痛评分:采用模拟视觉评分法对术后 3 天内疼痛评分,0~10 分。0 表示无疼痛,10 表示剧烈疼痛不能耐受,并记录应用止痛药情况。

(3)术前、术后症状比较:排便困难、排便梗阻感、排便不尽感、需用手法经会阴或阴道辅助排便、需服用泻药排便、需用开塞露或灌肠排便,分别比较术前术后各症状的发生率,并对各症状进行评分量化比较。

(4)总体满意度调查:患者对治疗过程、术后恢复、手术疗效及治疗费用进行总体评分,0~10 分。0 分为很不满意,10 分为非常满意,总体满意度评分平均 7.8 分。

(六)乙状结肠部分切除、直肠固定盆底抬高术

1.手术适应证

严重的直肠内脱垂,尤其是高位直肠内脱垂。若合并有盆底疝、子宫后倒、孤立性直肠溃疡、直骶分离,或者合并结肠传输延缓,则更是手术适应证。

2.手术方法

手术方式包括直肠固定术、盆底抬高术、子宫固定术、乙状结肠切除术等,若伴有结肠无力应切除相应的肠段或全结肠。

(1)直肠固定术:取左正中旁切口,显露直肠子宫或直肠膀胱陷窝,切开直肠和乙状结肠两侧的腹膜。分离直肠前壁疏松组织,直达肛提肌。锐性或钝性分离直肠后壁,直达尾骨尖。分离直肠前陷窝的腹膜,直到膀胱或子宫后壁。拉直游离的直肠,用 4 号丝线将直肠的后壁两侧与骶前筋膜缝合 3~4 针,并将直肠乙状结肠交界处缝合于骶骨岬。

(2)盆底抬高术:将直肠膀胱或子宫陷窝的前腹膜向上提起,剪去多余的腹膜,缝合于提高并固定的直肠前壁。

(3)子宫固定术:用 7 号丝线缝合子宫圆韧带,并将其缩短。

(4)乙状结肠切除术:将冗长的乙状结肠切除。

六、直肠外脱垂

(一)脱垂黏膜切除术

对部分性黏膜脱垂患者,将脱出黏膜做切除缝合。

(二)肛门环缩术

麻醉下在肛门前后各切一小口,用血管钳在皮下绕肛门潜行分离,使两切口

相通,置入金属线(或涤纶带)结成环状,使肛门容一指通过,以制止直肠脱垂。

(三)脱垂肠管切除术

1.Altemeir 手术

经会阴部切除直肠乙状结肠,该手术特别适用于老年人不宜经腹手术者,脱垂时间长,不能复位或肠管发生坏死者。优点为从会阴部进入,可看清解剖变异,便于修补;麻醉不需过深;同时修补滑动性疝,并切除冗长的肠管;不需移植入人造织品,减少感染机会;死亡率及复发率低。但本法仍有一定的并发症,如会阴部及盆腔脓肿,直肠狭窄等。

2.Goldberg 手术

经会阴部将脱垂肠管切除有一定的并发症,经腹部游离直肠后,提高直肠,将直肠侧壁与骶骨骨膜固定,同时切除冗长的乙状结肠,效果良好。并发症主要包括肠梗阻、吻合口瘘、伤口裂开、骶前出血、急性胰腺炎等。

(四)直肠悬吊固定术

以重度的直肠完全性脱垂患者,经腹手术,游离直肠,用2条阔筋膜(腹直肌前鞘、纺绸、尼龙布等)将直肠悬吊固定在骶骨胛筋膜上,抬高盆底,切除过长的乙状结肠。常用术式包括以下几种。

1.Ripstein 手术

经腹切开直肠两侧腹膜,将直肠后壁游离到尾骨尖,提高直肠。用宽 5 cm 的 Teflon 网悬带围绕上部直肠,并固定于骶骨隆凸下的骶前筋膜和骨膜,将悬带边缘缝于直肠前壁及其侧壁,不修补盆底。最后缝合直肠两侧腹膜切口及腹壁各层。

该手术要点是提高盆腔陷凹,手术简单,不需切除肠管,复发率及死亡率均较低。但仍有一定的并发症,如粪性梗阻、骶前出血、狭窄、粘连性小肠梗阻、感染和悬带滑脱等并发症。

2.直肠后方悬吊固定术

经腹游离直肠至肛门直肠环的后壁,有时切断直肠侧韧带上半,用不吸收缝线将半圆形海绵薄片缝合在骶骨凹内,将直肠向上拉,并放于海绵薄片前面,或仅与游离的直肠缝合包绕,不与骶骨缝合,避免骶前出血。将海绵与直肠侧壁缝合,直肠前壁保持开放 2~3 cm 宽间隙,避免肠腔狭窄。最后以盆腔腹膜遮盖海绵片和直肠。

该手术优势在于直肠与骶骨的固定,直肠变硬,防止肠套叠形成,死亡率及复发率均较低。若有感染,海绵片成为异物,将形成瘘管。最主要的并发症为由植入海绵薄片引起的盆腔化脓。

3.直肠骶岬悬吊术

用2条大腿阔筋膜将直肠固定在骶岬上,肠壁折叠的凹陷必须向下,缝针不得上,每条宽约2 cm,长约10 cm。直肠适当游离后,将阔筋膜带的一端缝于抬高后的直肠前外侧壁,另一端缝合固定骶岬上,达到悬吊目的。也可用尼龙或丝绸带或由腹直肌前鞘取下2条筋膜代替阔筋膜,效果良好。

4.直肠前壁折叠术

经腹游离提高直肠。将乙状结肠下段向上提起,在直肠上端和乙状结肠下端前壁自上而下或自下而上做数层横形折叠缝合,每层用丝线间断缝合5~6针。每折叠1层可缩短直肠前壁2~3 cm,每2层折叠相隔2 cm,肠壁折叠长度为透过肠腔,只能穿过浆肌层。由于折叠直肠前壁,使直肠缩短、变硬,并与骶部固定(有时将直肠侧壁缝合固定于骶前筋膜),既解决了直肠本身病变,也加固了乙状结肠与直肠交界处的固定点,符合治疗肠套叠的观点。有一定的复发率,主要并发症包括排尿时下腹痛、残余尿、腹腔脓肿、伤口感染等。

第六节 精神心理治疗

便秘的病因复杂,临床表现个体差异大,精神心理因素在便秘中的作用机制尚不十分清楚,可从脑-肠轴互动的高度来理解和认识心理社会因素在便秘中的作用。便秘的治疗的目标为改善患者的症状,恢复患者的正常的排便生理功能,同时也要兼顾恢复患者的心理及社会功能。便秘的治疗强调个体化、综合治疗和分级治疗的原则。

对继发性便秘患者重要的是找到原发疾病,针对原发疾病进行有效治疗,祛除诱因。对功能性便秘的患者,根据病情程度、便秘类型,结合以往的治疗及其反应,制定治疗方案。多数轻、中度的患者可以通过改善生活饮食方式、药物治疗使病情得到缓解。对于那些便秘症状顽固、明显影响生活和工作的患者需要关注其精神心理状态,全面了解患者对疾病的认识、应对方式、生活环境、自幼排便习惯、基础疾病、体力活动、饮食习惯以及便秘给患者的生活、学习、工作和人际交往等带来的影响等。

精神心理治疗包括健康教育、心理治疗、认知行为治疗、药物治疗等。研究显示功能性便秘与抑郁型和焦虑型心理障碍有密切关系,对功能性便秘,尤其女性患者、结肠传输正常患者、出口梗阻型患者,应强调精神心理治疗的重要性,对合并有较明显心理障碍的顽固性便秘患者可给予抗焦虑、抑郁药物治疗。

认知行为治疗的要点:与患者一起分析便秘产生的原因,从胃肠道的感觉、动力和分泌等生理现象来解释精神心理状态对胃肠道功能和便秘症状的影响,充分理解并同情患者对便秘症状的感受;强调长期的、严重的便秘对患者的情绪心理状态带来的影响,治疗便秘的同时改善情绪心理状态的重要性;解释抗焦虑抑郁药物的作用机制,以及患者可能获得的治疗效果;同时指导、纠正患者不正确的认知和不恰当的应对方式。

对伴有明显抑郁、焦虑障碍和睡眠障碍的患者,需要选择抗焦虑抑郁药物治疗。多数患者能够接受医师作出的“抑郁、焦虑状态”的诊断和相应的药物治疗。与治疗其他功能性胃肠病相似,通常在治疗功能性胃肠病(包括功能性便秘)合并的精神心理障碍时所使用的抗抑郁焦虑药物剂量比治疗精神疾病患者要小,以米氮平治疗功能性消化不良合并焦虑抑郁状态为例,每晚口服 15 mg 已能获得满意效果。需要注意的是治疗前要向患者做充分的解释和说明,包括抗抑郁焦虑药物通常需要 2~3 周起效,2~3 个月疗效明显,部分患者需要巩固治疗 3~6 个月的时间。

治疗过程尤其是初始阶段有可能出现不良反应;对有明显睡眠障碍和焦虑情绪者,短期辅以苯二氮䓬类药可使患者的睡眠和焦虑症状的尽早得到改善,增加患者对抗抑郁药物治疗的依从性。建议抗焦虑抑郁药物治疗从小剂量开始、逐渐加量。药物的选择需考虑不同抗抑郁焦虑药物的疗效特点,同时借鉴药物对胃肠道的作用特点可以更明显减轻消化道症状,如在选择性 5-羟色胺再摄取抑制剂中,便秘患者可优先选择舍曲林,腹泻患者可优先选择帕罗西汀;米氮平增强食欲、增加体重的“不良反应”明显,适合进食量少、体重轻的患者。在抗抑郁焦虑治疗同时,辅以有效的通便治疗,使患者能体验到整体治疗的有效性,同时也增加患者依从性。泻药和抗焦虑抑郁治疗的药物减停均应在医师的指导下进行,采取循序渐进的原则,以避免患者突然自行停药,造成病情反复。

在对便秘合并精神心理障碍的患者的治疗中,应兼顾胃肠道症状和精神心理状态 2 个方面,有针对性地使用抗抑郁、焦虑药物治疗是非常重要的。应当全面评估病情,抓住主要问题或问题的主要方面,在选择药物时应注意尽量避免药物本身的不良反应加重胃肠道症状。迄今为止,心理治疗和抗抑郁药物在便秘治疗中的作用和确切效果还需设计更多严谨的临床研究,以确定抗抑郁药物治疗在便秘治疗中的地位。

对伴有严重精神心理障碍的便秘患者、不能接受或经过 4～6 周抗焦虑抑郁药物治疗效果不满意的患者,应安排精神心理专科医师的会诊。让患者和家属理解精神心理专科医师会诊的重要性并为他们提供会诊的方便,是这类患者能够得到有效治疗的保证。通过精神心理专科医师肯定或修正患者精神心理方面的诊断,调整治疗方案(加量或联合用药)。安排会诊后的患者可在消化内科和精神心理科共同随诊,及时调整通便和抗抑郁焦虑治疗,既可以提高疗效,又可以提高消化内科和精神心理科医师对功能性胃肠病合并精神心理障碍的处理水平。对合并严重精神疾病的患者,应及时转诊至精神专科就诊。

第四章
便秘的预防与调养

第一节　起居指导

一、生活作息有规律

养成按时起居的生活作息习惯,不要轻易改变既有的起居规律,保持身体良好的节律,保证足够的睡眠时间。特别注意不要长期、长时间熬夜,以免耗伤胃肠津液,引起大便失润,致使第 2 天便干难解。胃肠也是需要休息的,如果生活作息规律打乱,或熬夜时吃零食、加餐,胃肠忙以应付或负担持续增加,日久天长,最终会使蠕动机制紊乱,导致在"工作时间"内"罢工",就有可能引起便秘。

二、排便活动有习惯

养成有规律的排便习惯,无论有没有便意,能不能排出大便,都应该养成每天定时上厕所的习惯,让肠道也形成自己的生物钟,按时、保质保量地完成排便工作。饭后是最自然的上厕所时间。因此,不妨餐后,特别是早餐之后,蹲、坐马桶几分钟,天长日久,就可引导结肠养成自然的习惯。

排便时,蹲位比坐马桶更有利于身体形成最佳的排便角度;而坐马桶时,可以在双脚下垫个东西,把双脚垫高,也有利于促进排便。排便时必须专心致志,一心排便,不宜读书、看报、听广播、玩手机、看视频、玩玩具等。中医学认为,用心排便,紧闭口齿,不讲话,可使精气不随大小便排出而外泄,有补肾健齿的保健作用。如清代养生家曹庭栋在《老老恒言》中说:"齿乃肾之骨,宣泄时俾其收敛,可以固齿。"

正常人每次排便一般需要经过 2～3 个排便动作,每个排便动作约几秒钟,之后休息片刻等上位肠管内粪便进入直肠又开始第 2 个排便动作,整个排便过程一般是 1 分钟,如厕 3～5 分钟仍无便意应立即结束。排便时间过长或在 2 次排便过程中努责用力,会引起痔疮、肛裂、便血等肛门疾病;排便用力过大有时会造成疝气及老年人脑血管意外。长期排便用力,可致肛门肿胀或裂伤,容易引起痔疮。

三、精神心情有放松

精神安定,情绪乐观,遇事善于排解,既不过分激动紧张,也不过分忧愁抑郁,始终保持平和的心情和安顺的生活方式,有助于稳定大肠的运动节律,按正常规律排便。

过分激动、紧张不安,或经常忧愁、抑郁,西医认为可致大肠运动节律紊乱,或使肠管停止蠕动,有可能发生便秘;中医认为可致气机逆乱,或气滞不行,引起气机郁滞型便秘,长此以往,气郁化火,也可损伤肠津,使便秘加重。另外,如果已经发生便秘而同时感到有便秘的压力,可听些节奏轻快的音乐来放松。

第二节　饮食指导

养成良好的饮食习惯,选择适宜的饮食调养方法,对于预防便秘形成、缓解便秘症状均有举足轻重的作用和积极的意义。

一、饮食调养方案

(一)饮食习惯要养好

一日三餐要定时,到了吃饭的时间一定要按时进餐,特别注意不能不吃早饭。不要零食、饮料整天不断,还没到吃饭的时间就用零食和饮料把肚子填满了,而到了吃饭的时间即便有合口味的饮食也吃不下去了。食量有度,遇到可心的饮食要有节制,不能暴饮暴食,也不要为了瘦身而刻意节食,更不能空腹工作、学习。不好的饮食习惯,如嗜酒酗酒,饮水过少,喜食辛辣口味、煎炸烧烤食物,以及偏食等与便秘的发生密切有关,都应努力改掉。

应科学选择食品与吃法。一般认为,多吃水果可以防治便秘,但水果品种选择不当或吃法不合理可能会适得其反。例如,梨子、成熟的香蕉可以促进肠蠕动,有利于改善便秘,柿子、未成熟的香蕉因富含鞣酸而有止泻的作用,多吃常可加重便秘。苹果皮内富含止泻作用的鞣酸,故宜去皮吃;苹果生果胶可软化大便,对便秘有益,煮过的苹果果胶有收敛止泻作用,对便秘无益。所以,防治便秘宜吃生的、去皮的苹果。

(二)膳食营养要均衡

饮食为我们提供能量,为新陈代谢提供所需的各种营养素。均衡的饮食就是要保证从蛋白质、脂肪、糖类、维生素、无机盐到膳食纤维等营养素样样具备。因此,防治便秘,营养的合理搭配尤其重要。

《黄帝内经》中说"五谷为养,五果为助,五畜为益,五菜为充,气味和而服之,以补益精气"。每天用餐应该荤素搭配、营养全面,五颜六色、兼顾各方。油、盐、酱、醋、茶也不可缺少,适量食用,亦有益处。

中医学理论认为"五色""五味"对应人体"五脏",可通过相应的性味功用对人体的各个脏腑、功能系统起到促进和维护作用。

当然,在营养全面、兼顾各方的基础上,根据不同情况可适当有所侧重。如老年人由于消化功能衰退,饮食宜"淡"、宜"软",即少荤多素、不吃硬食,以利于消化。中医认为,黑色入肾,吃黑色的食物有助于补肾,肾气足,精气盈,津液足,肠道才会润滑,传导才会有力,排便才会顺畅。所以,老年人或女性产后、疾病康复期的虚性便秘患者,可多吃补肾益精、润肠通便的黑色食品,如黑芝麻、黑豆、黑米、黑枣、核桃、海带、紫菜等。

(三)每天饮水要充足

饮入足够量的水是预防和减缓便秘的有效措施。每天清晨最好在空腹时喝一杯温开水,即老百姓讲的阴阳水,水温以 23 ℃左右为宜,也可喝些淡盐水或蜂蜜水,以润滑肠道,帮助排便。有高血压、肾炎和心力衰竭的患者,可用直饮牛奶代替淡盐水。另外,多喝汤水,诸如汤羹、粥糜、牛奶、豆浆、果汁、茶饮等,也是灵活补水的好办法。

(四)膳食纤维要重视

据测定,每天进食含 3 g 纤维素的食物,大便量仅 50~100 g;含 10 g 纤维素的食物,粪便量即可达 200 g。由于膳食纤维不能被人体消化吸收,因此可以帮助身体通便。

食物中的纤维素指的是结构性多糖、木纤维素、不能被消化的芳香胺、木质素、树胶、植物黏液、果胶、半木纤维素等,含有这些成分的食物主要有粗制面粉、粗制大米、玉米粉、燕麦片、各种杂粮等全谷物,土豆、红薯等薯类,芹菜、韭菜、菠菜、金针、青椒、芥蓝、丝瓜、苦瓜、南瓜、豇豆、毛豆、四季豆、豌豆荚、雪里蕻、甘薯叶、山芋茎等蔬菜,以及梨子、香蕉、柑橘、苹果、杨梅、菠萝、桃子等水果。

薯类、蔬菜以及水果富含膳食纤维素,平时容易吃到。含渣、全谷物的食物目前也容易吃到,如早晨吃一片全麦面包,中午吃一碗荞麦面条,或平时用牛奶冲饮燕麦片 1～2 杯等,既不浪费时间,也容易做到。

二、食物通便知识

(一)中医学的认识

关于食物防治便秘,早在《周礼·天官》中就提出了"以滑养窍"的原则,主张食用容易消化、具有滋润滑利作用的食物来通畅大便,由此达到预防便秘,治疗或辅助治疗便秘的目的。

常用的"以滑养窍"的食物有黑芝麻、核桃仁、松子仁、火麻仁、郁李仁、决明子、紫苏子、榧子、罗汉果、胖大海、桑葚等。以上这些"以滑养窍"的食物很多也是药物,即通常人们所说的"药食两用"之品,既可单独食用,也可用于药膳方或其他中药方中。

1.黑芝麻

黑芝麻为胡麻科植物芝麻的成熟黑色种子,又名脂麻、胡麻、巨胜、乌麻、黑脂麻、乌芝麻、小胡麻。著名医药家、养生家陶弘景称"八谷之中,唯此为良"。

(1)性味归经:味甘,性平,入肝、肾经。

(2)功效:补益肝肾,益精补血,润肠通便。

(3)适应人群:适用于血虚秘、阴虚秘,尤以产后血虚秘、老人阴虚秘最为适宜,也适用于肝肾精血不足所致头晕眼花、耳鸣耳聋、腰膝酸软、皮肤干燥、须发早白、病后脱发等。

(4)用法用量。食用:泡茶、煮粥、研糊(粉)、做蜜膏、做菜肴、做糖果或糕饼。药用:煎汤,或炒熟入丸、散,10～30 g。

(5)使用注意:①黑芝麻宜研碎后使用。②脾虚大便稀溏者不宜食用。

2.核桃仁

核桃仁为胡桃科植物胡桃的干燥成熟种子,又名胡桃仁、胡桃肉、胡桃穰。核桃仁与扁桃、榛子、腰果并称为"世界四大干果"。

(1)性味归经:味甘微涩,性温,入肾、肺、大肠经。

(2)功效:补肾益精,润肠通便,温肺定喘。

(3)适应人群:适用于阴虚秘,尤以老人阴虚秘最为适宜,也适用于肾虚所致腰膝酸软、阳痿遗精与肺气虚、肺肾虚引起气喘咳嗽。

（4）用法用量。食用：煮粥、研糊（粉）、做菜肴、做蜜膏、做糖果或糕饼，或生用嚼食或制熟后嚼食。药用：煎汤或入丸、散，10～30 g。

（5）使用注意：①核桃仁皮有收涩作用，故通便宜去皮后用。②痰火积热、阴虚火旺，以及大便溏泄者禁用。③核桃存放时间过久会产生哈喇味，不宜食用。

3.松子仁

松子仁为植物红松的成熟种仁，又名松子、海松子、新罗松子。松子仁有延年益寿的作用，故被人们誉为"长生果"。

（1）性味归经：味甘，性温，入肝、肺、大肠经。

（2）功效：养血滋阴，润肠通便，润肺止咳。

（3）适应人群：适用于血虚秘、阴虚秘，尤以产后血虚津亏便秘、老人阴虚便秘最为适宜，也适用于肺燥干咳与血虚所致皮肤、毛发不荣。

（4）用法用量。食用：煮粥、研糊（粉）、做菜肴、做蜜膏、做糖果或糕饼，或制熟后直接食用。药用：煎汤，或入丸、散，10～15 g。

（5）使用注意：①脾虚便溏、痰湿体质者禁用。②松子存放时间过久会产生哈喇味，不宜食用。

4.火麻仁

火麻仁为植物大麻的成熟种子，又名麻仁、大麻仁、麻子仁。

（1）性味归经：味甘，性平，归脾、胃、大肠经。

（2）功效：润肠通便。

（3）适应人群：适用于阴虚秘，尤以老人、产妇、体弱者阴虚肠燥便秘最为适宜。

（4）用法用量。食用：泡茶、煮粥、研糊（粉）、做菜肴、做蜜膏、做糖果或糕饼，或炒熟后直接食用。药用：煎汤，或入丸、散，10～15 g。

（5）使用注意：①火麻仁须打碎后使用。②大便溏泄者禁用。③大量食用火麻仁会导致中毒，如食炒火麻仁 60～120 g，大多在食后 1～2 小时内发病，中毒症状为恶心、呕吐、腹泻、四肢发麻、精神错乱、瞳孔散大等。经洗胃、补液及一般对症治疗，可在 1～2 天内症状先后消失而恢复健康。

5.郁李仁

郁李仁为植物郁李、欧李等的成熟种仁，又名郁子、郁里仁、李仁肉。

（1）性味归经：味辛、苦、甘，性平，归脾、大肠、小肠经。

（2）功效：润肠通便，行气宣滞，利水消肿。

（3）适应人群：适用于阴虚秘与气秘，特别适用于气秘证。另外，郁李仁也适用于水肿腹满、四肢肿胀、小便不利。

(4)用法用量。食用：泡茶、煮粥、做菜肴、做蜜膏。药用：煎汤或入丸、散，6～12 g。

(5)使用注意：①郁李仁须打碎后使用。②大便溏泄者禁用。③孕妇慎用。

6.决明子

决明子为植物决明的成熟种子，又名草决明、还瞳子。

(1)性味归经：味甘苦，性寒凉，入肝、大肠经。

(2)功效：清肝明目，润肠通便。

(3)主治：适用于目赤目暗及肠燥便秘等，对高血压病及高脂血症有调治作用。

(4)适应人群：适用于热秘与阴虚秘。研究显示，决明子有比较明显的降压作用，因此特别适用于高血压病而兼具便秘的病证。另外，本品也适用于肝火上扰或风热上壅所致目赤肿痛、畏光多泪。

(5)用法用量。食用：泡茶、煮粥。药用：煎汤，10～15 g。

(6)使用注意：便溏者禁用。

7.紫苏子

紫苏子为植物紫苏的干燥成熟果实，又名紫苏(籽)、苏子、黑苏子。

(1)性味归经：味辛，性温，入肺、大肠经。

(2)功效：降气化痰，止咳平喘，润肠通便。

(3)适应人群：适用于阴虚肠燥便秘，也适用于痰壅气逆所致咳嗽气喘与妊娠呕吐、胎动不安等证。

(4)用法用量。食用：泡茶、煮粥。药用：煎汤或入丸、散，5～10 g。

(5)使用注意：紫苏子须打碎后使用。

8.榧子

榧子为红豆杉科植物榧树的成熟种子，又名榧实、香榧、赤果、玉山果、野杉子。

(1)性味归经：味甘，性平，入肺、胃、大肠经。

(2)功效：杀虫、消积、润燥。

(3)适应人群：适用于阴虚肠燥便秘及痔疮，尤其适用于伴有痔疮的阴虚秘，也适用于肠道寄生虫病、小儿疳积与肺燥咳嗽。

(4)用法用量。食用：煮粥，或炒熟去壳，取种仁嚼食。药用：煎汤，连壳生用，打碎入煎，或入丸、散。治便秘、痔疮宜小量常服。杀虫宜用较大剂量，顿服。

直接食用 10～40 枚,煎汤 15～50 g。

(5)使用注意:榧子性平稍温,多食会使人内热上火,所以咳嗽咽痛并且痰黄的人暂时不宜食用。

9.罗汉果

罗汉果为植物罗汉果的成熟果实,又名拉汉果、假苦瓜、光果木鳖,是我国特有的珍贵植物,素有"良药佳果"之称。

(1)性味归经:味甘,性凉,入肺、大肠经。

(2)功效:清热润肺,止咳利咽,滑肠通便。

(3)适应人群:适用于热秘、阴虚秘,特别适用于热病后期余热未尽、阴津损伤所致大便秘结,也适用于肺热燥咳、咽痛失音、口干口渴等证。

(4)用法用量。食用:泡茶、煮粥、煲汤,或做糖果、糕饼。药用:煎汤,10～30 g。

10.胖大海

胖大海为植物胖大海的成熟种子,主要产于越南等国及我国广西等地。我国古代对越南及广西一带地区称安南,故其又名安南子。胖大海得沸水,裂皮发胀,几乎充盈整个杯子,又俗称"大发"。

(1)性味归经:味甘,性寒,入肺、大肠经。

(2)功效:清肺化痰,利咽开音,润肠通便。

(3)适应人群:适用于热秘,也适用于肺热声哑、咽喉疼痛、痰热咳嗽。

(4)用法用量。食用:泡茶。药用:水煎或入散剂,3～5 枚;如用散剂,用量减半。

(5)使用注意:脾胃虚寒泄泻者慎服。

11.桑葚

桑葚为植物桑树的成熟果穗,又名葚、桑实、乌葚、黑葚、桑枣。

(1)性味归经:味甘酸,性寒,入心、肝、肾经。

(2)功效:滋阴养血,补肝益肾,润肠通便。

(3)适应人群:适用于阴虚秘、血虚秘,尤其以老人阴虚秘、产后血虚秘及体弱习惯性便秘、病后阴亏血虚型便秘最为适宜,也可用于精血亏损所致须发早白、脱发、头晕眼花、耳鸣失聪、失眠多梦、神疲健忘,津伤引起口渴及消渴等证。

(4)用法用量。食用:生食或煮粥、泡酒、做蜜膏、做糖果、做糕饼。生食适量,其他方法则 10～15 g。

(二)营养学的认识

现代营养学提出,要防治便秘,宜多食富含膳食纤维、B 族维生素的食物,同时宜适当的选择一些有产气鼓肠和滑肠作用的食物。

1.富含膳食纤维的食物

现代营养学认为,膳食纤维之所以具有通便的功效,在于膳食纤维能吸水膨胀,使肠内容物体积增大,还能促进肠道蠕动,缩短肠内容物通过肠道的时间,因此能起到防治便秘的作用。富含膳食纤维的食物主要指五谷杂粮、蔬菜、水果,其他还有香菇、海带、紫菜等。

2.含B族维生素的食物

B族维生素都是人体必不可少并且须从体外摄入的,是直接或间接管理和调节人体蛋白质、脂肪及糖类代谢不可缺少的物质。蛋白质、脂肪与糖类是人体需要量极大的宏量营养素,这3类营养素的作用重要而明显,但调节蛋白质、脂肪与糖类的酶都有B族维生素参加作用,如果没有B族维生素的参与,酶就不起作用,蛋白质、脂肪与糖类的重要作用就难以发挥。人体每天摄入蛋白质、脂肪与糖类加起来至少有500 g,而8种B族维生素按人体的需要量加起来还不到100 mg,只有蛋白质、脂肪与糖类总量的几千分之一,所以B族维生素作用十分重要。

B族维生素都是水溶性的,多余的B族维生素不会贮藏于体内而会完全排出体外,所以B族维生素必须每天补充。B族的维生素之间有协同作用,因此一次摄取全部B族的维生素要比分别摄取效果更好,但是如果各种B族维生素摄取比例不合理,则可能没有效果。

B族维生素广泛存在于食物当中,如动物肝脏、肉类、谷类、鱼类、豆类、蛋黄类、乳制品、蔬菜、水果等都有存在。如果缺乏B族维生素,除补充相关维生素药物外,还可从相关食物中摄取。例如,维生素B_1主要存在于全谷类食物以及豆类、瘦肉、肝脏、坚果中,蔬菜中含量较少;维生素B_2主要存在于肝脏、鸡蛋、牛奶、瘦肉中,有些蔬菜如菠菜、油菜、海带、香菇、苋菜、西红柿、白菜、豆角、土豆、红薯等也是维生素B_2的良好来源;维生素B_9主要存在于绿叶蔬菜及水果中,柑橘类水果中含量非常高;维生素B_{12}仅存在于动物性食品中,牛奶和鸡蛋中也有较高的含量。

含有丰富B族维生素的食物可分为3类:一是含有丰富维生素B_1的食品,主要有全谷类食物以及豆类、瘦肉、肝脏、坚果等。二是含有丰富维生素B_2的食品,主要有肝脏、鸡蛋、牛奶、瘦肉等。三是含有维生素B_6、维生素B_{12}、维生素B_3、维生素B_5和维生素B_9的食品,主要有肝脏、肉类、牛奶、酵母、鱼、豆类、蛋黄、坚果、菠菜、奶酪等。其中,第2类和第3类食物大体相同,因此可把第1类作为一组,第 2 类和第 3 类合并为一组,补充 B 族维生素只需组合选择 2 组食物,基本上就能摄取所有的 B 族维生素。

3.产气鼓肠食物

有产气鼓肠作用的食物在肠道内发酵会产生气体,适量选择使用该类食物,借其产气鼓肠的作用,增进肠道蠕动,有利于肠道排便。常用的产气鼓肠通便食物有洋葱、生葱、生蒜、生萝卜、生黄瓜、芥蓝、芋头、红薯、土豆、山药等。

4.油脂滑肠食物

油脂能直接润肠通便,其分解产物又有刺激肠蠕动作用,因此可使大便通畅。此类食物目前多用植物油脂食物,如花生、芝麻、核桃、松子仁、花生油、芝麻油、菜籽油、豆油等。

第三节 运动指导

一、提肛运动

(一)提肛运动防治便秘的机制

西医学认为,有意识地进行提肛运动,能调节中枢与自主神经系统,锻炼肛间肌肉,减轻局部静脉压,消除淤血,改善肛门组织的血液循环,同时可使整个盆腔肌肉得到运动锻炼。中医学认为,肛门处于人体经络的督脉上,进行提肛运动,能提升阳气,排除浊气,清气得生,浊气得降,加强大肠传导功能。

因此,提肛运动既是一种最直接的运动疗法,也是一种积极主动、不拘时间、地点、环境、简便实用的防治便秘的养生保健方法。养生箴言即有“日撮谷道一百次,治病疗疾又延年”的说法。唐代养生家、医药学家孙思邈在《枕中方》中亦提倡“谷道宜常撮”。“谷道”即肛门,“撮”指肛门收缩上提之法,即提肛运动。

(二)提肛运动防治便秘的方法

提肛运动在蹲、坐、站、躺时均可进行,具体方法是吸气时稍微用力,提肛连同会阴一起上升,呼气时一齐放松,每节反复 10～20 次,每天 2～5 节。

1.下蹲式

下蹲式又称自然式。取下蹲即大便自然姿势,两脚拉开稍窄于肩宽,身体略前倾,两眼平视,两手放于大腿上,手心向上或手心向下,进行提肛运动。

2.坐姿式

取一只硬木方凳或硬木椅,坐在上面,忌整个屁股入座,尽量少占入座面积,坐在椅子边沿上,或坐椅子转角处,上身正直,两眼平视,含胸拔背,两脚拉开同肩宽,两手放于大腿上,手心向上或手心向下,进行提肛运动。

3.双立式

双立式又称站桩式。两脚分开站立,宽与肩等,上体正直,两眼平视,两手臂微屈,举手至胸前与地平行,手指微屈自然展开,掌指向前,掌心向下,成下按式,膝关节屈曲下沉(分高、中、低位不同姿势),进行提肛运动。

4.单立式

单立式又称鹤立式。上体正直,两眼平视,左膝微屈站稳,右膝屈膝提起,与上身成锐角,双手叉腰,同时进行提肛运动。再换右腿站立,左腿抬起,同时进行提肛运动。

5.屈膝式

仰卧床上,两眼看天花板,双膝稍屈,双手叠加置于腹部,肛门逐渐用力上提,进行提肛运动。

6.拱桥式

仰卧,两眼看天花板,屈肘,屈膝,以头、双肘、双足 5 点作支撑,用力将腰与骨盆拱起,进行提肛运动。

(三)提肛运动适应证与注意事项

1.适应证

提肛运动对于防治便秘、痔疮、脱肛、肛裂等病症有一定的作用,适用于各个年龄阶段的人群,尤其适用于中老年体弱、形瘦、肌肉无力的人。

2.注意事项

以上几种提肛运动的方法,需根据自身身体状况,由易到难地选择进行。刚开始进行提肛运动锻炼时,可以每天清晨锻炼 1 节,日间锻炼 2～3 节,临睡前锻炼 1 节,待大便通畅后,逐渐减少锻炼节次。便秘痊愈后或预防便秘,可每天锻炼 2～3 节。

二、慢跑或快走

慢跑或快走对调整内脏功能是一项有益的锻炼,跑步的节奏性运动使胃肠处于不定向的摆动,加上膈肌和腹肌有节奏的收缩等,对胃肠道形成一种良性的振荡和按摩,不但可锻炼肠道平滑肌使之张力增强,而且由于胃肠的摆动运动和重力作用,使食物残渣加速向低位移动,对肠壁产生良性刺激,使肠蠕动趋于活跃,蠕动加快,促进大便和肠道内气体排出体外,保持大便通畅。如果晨起跑步前喝一杯温开水、淡盐水或蜂蜜水,跑步时肠的振荡运动可使水分在肠道内来回冲洗,使粪便充分吸收水分而保证粪便柔软,又可润滑肠道,更有益于预防或治疗便秘。同时,慢跑可增进食欲和增加饭量,可避免因饮食过少而发生便秘。

慢跑或快走时呼吸加快、加深,肺活量加大,心跳加快等,不仅能改善呼吸、循环及神经系统功能,还能有效锻炼膈肌、腹肌、盆腔肌群等排便肌群,保持并增强这些排便肌群的张力及收缩力;同时能预防痔疮或肛裂等发生,有利于预防便秘。

锻炼要循序渐进、量力而行,锻炼过程中不要造成大量出汗,以微微汗出、保持有氧运动为原则。但鼓励持之以恒,坚持锻炼。预防便秘、保持大便通畅的最好方法是坚持体育锻炼,其中慢跑或快走则最简便易行。

三、瑜伽

每天坚持做5～10分钟瑜伽可收到预防便秘的效果,瑜伽可以使人心态平静,消除应激反应,锻炼身体各个部位肌肉,对刺激肠道蠕动也很有效,训练方法具体如下。

(1)坐在床上两腿并拢,双手向前伸抓住足尖,收小腹,身体向前压下,缓缓呼气,恢复原状时再缓缓吸气。在身体向腿部弯曲时,也采取腹式呼吸法,双手抓住足尖,双肘接触床,采取胸式呼吸法,这种动作反复做多次。

(2)双腿分开,双手两侧平伸,站立。下腰用右手触摸左足,双膝不得弯曲。双手的肘部不得弯曲,手臂伸开保持与地面垂直,双手指伸直。双腿叉开伸直,呈等腰三角形。左右手交替触摸相反的左右足,反复做多次。

(3)坐在床上,双腿交叉盘成莲花腿,双手放到膝盖上,调整呼吸后,一边缓缓吸气一边将上身向后倾斜,倾斜的过程中可用双肘在床上支撑身体。在做这个动作时双膝不能离开床。用双肘和头部支撑身体,背部和腰部不接触床,胸部挺起,下腭放松不用力,身体充分用力向后仰,视线背对床,双眼向水平看,屏住呼吸,头部、背部用力,双肘缓缓离开床,只用头部的力量来支撑身体,双手合十置于胸前。以这种姿势慢慢地呼吸4次,然后一边呼气一边用双肘支撑身体起来,恢复双腿交叉盘成莲花腿的姿势。

(4)面部向下趴在床上,双腿弯曲,双手抓住双脚,将足跟靠近臀部。双膝用力伸直,双足抬起,脸部随之抬起后,胸部也随之挺起。头部向后仰呈弯弓形状,重复做 2 次。头部向后仰,胸部扩展,腹肌放松伸展,双膝稍微用力伸展,全身呈弓状。

四、其他防治便秘的运动

(一)仰卧蹬车

仰卧在硬板床或地板上,两眼看天花板,上肢不动,两腿伸直,双腿上抬,模仿蹬自行车样动作,交替上蹬。频率大约为每秒蹬 1 次,每节共蹬 100～200 次,每天 1～2 节。进行蹬车运动时,动作要快而灵活,屈伸范围要尽量大。进行仰卧蹬车,通过扭摆骶椎,促使第 2、3、4 骶椎发出的副交感神经冲动刺激结肠,从而引起肠蠕动,因此有利便秘的防治。

(二)四步体操

1.腹式呼吸

随着默念"1、2、1、2",迅速而有节奏地鼓起和收紧腹部,按照每秒 2 次的频率进行,持续 30 秒钟,可增强腹部力量。

2.胸式呼吸

用鼻腔吸气至胸部完全挺起,屏气 5～10 秒后,由口腔呼气,同时全身放松,重复 3 次,可放松自主神经、消除排便紧张感。

3.提膝运动

双脚张开与肩同宽,左腿屈起约 90°,上半身挺直,保持小腹紧绷,正常呼吸,持续 10 秒,然后慢慢放松,恢复直立状态,左右腿交替重复 3 次,在饭后半小时后进行效果最佳,可增强腹部力量。

4.压腹按摩

用掌心和掌背交替按压腹部,给腹部施压,重复 5 次,以促进肠道蠕动。

第四节 特殊人群便秘的调养

一、儿童便秘

便秘常给孩子带来很大痛苦,儿童患便秘会影响食欲、精神、情绪、睡眠和学习,严重者甚至引起脱肛、肛裂等。因此,应积极预防儿童便秘。

(一)培养儿童良好的排便习惯

在儿童时期应培养良好的排便习惯,懂得正常排便有益于健康的道理。作为孩子的父母或其他家长,一定要耐心培养和训练孩子按时排便(除 1 岁以内的孩子进行排便训练有困难外),应把儿童按时排便看得像按时吃饭一样重要,建立定时排便习惯,会减少儿童便秘的发生。

(二)培养儿童良好的饮食习惯

要耐心向已懂事的孩子讲解为什么要吃蔬菜、水果等知识,鼓励孩子多吃新鲜蔬菜、水果、五谷杂粮,少吃油炸食品,少喝含糖饮料。合理安排好孩子的一日三餐,教育孩子不要挑食、偏食等。

(三)鼓励孩子多参加体育运动

多参加户外活动不但可增强体质,预防感冒等呼吸道疾病,而且可增强胃肠道功能,预防便秘。

(四)不滥用泻药

治疗儿童便秘主要应从饮食调理入手,以防滥用泻药造成儿童胃肠功能紊乱。

二、青少年便秘

(一)合理饮食

因为高蛋白、脂肪食物可使大便排泄缓慢,而蔬菜瓜果等则能软化大便,增加排便频率,故具体做法是除生长发育必备的蛋白质、脂肪外,尽量少进食高脂肪、高蛋白、煎炸、粗糙的食物,多喝水,多摄取蔬菜、瓜果等绿色食品,做到少食多餐,每次一般大约为成人的 1/3 或 1/4 的量。牛奶、蜂蜜、香蕉、核桃、花生、芝麻等对便秘有一定效果。

(二)适当运动

现在大部分的孩子懒于运动,习惯于端坐电视机或计算机前长时间一动不动,且旁边大堆零食伺候,这样一来胃肠蠕动较慢,也易于发生便秘,所以必须适当运动,如跑步、打球、爬山等,以不超过负荷为宜。

(三)养成排便规律

青少年便秘有时是因为上课或游戏时忍住不去卫生间,或者忘了大便,这样久而久之也会便秘。所以家长要告诉孩子有便意不应当忍,应及时排泄,同时,平时也要形成良好的排便习惯,有时即使没有便意,也可定时去卫生间蹲蹲。

(四)注意孩子的心理问题

孩子因为心理因素而引发便秘的现象也不罕见,所以家长也应重视孩子的心理健康,发现问题及时解决,多鼓励自己的孩子,关心孩子的心理成长。当然,如果以上种种方法仍不奏效或便秘伴腹泻、腹痛、消瘦、便血等症状,则应及时带孩子去看医师。

三、老年人便秘

便秘不仅给老年人带来许多痛苦,对于患有高血压、冠心病、脑动脉硬化等老年病的老年人,便秘甚至能危及生命。因此,积极和预防老年人便秘显得尤其重要,不容忽视。

(一)合理平衡饮食

饮食结构不合理或饮食不规律,在老年人中较常见。如食物过于精细而拒绝进食纤维素食物或摄入量不足都是诱发老年人便秘的危险因素,必须设法改掉不食或少食纤维素食物的习惯,即增加蔬菜、水果、五谷杂粮、豆类制品的摄入比例,以增加食物消化吸收后的余量,不仅能刺激肠道蠕动,还能保留部分水分,促进排便。老年人要养成多饮水的好习惯,每天最好喝 6~8 杯水,以保证机体有足够水分润肠软便,如有条件应多饮鲜果汁与蜂蜜水。另外,提倡老年人吃菜粥或药膳粥,既提供水分,又保证食物摄入;既具有滋补功效,又有润畅通便作用,如何首乌粥、核桃仁粥、黑芝麻粥、柏子仁粥、松子仁粥等。老年人尤应禁忌过食辛辣燥热的饮食,如辣椒、胡椒等,因为这些饮食成分易耗伤阴津水分,诱发便秘。

(二)养成定时排便的好习惯

老年人最好养成每天一次的排便习惯,应于每天晨起后,在室内稍做运动,空腹喝一杯凉开水或温开水,然后去厕所排便(不管有没有便意),以培养和保持排便的条件反射。老年人更不应抑制便意,应该做到一有便意就去如厕。

(三)适度锻炼

老年人应积极参加各种社会活动,并参加适度的体育锻炼。久坐少动、喜静善卧是老年人的不良习惯,也是老年人体力逐渐下降、引起排便困难的重要因素之一。坚持一定量户外活动和体育锻炼,如慢跑、散步、打太极拳等,不仅能增强体质,保持体力和精力,而且可以增加食欲,使肠蠕动功能提高,使腹壁肌肉、膈肌、盆腔肌肉、肛提肌等排便肌群肌力增加,可以有效预防便秘发生。

(四)保持精神愉快,心情舒畅

老年人神经系统功能减退,加之社会活动减少,精神心理方面障碍、情志抑郁焦虑等较为多见。老年人应学会克服焦虑与抑郁等不良情绪,保持愉快、豁达的心理境界,对预防老年便秘亦十分重要。

(五)不滥用泻药

由于对便秘认识不正确,有些老年人经常依赖泻药帮助大便,结果造成依赖性而加剧病情,故必须在医师指导下正确合理地使用泻药。

四、妊娠后期便秘

妊娠后期如果发生便秘,会给女性带来很大痛苦。因此便秘的预防对妊娠后期女性来说是不可忽视的。

(1)注意妊娠期保健,定期到医院检查,发现胎位不正时及时纠正。因为胎位不正易造成下腔静脉受压,静脉回流受阻,直肠下段及肛管静脉淤血、扩张、弯曲而发生痔疮。一旦发生痔疮,则更易引起便秘。患痔疮者,每天便后用温水熏洗、坐浴,以改善肛门局部血液循环。

(2)注意饮食调理,不要只顾营养丰富而饮食过于精细。应多吃些绿叶新鲜蔬菜和水果,以保证食物中的膳食纤维,增加肠道中水分,并适当吃蜂蜜、黑芝麻、核桃仁等食物,以润肠通便,预防便秘。

(3)尽量适当活动,比如做些家务活,散步等,有助于促进胃肠运动,预防便秘。避免久站、久坐、久卧,以防胃肠蠕动减慢,发生功能性便秘。

(4)注意精神调养,避免精神刺激。特别是妊娠后期女性产生面临分娩的心理压力、精神紧张等,也会成为发生便秘的因素之一。同时要避免各种精神刺激,有益于预防便秘。

(5)孕妇因为缺钙,故补充钙剂时容易出现大便干燥导致便秘。这与钙剂造成收敛作用有关,建议口服钙剂时多饮水和多进食膳食纤维。

五、更年期综合征便秘

在人的一生中,男性为 50～60 岁,女性为 45～55 岁,即绝经前后 2～3 年,这一阶段为更年期,容易引发便秘。更年期综合征便秘应注意以下几点。

(一)坚持餐前饮水

平时日常生活中适量多饮水,可每天晨间空腹喝淡盐水或蜂蜜水、果汁、蔬菜汁等饮料。

(二)加强体育锻炼

人到更年期或更年前期,要定期进行妇科检查,注意外阴部清洁,经常进行体育锻炼,以增强体质。如散步、慢跑、骑自行车、练气功、打太极拳、做保健体操、腹部按摩、腹肌锻炼或跳中老年迪斯科舞等体育活动,不仅能增强体质,锻炼身体,还能增强胃肠蠕动,有利于预防便秘。

(三)保持健康心态

更年期或更年前期,精神心理容易发生变化,出现诸如烦躁、失眠、健忘、多愁善感或喜怒无常等,要善于自我调节和自我控制。尽量回避不良精神刺激,以免由于精神紧张、焦虑烦恼等引起交感神经兴奋,抑制肠胃运动而发生便秘。

(四)适当控制饮食

多吃蔬菜、水果和瘦猪肉、排骨、鱼虾、豆制品、奶制品、海带等,少吃动物内脏和猪大肠、猪肝等。当然最大的保养重点仍以平衡女性激素为主。不吃辣椒、胡椒,饮浓咖啡、浓茶、白酒等辛辣刺激性食物及酒水饮料,戒掉烟酒、咖啡及含咖啡因的食品。

(五)选择合适食疗

绿豆粥、天花粉粥、三仁粥、黄芪粥等,对防治更年期综合征便秘有一定益处。

第五章
便秘相关疾病的研究进展

第一节 肿　瘤

　　长期便秘可能导致大肠肿瘤,产生便秘的原因之一就是偏食或进食蔬菜过少,食物中纤维素过少。膳食纤维存在于蔬菜、水果、谷物等食物中,主要分为不可溶性纤维(如木质素、纤维素、半纤维素等)和可溶性纤维(包括果胶、树胶和胶浆等),对大肠黏膜有一定保护作用。研究证实,膳食纤维的摄入和大肠肿瘤的发病呈负相关,且对左半结肠保护作用最大,对直肠保护作用最小,且与膳食纤维的来源无关。

　　大肠肿瘤(尤其是结直肠癌)在以高动物蛋白、高脂肪为主的欧美国家发病率较高,其原因可能与高蛋白质、高脂饮食有关。肠道内一部分尚未消化的脂肪、蛋白质在肠道厌氧菌作用下,可产生胺类如亚硝胺、酚类、氨类、偶氮苯等化学致肿瘤物质,还产生吲哚、甲基吲哚、硫化氢等毒性产物。高脂饮食不但可刺激胆汁分泌增加,而且可促进肠道内一些厌氧菌的生长,胆醇和胆盐经厌氧菌分解形成不饱和胆固醇,如脱氧胆酸和石胆酸在肠道内均有增加,而这 2 种物质均是致肿瘤物质或辅肿瘤物质,因此可导致大肠肿瘤的发生。同时由于少渣饮食,食物中缺乏纤维素,肠道运动减慢,人体不能及时将这些致肿瘤物质或有害物质不断随粪便排出体外,而使粪便在肠道中停留时间延长,使粪便中的这些致肿瘤物质与肠道黏膜的接触时间延长,增加了导致肿瘤的可能性。

一、病因与病机

(一)中医病因与病机

　　中医学对大肠肿瘤的病因认识可简单概括为虚、痰、瘀、毒四端,而且四者之间往往相互夹杂,相兼为患,临床症状复杂多变。痰凝血瘀,毒蕴正亏是其根本病机,至于六淫、七情、饮食所伤等均是直接或间接促成肿瘤的因素。

1.六淫外袭

肿瘤的发生与六淫邪气侵袭有关,六淫是风、寒、暑、湿、燥、火 6 种外感病邪的统称。凡是人体被外邪所侵,都能影响脏腑功能,阻碍气血运行,导致气滞血瘀,痰湿凝聚,积久而成为肿瘤。外邪导致疾病的发生,与季节气候、居处环境均有关系,能够从口鼻或肌肤途径入侵机体,可单独或合并其他因素共同致病。如《灵枢·九针论》说:"四时八风之客于经络之中,为瘤病者也。"指出外邪"八风"停留于经络之中,使瘀血、痰饮、浊气积于体表而成瘤病。六淫邪气侵及人体,客于经络,扰及气血,使阴阳失调,气血逆乱,日久成积,变生肿块,或为息肉,或为恶核,或为疽、瘤等坚硬如石,积久不消则成肿瘤。如《诸病源候论》云:"积聚者,阴阳不和,脏腑虚弱,受于风寒,搏于脏腑之气所为也。"《医宗必读·积聚》也说:"积之成也,正气不足,后邪气踞之。"其明确指出外因(邪气)是通过内因(正虚)而致癌的。《景岳全书》中也认为外感六淫为四时不正之气,侵袭人体,积久则成病,书中谓"风寒外感之邪,亦能成积",但又云:"不止饮食之滞,非寒未必成积,而风寒之邪,非食未必成形,故必以食遇寒,以寒遇食……而积斯成矣"。此说明外感寒邪与内伤饮食相互搏结而成积病。其他如积聚、翻花疮、咽喉菌、息贲等疾病的发生均与外感因素有密切关系。现代医学所谓的化学的、物理的以及病毒等致癌因素,不外乎古人用六淫邪气或毒邪等所概括的外来致癌物质。

2.情志内伤

中医学很早就认识到精神因素与包括大肠肿瘤在内的恶性肿瘤的发生发展关系,并很重视精神刺激所引起的心理冲突与疾病发生的关系。七情内伤是指喜、怒、忧、思、悲、恐、惊 7 种情志的变化异常,致使人体气机升降失常,脏腑功能紊乱,与肿瘤的发生、发展、转归及预后等存在着密切的因果关系。早在《黄帝内经》中就非常强调情志致病,认识也较为深刻。如《素问·通评虚实论》就对噎膈的发病有所认识:"隔塞闭绝,上下不通,则暴忧之病也。"《丹溪心法》云:"气血冲和,万病不生,一生怫郁,诸病生焉,故人身诸病多生于郁。"情志抑郁,肝气不舒,脉络受阻,血行不畅,气滞血瘀,脏腑失和,日积月累而成积聚等病。所以,以气滞为先导,渐致血瘀、痰凝、湿聚等相兼为患,就成为肿瘤发生发展的关键。

3.饮食水土失宜

饮食不节是导致疾病发生或发展的重要原因之一,故《素问·痹论》云:"饮食自倍,肠胃乃伤。"酒食不节,饥饱失常,损伤脾胃,脾失健运,不能输布水谷精微,湿浊凝聚成痰,痰阻气机,血行不畅,脉络壅滞,痰浊与气血相搏结,乃成肿瘤。这一点在大肠肿瘤等消化系统疾病的发病过程中尤其重要。凡酒食过度，恣食辛辣，过食生冷油腻或不洁饮食，酒食助湿生热，酿成痰湿，阻滞气机，使气、血、痰三者互结于肠道，即酿成大肠肿瘤。故《临证指南医案》在谈论消化道肿瘤时，云其病因为"酒湿厚味，酿痰阻气。"《医门法律》亦云："过饮，多成膈证，人皆知之。"除大肠肿瘤以外，噎膈、反胃、舌菌、茧唇、瘿瘤等疾病的发生均与饮食水土失宜有密切关系。

4. 痰浊凝聚

多种疾病的发生发展均与痰邪的凝结和阻滞有关，肿瘤类疾病的发生更是如此。痰既是病理产物，又是致病因素，不仅指有形可见的痰液，还包括瘰疬、痰核和停滞在脏腑经络组织中未被排出的痰液，称之为"无形之痰"。由于情志所伤，肝郁化火，火热煎灼津液为痰，而致痰火交结，故"忧郁气结而生痰"。痰还可凝结在经络筋骨而致瘰疬、痰核或阴疽流注。因湿浊凝聚成痰，痰阻气机，血行不畅，脉络重滞，痰浊与气血相搏结，乃成本病。亦有风寒侵袭，复因饮食所伤，脾失健运，湿浊不化，凝聚成痰，风寒痰食诸邪与气血互结，壅塞经络，渐成本病。中医学对痰凝肌腠，结于身体各处大小不等的颗粒肿块多有记述。

5. 瘀血阻滞

中医学理论认为，气血以循环运行不息为常。若气血关系失调，气郁不舒，血行不畅，导致气滞血瘀。郁结日久，必成癥瘕积聚。如《灵枢·水胀》："石瘕生于胞……气不得通，恶血当泻不泻，衃以留止，日以益大，状如怀子。"历代医家认为，实体性肿瘤是由气滞不畅，血瘀不行，凝滞不散，瘀血日久，可成块、成瘤。《灵枢·百病始生》，"若内伤于忧怒，则气上逆，气上逆，则六输不通，湿气不行，凝血蕴里而不散，津液涩渗，着而不去，而积皆成矣。"积聚是由气郁痰瘀凝结，久则气血壅滞更甚。如《景岳全书》说："或以血气结聚，不可解散，其毒如蛊。"故在治疗上，常于诸药中配伍应用理气活血之品。凡是肿瘤形见肿块，伴有疼痛，多因气滞血瘀所致，故参合调理气机、活血化瘀的方法，是治疗肿瘤不可忽略的主要法则之一。在肿瘤的发展过程中，血瘀证随着病情加重而逐步明显，除原有血瘀外，肿瘤患者久病气虚，气虚亦可以引起血瘀，使肿瘤包块日渐增大，肿瘤患者接受放疗、化疗，或者长期予以大剂苦寒攻乏中药，都可以造成气虚。此外，中医还有"阳虚必血滞""气寒则血凝"的理论认识，无论是气机的阻滞、阳气的亏虚或是寒邪的侵袭，均能导致瘀血的形成，促使肿瘤的发生或使患者的病情进一步加剧。

6.热毒内蕴

火热为阳邪,易耗气伤阴动血,又易致肿疡。火热可入于血分耳滞于局部,腐蚀血肉,发为痈肿疮疡。外受毒邪入侵,日久均化热化火,变为热毒。内伤七情,亦能过极而化火,蕴结于脏腑经络,则为邪热火毒。毒蕴日久,必发为肿瘤、痈疽等。故《灵枢·痈疽》云:"大热不止,热胜则肉腐……故名曰痈。"《灵枢·痈疽》又云:"热气淳盛,下陷肌肉,筋髓枯,内连五脏,血气竭,当其痈下,筋骨良肉皆无余,故命曰疽。"肿瘤患者,每见邪毒郁热之证,病情日益加重,肿块可迅速增大或扩散,同时易受感染或形成溃疡,有人称之为"瘀毒内阻"。另外,中医理论认为,酒乃大辛大热之饮品,若过量饮用,则可直接灼伤胃肠,化热化火,热毒内蕴,又会伤津耗液。故《医门法律》云:"滚酒从喉而入,日将上脘烧灼,有热腐之象,而生气不存。窄隘有加,只能饮水而不能纳谷者有之。此所以多成膈证也。"随着放射疗法的广泛开展,也有人认为射线是一种"火热毒邪",可以灼伤脏腑,伤津耗液,导致疾病进一步加重。可见郁火夹痰血凝结于局部,气血痰浊壅阻经络脏腑,可结成肿瘤。临床上多见肿瘤患者呈热郁火毒之证,如邪热炽盛,呈实热证候,表示肿瘤正在进展,属于病进之象。也有因病久体虚,瘀毒内陷,病情由阳转阴,成为阴毒之邪,则形成阴疽恶疮,翻花溃烂,胬肉高突,渗流血水。

7.正气亏损

中医发病学认为,人体一切疾病的发生和发展。都可以从邪正两方面关系的变化来分析。肿瘤的发病及演变过程就是正邪双方斗争的过程。正邪之间的盛衰强弱,决定着疾病的进退变化。机体的正气在防止各种疾病的发生、发展过程中占据主导地位,如《外科医案汇编》云,"正虚则为岩"。正气亏损的原因,一是机体本身的正气不足,无力抗邪,二是邪气对机体的侵害,耗伤了正气。其实,在发病之初,虽然患者虚候未著,但已虚在其中。病至中晚期,则气血皆虚,渐显露恶病质之象。其他如年老体衰、房劳伤肾及药物的攻伐、手术的损伤等也可致正气亏损、抗病力减退。另外,正气亏损,无以外卫,则更易招致外邪的侵袭。正邪相互搏结,则发本病。如《诸病源候论》云:"积聚者由于阴阳不和,脏腑虚弱,受之于风邪,搏于脏腑之气所谓也。"

(二)西医病因与病机

1.饮食与环境

饮食因素在大肠癌发病中有重要作用。脂肪饮食可能通过改变大便中的胆酸浓度而引起大肠癌的发生。同时,高脂肪饮食者常摄入较多的肉类,而肉类在油煎和烧烤过程中可能产生致癌物杂环胺。脂肪饮食中高比例的 ω-6 多不饱和脂肪酸对大肠肿瘤的发生和发展也有促进作用,而蔬菜中的纤维素可使粪便从肠道排空加快,使致癌物质在肠道内的时间缩短。

2.遗传因素

从遗传学角度可将大肠肿瘤分为遗传性和非遗传性。大肠肿瘤患者的子女患大肠肿瘤的危险性比一般人群高 2～4 倍,10％～15％的大肠肿瘤发生在一级亲属(父母、兄弟、姐妹、子女)中。目前,已有 2 种遗传性易患大肠肿瘤的综合征被确定。一为家族性大肠腺瘤病,子女中发病率约 50％,患者 5～10 岁时大肠开始出现腺瘤,如不治疗癌变率高;二为遗传性非息肉性大肠肿瘤,一级亲属中发病率可高达 80％,占全部大肠肿瘤患者的 5％～6％。

3.大肠腺瘤

大肠腺瘤是最重要的结肠肿瘤前病变,80％以上的大肠肿瘤由大肠腺瘤演变而来,从腺瘤演变为大肠癌大约需要 5 年时间。根据腺瘤中绒毛状成分所占比例不同,可分为管状腺瘤、混合性腺瘤和绒毛状腺瘤。一般而言,越是体积大、形态不规则、绒毛含量高、上皮异性增生重的腺瘤癌变机会越大,其中绒毛状腺瘤的癌变率为 40％～50％。目前认为,大肠癌的发生是正常肠上皮→增生改变/微小腺瘤→早期腺瘤→中期腺瘤→后期腺瘤→原位癌→转移癌的演变过程。在这一演变过程的不同阶段所伴随的癌基因和抑癌基因的变化已经比较明确,癌基因和抑癌基因复合突变的累积过程被看成是大肠癌发生过程的分子生物学基础。基因的突变则是环境因素与遗传因素综合作用的结果。

4.大肠慢性炎症

慢性非特异性溃疡性结肠炎患者的大肠肿瘤发生率比正常人高 5～10 倍,且多见于幼年起病,病变范围广且病程长。血吸虫病、慢性细菌性痢疾、慢性阿米巴肠病以及克罗恩病患者发生大肠肿瘤的概率均比同龄人群高。这些慢性结肠炎症可能通过肉芽肿、炎性或假性息肉而发生癌变。

5.其他因素

胆囊切除术后患者大肠肿瘤发病率升高,可能与进入大肠的次级胆酸增加有关。患者在宫颈癌放疗后结肠肿瘤的发病率比正常人群高数倍,提示放射线损害可能是一种致病因素。亚硝胺类化合物以及原发性与获得性免疫缺陷症也可能与本病的发生有关。

二、临床表现

(一)消化系统症状

1.右半结肠癌

右半结肠癌多为髓样癌,肿瘤多为溃疡型或突向肠腔的菜花状癌,很少有环状狭窄。肿瘤一般体积较大,但由于右半结肠肠腔管径较大,且粪便多为液体状态,故较少引起梗阻,常常在肿瘤生长到较大体积时才出现相关症状。因此右半结肠癌症状往往较左侧出现更晚,这也是右半结肠癌确诊时,分期较晚的主要原因之一。但是由于肿瘤常溃破出血,继发感染,伴有毒素吸收,所造成的全身症状反而比左侧更明显。

(1)腹痛不适:约75%的患者有腹部不适或隐痛,初期为间歇性,疼痛部位并不固定,有时为痉挛样疼痛,后期转为持续性,常位于右下腹部,临床症状与慢性阑尾炎发作较为相似。如肿瘤位于结肠右曲处而粪便又较干结时,也可出现绞痛,此时应注意与慢性胆囊炎相鉴别。

(2)大便改变:病变早期粪便稀薄,有脓血,排便次数增多,这可能与肿瘤溃疡形成有关。随着肿瘤体积逐渐增大,影响粪便通过,可交替出现腹泻与便秘。髓样癌质地松软易溃烂出血,但出血量小的时候,血液随着结肠的蠕动与粪便充分混合,肉眼观大便颜色正常,但粪便隐血试验常为阳性。出血量较大的时候,也可以表现为血与粪便混合呈暗红或赤褐色便。

(3)腹部肿块:就半数以上患者可发现腹部肿块,往往位于右下腹,体检所扪及的这种肿块可能是肿瘤本身,也可能是肠外浸润和粘连所形成的团块。前者形态较规则,轮廓清楚;后者由于腹腔内转移粘连,因此肿块形态不甚规则。腹部肿块一般质地较硬,一旦继发感染时移动受限,且有压痛。时隐时现的腹部肿块常常提示存在肠道不完全梗阻。

(4)贫血:约30%的患者因肿瘤破溃持续出血而出现贫血,较长时间的慢性失血可引起贫血,产生低色素小细胞性贫血。升结肠癌以贫血为首发症状者可占15%,故对贫血原因不明的人要警惕结肠癌的可能。

(5)其他症状:部分患者还可伴有食欲缺乏、饱胀嗳气、恶心、呕吐,同时由于缺铁性贫血可表现为疲劳、乏力、气短等症状。随着病情逐渐发展,出现进行性消瘦、发热等全身恶病质现象。

2.左半结肠癌

左半结肠癌多数为浸润型,常引起环状狭窄。左侧结肠肠腔管径较细,不如右侧宽大,较窄且有弯曲,而且在该处粪便已基本形成固体状态,水分也被吸收从而使粪便变得干硬,所以更容易引起完全或不完全性肠梗阻。肠梗阻部位常发生于乙状结肠和直肠-乙状结肠交接部位,临床上可以导致大便习惯改变,出现便秘、腹泻、腹痛、腹部痉挛、腹胀等。由于带有新鲜出血的大便更容易引起患者警觉,因此病期的确诊常早于右半结肠癌。此外左半结肠癌体积往往较小,又少有毒素吸收,故不易扪及肿块,也罕见贫血、消瘦、恶病质等现象。

(1)腹痛腹胀:左侧结肠癌较突出的临床表现为急、慢性肠梗阻,主要表现为腹痛、腹胀、肠鸣和便秘,而呕吐较轻或缺如。腹胀是慢性肠梗阻的突出症状,随着梗阻进展,腹胀逐渐加剧。不完全性肠梗阻有时持续数月才转变成完全性肠梗阻。

腹痛多为持续性隐痛,伴阵发性绞痛,腹痛多出现在饭后,且常伴有排便习惯的改变。一旦发生完全性肠梗阻,则腹痛加剧,并可出现恶心、呕吐。患者以急性肠梗阻为首发症状就诊的现象并不少见,结肠发生完全性梗阻时,如果回盲瓣仍能防止结肠内容物的逆流,形成闭袢式肠梗阻,梗阻近侧结肠可出现高度膨胀,甚至可以出现穿孔。一旦出现肠壁坏死和穿孔则可并发弥漫性腹膜炎,出现腹膜刺激征。

(2)排便困难:半数患者有此症状,早期可出现便秘与排便次数增多、相互交替,此时常易误诊为单纯性便秘或肠功能紊乱。随着病程的进展,排便习惯改变更为明显,逐渐出现进展性便秘和顽固性便秘,亦可伴有排气受阻,这与肿瘤的体积增大导致的肠道梗阻密切相关。如肿瘤位置较低,还有排便不畅和里急后重的感觉。

粪便带血或黏液肿瘤溃破可引起产生出血和黏液,由于左半结肠中的粪便渐趋成形,血液和黏液不与粪便相混,约25%患者的粪便中肉眼观察可见鲜血和黏液,有时甚至便鲜血。

3.直肠癌

直肠癌往往呈环状生长,易导致肠腔缩窄,因此早期表现为粪柱变形、变细,晚期则表现为不完全性肠梗阻。直肠癌由于肿瘤部位较低,而在此处的粪块较硬,肿瘤较易受粪块摩擦而引起出血,也经常被误诊为"痔"出血。由于病灶刺激和肿块溃疡的继发性感染,可以不断引起排便反射,也易被误诊为"肠炎"或"菌痢",临床上需要提高警惕,进行鉴别诊断。

(1)便血:大便带血往往是直肠癌最早出现的唯一症状,多为鲜红色或暗红色,不与成形粪便混合或附着于粪便表面。随着瘤体增大、糜烂,出血量增多并变成黏液脓血便,但少有大量出血者。

（2）排便习惯改变：主要表现为大便变细、变扁或有沟槽。排便次数增多,尤其是早晨。随着疾病进展,排便不尽感明显,可伴有肛门坠胀、里急后重等。

（3）疼痛：早期并无疼痛,随着病变浸润周围,可以出现不适,产生钝痛,晚期肿瘤侵及骶前神经丛时可出现骶部持续性剧痛并可放射到腰部和股部。低位直肠癌累及肛门括约肌亦可引起排便时剧痛。

（4）其他症状：直肠癌若累及膀胱、阴道、前列腺,则可出现尿痛、尿急、尿频、血尿及排尿不畅。如病灶穿透膀胱,患者排尿时可有气体逸出,尿液中带有粪汁。肿瘤穿通阴道壁而形成直肠-阴道瘘时,阴道内可有血性分泌物及粪渣排出。

（二）血液系统

大肠肿瘤所产生的血液丢失在临床上表现不一,左半结肠往往出现便血,而右半结肠经常表现为无症状的贫血,有时只能从粪便隐血试验中发现端倪。大肠肿瘤造成的贫血往往是缺铁性的,即可出现典型的小细胞低色素性贫血。大肠肿瘤所致贫血的临床表现和普通缺铁性贫血一样,一般有疲乏、烦躁、心悸、气短、眩晕、全身不适,也可以造成一些已有的疾病,如缺血性心脏病的恶化。严重贫血时除了可以出现面色苍白、结膜苍白等贫血貌外,还可以有皮肤干燥皱缩,毛发干枯易脱落,甚至呈匙状甲。因此临床上遇见缺铁性贫血时,不能单纯认为是铁摄入不足,必须警惕有无肠道丢失铁的情况存在。值得注意的是,即使患者已经在上消化道发现了可以解释贫血的病变,也应当进行下消化道检查,因为上下消化道均出现病变的情况并不少见。

（三）泌尿系统

泌尿系统的症状主要出现在疾病的晚期。由于解剖部位的相邻,更容易出现在直肠癌患者身上。肿瘤在累及泌尿系统如膀胱、前列腺时,可以造成反复的尿路感染和尿路刺激症状,临床上可以出现气尿症或粪尿症,肿瘤或转移的淋巴结压迫还可以造成肾积水。

（四）全身症状

大部分肿瘤患者都可以出现体重减轻、营养不良的表现,尤其常见于疾病晚期。造成这些症状的原因是多因素的,不仅仅是营养摄取不足,肿瘤消耗过度,也可能是由于某些特殊因子（肿瘤的炎症细胞分泌的细胞因子）的作用。

三、治疗

(一)中医辨证论治

1.脾虚痰湿

(1)表现:腹胀纳呆,肠鸣窜痛,倦怠乏力,面色少华或萎黄,或胸闷呕恶,大便溏薄,舌质淡暗,苔白厚,脉濡滑。

(2)病机:脾胃居于中州,通过经脉相互络属而构成表里关系。胃主受纳,脾主运化,两者之间的关系是"脾为胃行其津液",共同完成饮食物的消化吸收及其精微的输布。为气血生化之源,从而滋养全身,故称脾胃为"后天之本"。若素体脾胃虚弱,或当肿瘤发生发展后可进一步耗伤脾胃之气,生化乏源,健运失司,痰湿内生。痰湿形成便作为新的致病因素,导致脏腑功能失调继而引起各种复杂的病理变化。

(3)治法:健脾益气,燥湿化痰。

(4)方药:二陈汤合参苓白术散加减。陈皮 12 g,半夏 12 g,党参 15 g,茯苓 15 g,炒白术 30 g,炙甘草 6 g,山药 20 g,白扁豆 12 g,薏苡仁 30 g,桔梗 12 g,砂仁 6 g,莲子 10 g。

(5)临证备要:可根据患者临床症状不同适当加减治疗。血虚者,加当归 9 g,炒白芍 12 g;畏寒肢冷者,加补骨脂 12 g,胡芦巴 15 g;腹胀者,加乌药 9 g。

2.痰热蕴毒

(1)表现:腹部刺痛阵作,烦热口渴,下利赤白或泻下脓血,血色紫暗,伴有里急后重或肛门灼热,舌质红或暗或有瘀斑,苔黄腻,脉弦数。

(2)病机:中医学有"百病多由痰作祟"及"怪病多痰"之说,痰湿是大肠肿瘤的重要致病因素之一。《丹溪心法》谓:"痰之为物,随气升降,无处不到。"凡人身上下有块者皆为痰,故前人认为痰、湿与肿瘤的发生有着内在联系。痰湿是机体水液代谢障碍形成的病理产物,痰湿蕴久则生热、生毒,积聚日久,则成微积。

(3)治法:清热化痰,解毒散结。

(4)方药:槐花地榆汤合白头翁汤加减。炒槐花 15 g,地榆 12 g,黄芩 15 g,黄柏 15 g,炒白术 30 g,当归 15 g,白头翁 15 g,黄连 10 g,秦皮 6 g。

(5)临证备要:可根据患者临床症状不同适当加减治疗。大便带血者,加血余炭、地榆炭、槐花炭各 15 g,三七粉 3 g;热结便秘者,加大黄 10 g,枳实、厚朴各 10 g;腹泻明显者,加马齿苋、白头翁各 30 g;腹部胀痛者加木香、陈皮各 10 g,延胡索15 g,赤白芍各 15 g;腹部肿块者,加夏枯草 30 g,海藻、昆布各 15 g,三棱、莪术各 10 g。

3.瘀毒蕴结

(1)表现:腹胀腹痛,腹部包块,下利脓血,色紫,里急后重,肛门下坠,烦热口渴,舌质紫暗或有瘀斑,苔黄,脉涩而细数。

(2)病机。王清任在《医林改错》中说:"肚腹结块,必有形之血。"《圣济总录》描述:"气血流行不失其常,则形体和平……及都结壅塞,则乘虚投隙,瘤所以生。"说明前人认为腹内有形的包块肿物多由血瘀、毒结所致。瘀毒在大肠肿瘤发病中有重要作用。瘀血停滞,不能正常行于脉管;血随气行,血的凝结阻滞多伴气滞,气血凝滞不散;毒滞难化,积聚不去,久而久之渐成肿核或癥瘕结块。

(3)治法:清热散结,化瘀解毒。

(4)方药:膈下逐瘀汤加减。当归尾 12 g,红花 10 g,桃仁 10 g,赤芍 10 g 川芎 10 g,炮甲珠 15 g,生地 20 g,丹参 30 g,薏苡仁 30 g,半枝莲 30 g,藤梨根 30 g,败酱草 30 g。

(5)临证备要:可根据患者临床症状不同适当加减治疗。腹硬痛者,加川棟子、丹参各 15 g;里急后重者,加广木香 10 g,藤梨根 30 g;腹内结块而体实者,加三棱、莪术各 15 g;大便秘结属体虚者,加火麻仁、郁李仁、柏子仁各 15 g;体实便秘者,加生大黄 10 g,枳实 15 g。

4.气血两亏

(1)表现:形体瘦削,面色苍白,气短乏力,食欲缺乏食少,四肢浮肿,腹部胀满,时有便溏,或脱肛下坠,舌质淡,苔薄白,脉细弱无力。

(2)病机:气血分布全身各处,供养人体新陈代谢,是人生命活动的物质基础。气血有着极其密切的关系,气能生血,血能载气,两者相互依存,互相为用,气虚往往会导致血虚,血虚也会导致气虚。肿瘤是一种全身性疾病的局部表现,它与机体的强弱,气血的盛衰有着极其密切的关系,尤其肿瘤到了中晚期或通过手术、放化疗后造成机体严重消耗,正气不足,气血虚弱更加彰显。

(3)治法:益气养血。

(4)方药:八珍汤加减。太子参 30 g,当归 15 g,白芍 10 g,熟地 15 g,丹参 10 g,白术 10 g,茯苓 10 g,升麻 5 g,生黄芪 30 g,炙甘草 6 g。

(5)临证备要:可根据患者临床症状不同适当加减治疗。心悸失眠者,加炒枣仁、柏子仁、远志各 10 g;脱肛下坠、大便频繁者,加柴胡、诃子各 10 g;大便带血者,加艾叶、三七、白及各 10 g。

5.脾肾阳虚

(1)表现:面色萎黄,腰酸膝软,畏寒肢冷,腹痛绵绵,喜按喜温,五更泄泻,或便溏、便黏液,食欲缺乏,舌淡,舌体有齿痕,苔薄白,脉沉细弱。

(2)病机:脾胃为气血生化之源,为"后天之本",脾胃虚弱,水湿运化失常,痰浊、瘀血内停;肾主一身之阳气,肾气亏虚,则气化不行,水湿泛滥。日久则痰湿、瘀血、热毒内停大肠,互相胶结,聚而成形。若久病,或经手术、放疗、化疗等治疗后,正气更虚,致脾肾阳虚,正虚则不足以祛邪,晚期大肠肿瘤多以虚实夹杂为主。

(3)治法:温补脾肾,祛湿散寒。

(4)方药:四君子汤合四神丸加减。党参 30 g,茯苓 30 g,炒白术 30 g,炙甘草 6 g,补骨脂 15 g,吴茱萸 4 g,肉豆蔻 8 g,五味子 8 g。

(5)临证备要:可根据患者临床症状不同适当加减治疗。肾阳虚明显者,加淫羊藿、巴戟天、肉桂各 10 g;便血量多者,加白及 10 g,艾叶 15 g;大便溏者,加诃子 15 g,罂粟壳 15 g;腹水尿少者,加大腹皮、茯苓皮、猪苓各 30 g。

(二)西医治疗

1.手术治疗

目前,手术治疗仍是大肠癌最有效的治疗手段。手术治疗的原则为尽可能根治尽量保护盆腔自主神经,保存患者的性功能、排尿功能和排便功能;尽量保肛,提高患者生存质量。根据大肠肿瘤瘤发病部位的不同,传统手术方式主要包括右半结肠切除术、横结肠切除术、左半结肠切除术、乙状结肠癌的根治切除术、Miles 手术、Dixon 手术、Hartmann 手术等。

腹腔镜在大肠癌治疗中的应用也取得了较大进展,其具有肠道功能恢复早,伤口疼痛少,住院时间短等优点。目前在腹腔镜辅助下已能进行所有大肠癌手术,包括淋巴结清扫、全结肠切除等,不足之处是此项技术尚处于早期开展阶段,标准术式尚未建立,对适应证的掌握和手术技巧的要求比较严格,而且还要另做切口取出标本。

对部分晚期没有根治可能的恶性肿瘤患者,姑息性的手术可以在一定程度上改善临床症状,减轻患者的痛苦。如恶性肿瘤肠梗阻患者,通常采取肠造口术或支架术的姑息性手术。

大肠癌的治疗仍以外科治疗为主,术后总的 5 年生存率在 50% 左右。病变限于黏膜下层,根治术后 5 年生存率可以达到 90%,如果有淋巴结转移,则在 30% 以下。所以,对大肠癌的治疗除了争取早期诊断外,改进手术方法,加用放化疗等综合治疗以提高手术切除率、减少复发和延长生存期是大肠癌治疗的主要研究方向。

2.化疗

(1)新辅助化疗:新辅助化疗是指在恶性肿瘤局部治疗前给予的化疗,又称诱导化疗。新辅助化疗具有以下意义。①减小肿瘤负荷,降低原发肿瘤分期,增加根治性切除手术的可能。②防止或延缓转移,减少术后局部复发。③灭活肿瘤,减少术中瘤细胞脱落。医源性种植转移也是术后复发的原因之一,术前化疗使这些游离的癌细胞受到杀伤,抑制其生物学活性,使其不易转移种植。

(2)术中化疗:大肠癌术中化疗的原理是手术时患者免疫功能处于抑制状态,残留的或脱落的肿瘤细胞易进入快速增殖状态,这时肿瘤细胞对化疗药物敏感,是控制肿瘤转移和腹腔播散的最佳时机。术中化疗的方式有术中静脉滴注化疗药物、经肠系膜下静脉注射化疗药、腹腔及肠腔内灌注 5-氟尿嘧啶等,主要目的在于可以消除腹腔内存在的种植灶及预防手术操作引起腹腔种植。

(3)术后化疗:术后化疗即通常所称的辅助化疗,其对于Ⅱ～Ⅲ期大肠癌患者提高术后生存率、延长生存期的作用已经得到证实。长期以来,大肠肿瘤的化疗以 5-氟尿嘧啶为基础,近年来奥沙利铂和伊立替康等新药和新方案的出现使化疗疗效显著提高。大肠癌根治术后,根据术后病理分期、淋巴结转移情况等,决定是否行术后辅助化疗。

另外,辅助化疗也是晚期不能手术,手术后复发转移或姑息性手术后大肠肿瘤患者的主要治疗方法,能明显提高患者生存率,提高患者生活质量。

(4)腹腔化疗:腹腔种植转移是大肠肿瘤转移中比较常见的一种方式。大肠肿瘤术后复发常见于腹腔,原因是癌细胞在腹膜内的有效种植率要比在血管或淋巴管内高,防治腹腔内复发转移对改善大肠肿瘤患者的预后极其重要。与传统的化疗相比,腹腔内给药既提高了腹腔内抗癌药的浓度,又延长了作用时间,同时由于腹腔内给药主要经门静脉系统吸收,对于门静脉转移入肝的癌栓和癌细胞亦起到更强的杀灭作用,并可减少全身化疗的毒副作用。腹腔化疗多与全身辅助化疗相结合。

3.放疗

放疗在结肠癌的治疗中很少应用,因为结肠癌放疗时受到对放射敏感的小肠、肝、肾等器官的影响。放疗在直肠癌的治疗中应用较多,尤其是中低位直肠癌。放疗在直肠癌综合治疗中的目标是提高肿瘤局部控制率,增加保肛的概率和肛门功能,改善患者生活质量。

(1)术前放疗:在直肠肿瘤术前放疗剂量较高时确可提高生存率,术前放疗的作用有以下几点。①术前放疗可缩小肿瘤体积,降低肿瘤的分期,提高手术切除率,最终提高患者的生存率。②术前放疗为低位直肠肿瘤创造保肛手术治疗机会,对提高患者的生存质量具有重要的实际意义。③降低淋巴结转移率。④降低局部复发率。

(2)术中放疗:直肠癌术中放疗是手术中在直视下进行放疗,其最大优点是提高对肿瘤组织的照射剂量,使癌灶靶区接受有效的杀伤作用,同时可将正常组织推移到治疗区以外,从而减少正常组织的不必要照射。直肠肿瘤术中放疗与常规放疗及外科手术互相配合,可提高直肠肿瘤的局部控制率,改善患者的生存质量。术中放疗的主要适应证包括手术未能切除的肿瘤,手术后有残存病灶,高危险复发区域等。

(3)术后放疗:直肠肿瘤术后辅助放疗可提高局部控制率,有效降低局部复发率。对于直肠癌术后证实肿瘤穿透肠壁.周围淋巴结转移、有相邻脏器受累以及术后有残留病灶者,均应采取术后放疗。通常术后放疗可使 C 期患者的术后局部复发率从 40% 降至 10% 左右,使 B 期(肿瘤侵至浆膜外或直肠周围组织)复发率从 30% 降为 5%。

(4)"三明治"式放疗:直肠癌"三明治"式放疗即术前放疗-手术-术后放疗的综合治疗方法,也称为"夹心"放疗。采取"三明治"放疗,既发挥了术前放疗和术后放疗的优点,也克服了其中的部分缺点,对提高放疗疗效具有实际意义。

(5)单纯放疗:适应证具体如下。①对于早期直肠癌,单纯放疗可取得与根治性切除术同样的疗效。②对于肿瘤局限,原发肿瘤虽能切除,但由于高龄、内科情况而不能手术的患者,采取放疗可起到姑息性治疗作用。③对于局部晚期肿瘤,由于肿瘤外侵明显而不能手术的患者,经单纯放疗可缓解症状,延缓病程。

(6)近距离放疗:直肠腔内近距离放疗适用于表浅、范围小、可活动的高分化或中分化早期低位直肠癌,可提高病灶照射剂量,减轻周围正常组织损伤。尤其对于仅侵犯黏膜或黏膜下层的高分化直肠癌。单纯应用直肠腔内近距离放疗即可达到根治的效果,并保全肛门。

第二节 糖 尿 病

糖尿病便秘是糖尿病患者中常见的消化道症状之一,约 2/3 的糖尿病患者有便秘史,糖尿病并发广泛神经病变患者便秘发生率约 90%,主要因结肠动力障碍所致,有的患者表现为结肠扩张,甚至肠梗阻。

一、病因与病机

(一)中医病因与病机

《诸病源候论》云:"渴利之家,大便亦难",指出了糖尿病患者可以并发便秘。《续名医类案》中记载用"蜜导"外治法治疗消渴患者便秘,云患者"小便极多,夜尤甚,大便秘结,必用蜜导日数次"。糖尿病便秘的基础病因与糖尿病相关,归纳其病因与病机有以下五方面。

1.胃强脾弱

糖尿病患者"房劳过度,饮食失节,或恣饮酒浆,过食辛热,饮食之火起于脾胃",胃热气盛,脾阴不足,脾主不能为胃行其津液而肠道失润,故溲多便干,饮食正常或偏多。

2.阴虚肠燥

消渴病久,阴虚为本,燥热为标,阴血亏虚,肠道干涩,故便秘。

3.脾虚气弱

消渴病久,脾胃气虚,运化失职,大肠传导无力,故便秘。

4.肝郁脾虚

消渴病久,情志不和,肝气郁结,横逆犯胃乘脾,致肠胃气机郁滞,大肠传导失司,糟粕排泄不爽而为便秘。

5.阳虚寒凝

消渴病久,阴损及阳,元阳不足。脾肾阳气虚弱,温煦无权,不能蒸化津液,温润肠道,于是阴寒内结,糟粕不行,凝结肠道而便秘。

(二)西医病因与病机

糖尿病的消化系统并发症可不同程度地累及食管、胃肠、肝、胆等,产生功能紊乱和/或病变,临床表现不一。其中,便秘约占20%。

1.自主神经病变

内脏自主神经包括迷走神经和交感神经2种,糖尿病患者自主神经病变发生率为20%～40%,常与以下几点相关。

(1)迷走神经和交感神经节发生退行性改变,进而引起胃肠蠕动功能障碍和分泌功能下降,导致便秘;同时,因为内脏神经节的病变,导致迷走神经与交感神经电偶联异常,电偶联减弱时,则表现为便秘。

(2)胃肠暴发峰电位减弱,影响胃肠的协调性运动,导致便秘的发生。

2.胃肠道内分泌功能失调

(1)胃动素:由 22 个氨基酸多肽组成,主要由十二指肠及空肠黏膜分泌,结肠和远端小肠也有少量分泌,在消化间期时血中含量最高,以促进胃肠内未消化食物残渣排空。糖尿病患者迷走神经病变时,胃动素分泌下降,导致胃动力障碍发生。

(2)胰高血糖素:是胰腺 α 细胞分泌的一种 29 氨基酸残基单链多肽,参与抑制胃、小肠、结肠张力及蠕动,抑制胆囊收缩和胰外分泌以及抑制肠道对水、盐的吸收。自主神经病变引起胰高血糖素分泌量改变,容易导致便秘等肠道并发症的发生。

二、临床表现

(一)症状

临床除糖尿病的一般表现外,合并顽固性便秘或间歇性便秘,可有明显的结肠扩张及粪块填塞,严重者可伴有不完全性肠梗阻。

(二)体征

腹部叩诊肠胀气,可有肠鸣音减弱,或可扪及肠形,有轻压痛。

三、治疗

(一)中医辨证论治

1.阴虚燥热,津亏便结证

(1)主症:大便干燥如羊屎,艰涩难下,数天一行,腹胀作痛,或可于左少腹触及包块,口干或口臭,头晕,舌红少津,苔黄燥,脉细涩。

(2)治则:滋阴润肠,增液通便。

(3)方药:增液汤加味。生地黄 30 g,麦冬 15 g,玄参 15 g,甘草 10 g,桃仁 10 g,火麻仁 20 g,生白术 30 g,蒸首乌 30 g,瓜蒌仁 15 g,生大黄 6 g(后下)。

(4)用法:上药入锅,加水约 800 mL,浸泡 120 分钟,文火煎煮 40 分钟,滤汁,再加水 500 mL,如法再煎,两煎取汁约 700 mL,分 3 次,餐后服。

2.肝气郁滞证

(1)主症:胸胁胀满,烦躁易怒,脘腹胀满,时有头痛目眩,口燥咽干,神疲食少,大便溏结不调或先干后稀。舌质淡红,苔薄白,脉弦。

(2)治则:滋阴润肠,行水通便。

(3)方药:四逆散加减。柴胡 10 g,枳实 10 g,芍药 20 g,桃仁 10 g,决明子 30 g,莱菔子 30 g,桔梗 10 g,炙甘草 6 g。

（4）用法：上药入锅，加水约 800 mL，浸泡 120 分钟，文火煎煮 40 分钟，滤汁，再加水 500 mL，如法再煎，两煎取汁约 700 mL，分 3 次，餐后服。

3.肺热肠燥证

（1）主症：大便秘结，小便短黄，口渴，鼻干咽干，或有咽喉红肿疼痛，舌红苔黄，脉洪数。

（2）治则：宣肺降浊，润肠通便。

（3）方药：清气化痰丸加减。黄芩 10 g，瓜蒌仁 30 g，姜半夏 10 g，杏仁 10 g，枳实 10 g，生百合 30 g，生白芍 30 g，生大黄 3 g，莱菔子 15 g，甘草 6 g。

（4）用法：上药入锅，加水约 800 mL，浸泡 120 分钟，文火煎煮 40 分钟，滤汁，再加水 500 mL，如法再煎，两煎取汁约 700 mL，分 3 次，餐后服。

4.气阴两虚证

（1）主症：大便秘结，伴有咽干口燥，口渴多饮，神疲乏力。气短懒言，形体消瘦，腰膝酸软，自汗盗汗，五心烦热，心悸失眠。舌红少津，苔薄白干或少苔，脉沉细。

（2）治则：益气养阴，润肠通便。

（3）方药：益气增液通便汤。太子参 30 g，生黄芪 30 g，生白术 30～50 g，枳实 10 g，厚朴 10 g，麦冬 20 g，玄参 20 g，生地黄 30～50 g，当归 30 g，蒸首乌 30 g，火麻仁 30 g，甘草 6 g。

（4）用法：上药入锅，加水约 800 mL，浸泡 120 分钟，文火煎煮 40 分钟，滤汁，再加水 500 mL，如法再煎，两煎取汁约 700 mL，分 3 次，餐后服。

5.阳虚便秘证

（1）主症：大便艰涩，排出困难，面色㿠白，四肢不温，喜热怕冷，小便清长，或腹中冷痛，拘急拒按，或腰膝酸冷，舌淡，苔白或薄腻，脉沉迟或沉弦。

（2）治则：补肾化气，温阳通便。

（3）方药：右归丸加减。制附子 10 g，肉桂 3 g，肉苁蓉 15 g，杜仲 20 g，山茱萸 10 g，熟地黄 20 g，枸杞子 10 g，油当归 10 g，蒸首乌 30 g，枳实 10 g，厚朴 10 g，炙甘草 6 g。

（4）用法：上药入锅，加水约 800 mL，浸泡 120 分钟，文火煎煮 40 分钟，滤汁，再加水 500 mL，如法再煎，两煎取汁约 700 mL，分 3 次，餐后服。

（二）西医治疗

1.控制血糖治疗

预防或延缓神经病变的关键主要是严格控制血糖。血糖控制不良会增加糖尿病便秘的患病率,其便秘、大便失禁的频率比血糖控制良好的患者高4倍。除去口服药物及胰岛素的使用,饮食规律和生活方式的改变可以作为糖尿病患者控制血糖的工具,饮食、运动及药物三者之间相互配合是控制血糖的关键。调整以碳水化合物作为主的饮食结构,增加蔬菜摄入量,合理安排运动时间,不仅能够更好的控制血糖,更对排便也有很大益处。

2.润肠药及胃肠动力药治疗

开塞露、甘油均是便秘患者的常用助便药物,主要功能是软化大便,用来帮助有便意但干涩难排的患者。除此之外,乳果糖也具有良好的通便效果,它是由半乳糖与果糖组成的二糖,对患者的血糖影响轻微,因此常作为糖尿病患者的常用泻药之一。

莫沙必利是一种常用的胃肠动力药,该药能够加强便秘患者的胃肠蠕动,增加排便频率。普卡必利不仅能够降低便秘患者症状的严重程度,还可以改善胃轻瘫的相关症状。利那洛肽常用于治疗肠易激综合征及慢性特发性便秘的患者,对于糖尿病胃轻瘫的患者也有一定的疗效。鲁比前列酮能够增加肠液的分泌及结肠的运动,减少糖尿病便秘患者的结肠运输时间,并增加自发排便的次数。

3.改善肠道菌群治疗

双歧杆菌三联活菌常用于治疗便秘或腹泻,是一种微生态制剂。糖尿病便秘患者存在双歧杆菌减少的情况,三联活菌不仅能够提高双歧杆菌数目,减少与之竞争粪肠球菌数目,还能改善平滑肌收缩,以促进排便。

4.抗氧化治疗

硫辛酸作为一种与糖尿病相关的周围神经病的抗氧化剂,现已被证实它在糖尿病性肠神经病中具有治疗潜力,在临床上针对糖尿病性周围神经病变中确有疗效。硫辛酸能够改善糖尿病性神经病变患者的血液流动,降低氧化应激,并改善远端神经传导。

5.其他治疗

振动胶囊可以用来治疗便秘,主要通过振动输送方法改善患者的粪便在肠道传播时间,引起正常的大肠蠕动波口。

胃肠道的电刺激最开始用于改善术后肠梗阻的肠道运动能力,之后开始用于改善胃排空和胃节律紊乱。在一些具有严重胃肠道症状的糖尿病患者,尤其体重明显减轻,使用药物难以取得效果的情况下,胃电刺激术可作为适用指证之一。

第三节　脑　卒　中

一、病因与病机

(一)心理情绪

突然发病,遭逢大变,对住院环境及人事陌生,病后忧虑紧张、乃至于抑郁,皆会抑制排便反射,引起便秘。

(二)生活规律习性

病后卧床时长,活动少,胃肠蠕动减慢,食欲减退,摄入量少,都会减慢排便,成为便秘因素。

(三)环境及排便姿势的变化

病后住院卧床,在病床上排便,生冷的环境,尤其在场可能出现的陌生人,无论是私隐或者臭味,都会让患者产生羞耻感,致使随意肌紧张,抑制排便,而且卧床使用便盆排不习惯,无法利用坐位或蹲位排便时腹压和重力,都进一步增加排便困难。

(四)膳食因素

疾病引起的吞咽困难、窒息、咳嗽、食欲缺乏、食物摄入量减少,尤其是中风昏迷患者,鼻饲液体长,饮食习惯和饮食结构纤维素类食物的变化,缺乏纤维素类食物,导致富含膳食纤维的食物摄入不足,食物残渣极低,肠道内容物缺乏,从而刺激肠屏障功能减少肠蠕动能力通过延长时间,食物以及肠道水分会进一步吸收,导致肠道内食物残渣或宿便愈发干燥进而发生便秘。

二、治疗

(一)中药

通过患者的舌脉症状,根据中医理论辨证论治,可通过口服、外敷、灌肠等途径施以中药,也能达到满意的疗效。济川煎为温润通便之剂,适用于脾肾阳虚便秘;三仁汤可调畅气机,用于脾胃湿蕴、湿热中阻、气机不利所致的便秘;芒硝味咸、性寒,具有润燥软坚的作用,同时芒硝具有大量无机盐,可在肠内形成高渗溶液,增加肠内水分,起到软化燥结,使便质稀薄的作用,因此,脑卒中后便秘采取中药芒硝液灌肠治疗可缩短排便时间。

(二)穴位贴敷

穴位贴敷治疗中风后便秘选穴主要以神阙穴为主,因为该处为腹壁的最后闭合处,表皮角质层最薄,药物易于穿透,更易达到疗效,在预防与治疗中风后便秘方面均有较好的作用。

黄酒既具有理气活血、破瘀散结的功效,又可帮助其他药物吸收扩散,大黄能增加肠蠕动,促进排便、排气,减轻腹胀不适,玄明粉外敷能荡涤肠胃,推陈致新。也可以黄酒为调和剂,用大黄粉玄明粉制作药丸贴敷于神阙穴治疗中风后便秘,干预后患者的便秘改善情况更佳。

中药封包疗法是将已加热中药药包敷于患病部位,使药物快速作用于局部,起到祛湿驱寒、调和气血及温经通络等效果。在常规护理基础上采用中药封包热敷腹部的方法治疗中风后便秘,治疗总有效率达 92%。穴位贴敷的优势在于操作简便,不良反应少且患者易于接受。

(三)耳穴压豆

采用王不留行耳穴压豆于患者,穴位:直肠、大肠、肺、三焦、脾、胃、皮质下、交感。患者取坐位或仰卧位,用 75% 乙醇对耳朵进行消毒后,将王不留行耳穴贴贴于相应耳穴上。再用拇指及示指指腹将耳穴贴紧压,轻柔 60 秒,每天晨起、中午及晚睡前分别进行轻压,每次至少持续 60 天,双耳交替进行。

(四)行为指导

行为指导包括运动行为及排便行为两方面的指导。其中运动行为的干预又分为被动运动和主动运动两方面,对于急性期或病情较重需要绝对卧床的患者采取被动运动的方式,护理人员每 1.0～1.5 小时对患者进行翻身,教患者学习腹式呼吸法,用鼻吸气后尽力鼓肚子,然后慢慢将气呼出体外,通过腹式呼吸法既能促进胃肠蠕动,又可提高骨盆肌肉收缩能力,促进排便。对于慢性期或病情相对较轻者采取主动运动方式,嘱患者平卧于床,练习抬腿、双腿交替蹬自行车状、提臀、收肛等运动,每天坚持做 15～20 分钟。良好的排便习惯是防止便秘发生的重要前提,采取刺激疗法,于每天固定午餐或晚餐作为刺激条件,嘱患者用餐后 30 分钟,利用 10～15 分钟的时间进行排便,即使患者毫无便意,也让其去厕所蹲 5 分钟左右,对于 2 天以上仍未排便者,利用开塞露使其排便。

(五)呼吸导引术

"调身、调心、调息"是中医导引术的精髓,患者仰卧,双手重叠于脐部,全身肌肉自然放松状态,关注呼吸,口闭,鼻吸气至腹部后,噘嘴圆唇吐"嘘"音,匀吸慢呼。缓慢呼气时,肛门随意念缓慢上提至极限,缓慢吸气,肛门逐渐放松至极限,意念随之到达长强穴。即可完成一次提肛动作,如此反复 30 次。

(六)饮食调护

注重选用食药同源类中药,如核桃仁、山药、蜂蜜、枸杞、桑葚、白芍、麦冬等具有补肾润肠、益气滋阴等功效类中药,采用以上药物制成药粥等药膳为患者食用;给予足够的水分,餐前半小时,喝杯淡盐水或白开水。或者在睡前及起床后各饮杯白开水,或用蜂蜜匙冲水饮服。尽量吃一些蔬菜和粗粮,指导患者避免吃太多热性的食物,要建议患者多吃一些凉性的蔬菜和水果,还要避免吃太多辛辣、刺激饮食,也要避免吃太多坚硬的、黏性太强的饮食,更要避免暴饮暴食。

(七)情志护理

对便秘患者及早采取干预措施,根据所了解的因素,给予患者精神心理方面的护理,向患者及家属详细解释便秘的原因及用力排便可能带来的危害性,改变患者排便时忧虑、恐惧等心理因素的影响,解除患者思想顾虑,消除紧张情绪,同时保证良好的睡眠,生活起居有规律也对改善便秘起至关重要的作用。为患者播放中国古典音乐,有利于保持情志舒畅,舒缓患者的心情。

第四节　肠　梗　阻

一、病因与病机

(一)中医病因与病机

1.饮食不节
嗜食膏粱厚味,或暴饮暴食,或过食油腻,致湿邪食滞交阻,使肠道气机瘀滞,通降功能失常,壅滞上逆而引起。

2.寒邪凝滞
寒邪主凝滞,肠间血不得散行,导致肠管气血瘀结,通降功能失常,壅滞上逆。

3.热邪郁闭
外邪侵入肠中,经络阻塞,气血凝滞,淤积日久,化热化火,热邪郁闭肠腑,或肠腑瘀久化热,伤阴损阳而致。

4.气血瘀阻

气血运行循环周身而不息,若情志不畅,郁怒伤肝,气机逆乱致脏腑功能失调,络脉瘀滞而成。

5.燥屎内结

过食辛辣,肠胃积热,热性病后余热留恋,津液不足致肠道燥热;或病后、产后及年老体弱,气血亏虚,气虚则大肠传导无力,血虚津枯肠热,燥屎内结,致肠腑气血痞结,肠腑传化障碍,水谷精微不升,浊气不降,积于肠内而成。

(二)西医病因与病机

1.病因

(1)机械性肠梗阻。①肠管外粘连压迫:腹腔粘连,如腹部手术、炎症、外伤、出血等产生的粘连是成人肠梗阻最常见的原因,其中以腹部手术最为常见,约占40%,但少数患者可无腹部手术及其他疾病史,先天性粘连带较多见于小儿;嵌顿性外疝或内疝;肠扭转;肠外肿瘤压迫。②肠壁本身病变:先天性肠管狭窄、肠闭锁、畸形;炎症、肿瘤、手术及其他因素所致的狭窄,如炎症性肠病、肠结核、放射性肠炎以及肿瘤等;肠套叠,在成人较少见,多因息肉或其他肠管病变引起。③肠腔内异物阻塞:如寄生虫、义齿、较大的异物或粪块,而巨大结石进入肠腔引起的胆石性的肠梗阻较少见。

(2)动力性肠梗阻。一般称麻痹性肠梗阻,但动力性肠梗阻也包括痉挛性肠梗阻在内。①麻痹性肠梗阻:由神经、体液等因素直接刺激肠壁肌肉,肠管失去蠕动功能而产生梗阻,急性弥漫性腹膜炎、急性阑尾炎、腹部大手术后、腹膜后出血、腹部创伤、低钾血症或其他全身性代谢紊乱等导致。②痉挛性肠梗阻:由肠壁肌肉过度、持续收缩所致,比较少见,可发生于慢性铅中毒和急性肠炎。

(3)血运性肠梗阻。由于肠系膜血管栓塞或血栓形成,使肠管发生血运障碍,继而导致肠麻痹。肠系膜上动脉栓塞,栓子多来源于心脏,如心瓣膜病、心房纤颤、心内膜炎,也可来源于主动脉壁斑块,静脉血栓常由于心力衰竭或休克时的低流速高凝血状态。

2.病机

肠梗阻由于病因、梗阻部位、梗阻时间以及肠壁有无血液供应的不同,其病理生理改变也存在很大差异。肠梗阻发生后,梗阻部位以上的肠腔扩张,气体、液体以及电解质潴留,肠壁变薄,通透性增加,整个肠壁可因血供障碍而坏死穿孔,出现不同程度的脱水、低氯血症、低钾血症、低钠血症;梗阻以下部分肠管则多呈空虚坍陷。血运障碍还会造成菌群移位,导致感染性休克,甚至进一步发展成为多器官功能障碍综合征。

(1)局部变化:主要表现为肠膨胀,机械性肠梗阻时,肠腔内因气体和液体的积蓄而膨胀,梗阻以上肠蠕动增强,以克服肠内容物通过障碍,引起肠绞痛。积存的液体主要来自胃肠道分泌液,正常人每天消化道的分泌液有 8～10 L,大多数被再吸收,在肠梗阻状态下,这些液体不能够被吸收而潴留在肠腔内。通常肠腔内仅存留 100 mL 左右的气体,肠梗阻时食管上端括约肌发生反射性松弛,患者在吸气时将大量空气吞入胃肠,肠腔积气大多是咽下的空气,不易被胃肠吸收,其余约 30% 的气体是由血液弥散至肠腔内及肠道内容物经细菌分解发酵产生,严重的肠膨胀甚至可使横膈抬高,影响患者的呼吸和循环功能。肠膨胀能抑制肠壁黏膜吸收水分,肠壁水肿又刺激液体的分泌,形成恶性循环,使肠膨胀进行性加重。

在肠梗阻初期,肠管内压力一般较低,随着病情的进展,肠腔内压力逐步升高,肠壁静脉回流受阻,毛细血管及淋巴管淤积,肠壁充血水肿,液体外渗。同时由于缺氧,细胞能量代谢障碍,毛细血管通透性增加,肠壁充血、水肿,呈暗红色,继而出现动脉血运受阻,血栓形成,肠壁失去活力,肠管变成紫黑色,肠内容物和大量细菌渗入腹腔,引起腹膜炎,甚至肠管可因缺血坏死而溃破穿孔。

(2)体液和电解质的丢失:结直肠梗阻时,呕吐虽远不如高位者多见,但因肠黏膜吸收功能降低而分泌量增多,梗阻以上肠腔中潴留大量消化液,由于这些消化液无法被吸收也不能排出体外,因此等同于体液的丢失。在液体和电解质显著丢失的情况下,患者多出现脱水、少尿、脉搏加快,随着病情的进展,则会导致低血压和低血容量休克。大量失钾可引起肠麻痹,进而加重肠梗阻的症状,并可引起肌无力和心律失常。特别在酸中毒缓解后,细胞内钾增多,同时机体排钾增多,极易出现低钾血症。如果发生绞窄性肠梗阻,液体的丢失会更加迅速。

(3)感染和毒血症:肠道菌群是维持肠道屏障功能的重要组成部分,单纯性肠梗阻时,肠道内的菌群不能通过肠黏膜屏障,若梗阻转变为绞窄性,便会使肠腔形成厌氧的环境,肠壁发生缺血性坏死,肠腔含大量细菌的消化液、坏死组织、毒素将会通过穿孔的肠壁进入腹腔,可引起严重的腹腔感染,被腹膜吸收后,则引起脓毒血症。另一方面,毒素还可进入门静脉系统,重症感染是导致绞窄性肠梗阻患者死亡的主要原因。

二、临床表现

不同类型肠梗阻的临床表现有其自身的特点,但存在腹痛、呕吐、腹胀及停止排便、排气等共同表现。

(一)症状

1.腹痛

单纯性机械性肠梗阻由于梗阻部位以上肠管剧烈蠕动,患者表现为阵发性腹部绞痛。疼痛发作时,患者自觉腹内有"气块"窜动,并受阻于某一部位,即梗阻部位;随着病情进一步发展,可演变为绞窄性肠梗阻,表现为腹痛间歇期缩短,呈持续性剧烈腹痛。麻痹性肠梗阻患者腹痛的特点为全腹持续性胀痛或不适;肠扭转所致闭袢性肠梗阻多表现为突发腹部持续性绞痛并阵发性加剧;而肠蛔虫堵塞多为不完全性,以阵发性脐周腹痛为主。

2.呕吐

呕吐与肠梗阻发生的部位、类型有关。在肠梗阻早期,呕吐多为反射性,呕吐物以胃液及食物为主。高位肠梗阻早期便发生呕吐且频繁,主要为胃及十二指肠内容物等;低位肠梗阻呕吐出现较迟而少,呕吐物可呈粪样,若吐出蛔虫,多为蛔虫团引起的肠梗阻;麻痹性肠梗阻时呕吐呈溢出性;绞窄性肠梗阻呕吐物为血性或棕褐色液体。

3.腹胀

腹胀程度与梗阻部位有关,症状发生时间较腹痛、呕吐晚。高位肠梗阻由于呕吐频繁,腹胀较轻;低位肠梗阻腹胀明显。闭袢性肠梗阻患者腹胀多不对称;麻痹性肠梗阻则表现为均匀性全腹胀;肠扭转时腹胀多不对称。

4.停止排便排气

完全性肠梗阻,多不再排便排气,但在高位肠梗阻早期,由于梗阻以下肠腔内仍残存粪便及气体,可在灌肠后排出或自行排出,故不应因此而排除肠梗阻。不完全性肠梗阻可有多次少量排便排气;绞窄性肠梗阻可排血性黏液样便。

(二)体征

1.局部

(1)腹部视诊:机械性肠梗阻可见肠型和蠕动波。

(2)触诊:单纯性肠梗阻因肠管膨胀,可有轻度压痛,但无腹膜刺激征;绞窄性肠梗阻时,可有固定压痛和腹膜刺激征;蛔虫性肠梗阻,常在腹中部触及条索状团块;肠套叠时可扪及腊肠样肿块。

(3)叩诊:绞窄性肠梗阻时,腹腔有渗液,移动性浊音可呈阳性。

(4)听诊:机械性肠梗阻时有肠鸣音亢进,气过水音;麻痹性肠梗阻时,则肠鸣音减弱或消失。

2.全身

肠梗阻初期,患者全身情况可无明显变化。梗阻晚期或绞窄性肠梗阻患者可出现唇干舌燥、眼窝凹陷、皮肤弹性消失、尿少或无尿等明显脱水体征,还可出现脉搏细速、血压下降、面色苍白、四肢发冷等中毒和休克征象。

三、治疗

(一)中医治疗

1.寒实结滞证

(1)临床表现:患者素有不能吃冷性饮食史,突然腹部剧痛,包块起伏,拒按,大便秘结,舌苔白或黄白而润,脉沉紧或沉细。

(2)治法:温中攻下。

(3)方药:九痛丸。

(4)用法:每次服 10～30 粒,顿服,不效,1 小时后再服 30 粒。或枳实、厚朴各 15 g,附子 10 g,二丑粉(冲服)6 g,芒硝(冲)10 g。

(5)加减:神疲乏力,脉沉细无力者,加人参 10 g。

2.实热结滞证

(1)临床表现:突然腹痛剧作,拒按,腹胀便秘,舌苔黄厚干燥,脉沉实或沉滑。

(2)治法:峻下热结。

(3)方药:大承气汤加味。枳实 30 g,厚朴 30 g,槟榔 30 g,大黄 30 g,芒硝 15 g,莱菔子 30 g。

3.寒邪直中证

(1)临床表现:吃冷而难消化之食物后,突然腹痛呕吐,包块起伏,面色青冷,舌质淡而暗,舌苔白润,脉沉紧。

(2)治法:温中散寒。

(3)方药:大建中汤加减。川椒 10 g,小茴香 10 g,党参 6 g,乌药 10 g,木香 10 g,干姜 3 g。

(4)加减:腹胀、呕吐严重者,加紫苏叶 6 g,陈皮 10 g。

4.脾虚气滞证

(1)临床表现:腹胀,腹痛,呕吐,神疲欲寐,前额、耳壳、四肢欠温,舌质淡,苔薄白,脉细弱。

(2)治法:健脾益气,理气消胀。

(3)方药:厚朴半夏甘草人参生姜汤。厚朴 24～30 g,人参 10 g,半夏 15 g,炙甘草 10 g,生姜 10 g。

(二)西医治疗

1.维持内环境稳定

(1)补液:肠梗阻患者由于呕吐和肠道的积气、积液,可丧失大量的水和电解质。临床补液要根据患者脱水及电解质丢失的情况。凡是临床上已有明显脱水表现的,患者大多已经损失相当其体重的 6%左右,需要给予等量的补充,但不能一次补足,当天先给予全量的 50%再加上当天生理需要量。

(2)电解质紊乱的纠正:正常细胞外液的钠含量为 135～145 mmol/L。需要补充的钠盐可按照下列公式计算,补钠量(mmol/L)=[血钠的正常值(mmol/L)－血钠的测得值(mmol/L)]×体重(kg)×0.6(男)/0.5(女)。

钾离子的正常范围 3.5～5.5 mmol/L。针对病因治疗,低钾血症患者,除了满足每天机体对钾的需求之外,还要补充不足部分,常用氯化钾。补充过程中要分次给予,动态检测患者的变化及钾浓度,一定注意尿量的变化,患者无尿或少尿,应先补充血容量,等尿量达到 40 mL/h 以上,可进行补钾。高钾血症患者,首先立即停一切含钾药物和溶液,立即输注碳酸氢钠溶液使钾离子稀释,并进入细胞内,可纠正高钾血症带来的酸中毒。

(3)酸碱平衡失调的纠正:一般患者在脱水的同时都存在轻度的酸碱平衡失调,经过输葡萄糖盐水溶液,特别是根据分泌损失的情况补给以后,多能自动恢复正常。但患者酸碱平衡失调严重,同时有条件进行二氧化碳结合力测定时,则可通过计算得出应补给酸碱的量,补给量应等于体液中碳酸氢根差值与体液量的乘积。

2.输血

绞窄性肠梗阻患者如果受累肠袢很长,其失血量可能会很多,这些血液丧失在肠腔内,也可渗到肠壁组织间以及浆膜外腹腔中。慢性肠梗阻患者因长期营养不良,其血液的总容量有时也减少,都需要输入全血或血浆以补充。

3.营养支持

营养支持是指通过消化道以外或以内的各种途径及方式,为患者提供全面、充足的机体所需要的各种营养物质,以达到预防或纠正营养不足的目的,增强患者对严重创伤的耐受力,促进患者康复。根据其输入途径,分为肠外营养和肠内营养。

肠外营养指经静脉为无法经胃肠道摄取营养物、不能满足自身代谢需要的患者提供包括氨基酸、脂肪、糖类、维生素及矿物质在内的营养素,以抑制分解代谢,促进合成代谢并维持结构蛋白的功能。其中所有营养素完全经肠外获得营养支持方案称为肠外营养。肠内营养是经消化道给予较全面的营养素方式。

一般情况下营养支持的实施方案选择肠内营养,肠内营养具有简单、并发症少,促进肠道功能,释放胃肠激素,改善门静脉循环,防止肠黏膜萎缩和细菌移位等优点。

4.氧气吸入

吸入浓度较高的氧气可明显改善肠道气胀情况,对机械性肠梗阻和麻痹性肠梗阻都有一定疗效。

5.胃肠减压

吞咽的空气和胃、胆道及肠液分泌,是造成肠梗阻膨胀的主要原因,肠道一旦受阻,肠祥内积滞的内容物就会反流至胃和空腔内,很容易经导管吸出。胃肠减压是肠梗阻非手术治疗的一个主要措施,在胃肠减压后,膨胀减轻,肠道已经无滞留,经由导管吸出的液体将减少,X线检查时可见结肠中已有气体阴影存在,表示小肠梗阻已经解除,而气体能进入结肠,且减压暂停后患者亦不再复发腹痛,表示治疗成功。

6.防止感染和中毒

临床上应用的抗肠道细菌抗生素,一般情况下为广谱抗生素。

7.手术治疗

(1)肠切除吻合术。适于血运性肠梗阻、肠道肿瘤、炎性肠狭窄等。肠坏死的判断:肠壁呈黑色并塌陷;肠壁失去张力,无蠕动,对刺激无收缩反应;相应的肠系膜终末小动脉无搏动。需要注意的是,如果有明确的肠管绞窄、腹膜炎,术中应慎用温热盐水冲洗腹腔,以防大量毛细血管扩张、毒素迅速吸收而导致休克。

是否行一期吻合,应根据肠管局部的血运、张力以及患者的全身情况而定。小肠肿瘤梗阻和右半结肠癌梗阻经术中减压后,一般可以做一期切除吻合。对左半结肠癌引起的肠梗阻一般主张分期手术,即先造口解除梗阻,经充分的肠道准备后行二期手术。分期手术对围术期是安全的,但也有许多缺点,例如手术可能引起肿瘤转移,增加患者的痛苦,加重经济负担,5年生存率也低于一期切除吻合。现在更多的临床医师在探索支架或导管置入,为手术"架桥",待梗阻缓解后择期行一期吻合。

(2)捷径手术。若梗阻的原因不能解除,如肿瘤、放射性肠炎、腹腔结核等所引起粘连十分严重,难以分离,强行分离可能分破肠管,术后发生肠瘘;全身情况太差、无法耐受较大手术者,可在梗阻部位上下肠段间做捷径吻合。捷径手术一般有 2 种吻合方式。①侧侧吻合:在梗阻上下的肠袢之间进行侧侧吻合。此种吻合术将在吻合口与梗阻之间形成盲袢,日后可能产生盲袢综合征,有时还可有溃疡形成并引起肠道出血,甚至发生肿瘤,应尽可能避免采用这种术式。但对于终末期、全身情况极差,预计生存时间 3～6 个月的患者,这种术式更为安全便捷。②端侧吻合:切断梗阻近端肠管,与梗阻远侧肠管进行端侧吻合即"双丁字"吻合,可以有效防止盲袢综合征的发生。

(3)肠造口或肠外置术。对于急性结直肠梗阻、全身情况差无法耐受复杂手术、或梗阻以上肠管高度扩张、严重水肿、肠腔内感染者,可先行近端肠管造口或外置,待以后二期手术治疗原发病。在这种危急情况下,采用最简单的方法解除梗阻、恢复肠道通畅不失为明智之举。术者应谨记预防吻合口瘘最好的办法就是不吻合。对于小肠梗阻尤其是高位小肠梗阻,不宜行造口术,否则会产生液体的严重丢失与腹壁皮肤糜烂,患者的营养也难以维持。

(4)肠排列术。该术是将全部或部分肠管固定在一起,适合于广泛小肠剥离的患者,分为外固定法和内固定法。然而,肠外固定排列采用系膜固定,缝合时不仅容易造成肠系膜血肿,还在肠系膜间形成多个间隙,可能因引流不畅而有积液、感染甚至肠瘘。肠内固定排列时,导管可压迫肠黏膜形成溃疡出血,也可因导管放置时间较长,特别是通过回盲瓣的导管可引起肠痉挛或套叠而出现新的梗阻,且排列术后的肠梗阻复发率高。因此,这 2 种肠排列术已经很少应用了。

第五节 痔

一、病因与病机

(一)中医病因与病机

本病多因脏腑本虚,静脉壁薄弱,兼因久坐,负重远行,或长期便秘,或泻痢日久,或临厕久蹲努责,或饮食不节,过食辛辣肥甘之品,或酒色过度,或劳倦胎产等,导致脏腑功能失调,风燥湿热下迫,气血瘀滞不行,阻于魄门,结而不散,筋脉横懈而生痔。或因气血亏虚,摄纳无力,气虚下陷,则痔核脱出。本病病位在肛肠,督脉过直肠,足太阳膀胱经别入肛中,故本病与足太阳膀胱经、督脉关系密切。基本病机为肛部筋脉横懈。

（二）西医病因与病机

关于痔的病因说法很多,到目前为止尚无统一认识。痔虽然是一种局部病变,但它的形成却与全身有着十分密切的联系。例如,人类特有的长期直立姿势,日常某些饮食嗜好,过量食用辛辣等刺激性食物,直肠血管不规则地斜穿肠壁肌肉以及痔静脉无静脉瓣等因素,都可以促进痔的发生。总之,痔发生的原因是多方面的,主要与下列因素有关。

1.解剖因素

（1）静脉曲张学说。痔的基本变化是不连续的静脉扩张,静脉扩张的原因:①静脉内压力增高。人类的直立姿势,排便姿势,增加腹压以及静脉斜穿肠壁肌肉而形成"纽扣孔"样的洞穴等因素都影响静脉回流,促使静脉内压力增高。②静脉壁受损伤后,管壁变薄弱的结果。其原因可能是排便时,直肠末段黏膜下静脉反复受摩擦、压迫以致损伤。

（2）血管增生学说。痔的发生是由于黏膜下层类似勃起的组织发生演变所造成的。因为直肠末端黏膜下层有丰富的动静脉交通联合支,因此具有勃起的性质,有助于肛门的闭合,而当直肠海绵体增生过度时即产生了痔。

（3）肛垫下移学说。直肠末段黏膜下层的结构确有 3 处特别发达增厚,状如衬垫,由丰富的动静脉丛所组成,正常排便时即可导致其充血。如支持它的结缔组织损伤,使之下移,则可形成痔。

2.习惯性便秘因素

由于干硬粪便长时间的压迫刺激,使局部充血及血流发生障碍,导致痔静脉压力升高及静脉壁张力降低。

3.职业因素

久蹲、久坐、久立等均可使盆腔内血流缓慢和腹腔内脏器充血,导致痔静脉过度充盈,静脉壁压力降低。

4.饮食因素

低纤维饮食、过度饮酒、过量食用辛辣刺激性食物,以及饮食无规律等因素,都可使盆腔内脏器充血而导致痔的发生。

5.腹腔内压力增高因素

腹腔内较大肿瘤、妊娠后期、前列腺肿大,以及中医所说"饱食"等,均可使腹腔内压力增高,妨碍静脉血液回流。

6.局部慢性刺激与感染因素

慢性结直肠炎、多发性肛窦炎、便秘、腹泻以及肛门长期受冷热刺激等,都可以影响静脉回流,使静脉壁张力下降,导致痔的发生。

二、临床表现

(一)内痔

内痔初期症状不明显,无痛苦,有时可有轻微的肛门不适感。临床表现往往随痔核的逐渐增大而明显或加重,常见的临床症状有以下几点。

1.出血

出血是内痔最常见的症状,往往是患者就诊的主要原因,临床上出血程度有很大不同。轻者仅在排大便时发现大便表面附有少量血液,或仅有手纸上染有血迹;中等者可在排便时见有鲜血自肛门滴出;重者则在大便后或下蹲做排便动作时即有鲜血自肛门部喷出。少量出血对患者健康无明显影响,反复大量出血,则可引起慢性失血性贫血。

2.肛门肿物脱出

由于内痔长期存在且体积逐渐增大,在大便时受到粪便的挤压,逐渐与肠壁肌层分离,以至脱出肛外。最初仅在排便时脱出,便后可自行还纳。如果继续发展,则排便时内痔脱出后,必须经手托或长时间卧床休息方可还纳。更为严重的除排便脱出外,即使是下蹲、举重、行走或咳嗽时也可脱出。脱出的痔核,若不及时还纳,易受感染。常因炎症、水肿致使脱出痔核体积增大,以至还纳困难,造成嵌顿。

3.黏液外溢、瘙痒

由于痔核的长期刺激,使末段直肠黏膜发生慢性炎症,肛腺及黏膜内杯状细胞分泌量增加。轻者仅在大便时有黏液流出,重者黏液随时流出肛外,尤其是内痔脱出时,分泌物更多。患者肛门周围潮湿不洁,局部皮肤长期受到此分泌物刺激而发生湿疹与瘙痒。

4.疼痛

单纯内痔一般无疼痛,仅有肛门内坠胀感或感大便排出困难。只有当痔核发生肿胀或痔内有血栓形成时,才会出现肛门部疼痛。一旦痔核脱出不能还纳时,则疼痛加重。当痔核发生嵌顿或坏死时,可有剧烈疼痛。

5.局部检查

肛门部外观常有黏液性分泌物,单纯内痔患者外观无皮肤隆起。初期内痔在指诊时,一般不易摸到痔核,但在肛门镜等窥镜下,可见齿状线以上有圆形发暗的痔核;晚期内痔由于体积较大,指诊时可在齿状线上方摸到较大柔软无痛性肿物,有时指套上可有血迹带出,因其反复脱出肛门外,致使黏膜变厚,窥镜下见痔核表面粗糙,可见出血点或溃疡面。内痔痔核常见位置有3处,即右前、右后及左正中位(截石位3、7、11点)。在此3处发生的内痔俗称母痔,其余部位发生的内痔称继发性内痔,俗称子痔。继发性内痔无明显规律,齿状线处任何部位都可以发生。

6.分度

临床上,由于内痔的病程长短和病变程度各有区别,而将内痔具体分为4度,以便于治疗术式的选择。

(1)Ⅰ度内痔:除偶尔大便带少量鲜血外,无其他症状。肛门镜可见齿状线上方有小的黏膜突起,但黏膜组织正常,痔核表面呈朱红色。黏膜下静脉丛曲张,按之柔软。痔核体积小,不脱至肛外。

(2)Ⅱ度内痔:有间歇性便后滴血的病史,痔核较大,排便时易脱出肛门外,便后可自行还纳。检查时,肛门镜下见黏膜增厚,质地变硬,呈紫红色,并有少量脓性分泌物附着。本期内痔在受刺激或摩擦时易出血。

(3)Ⅲ度内痔:肛门松弛,痔核体积增大且极易脱出肛门外,脱出后不能自行还纳,常须手托还纳。由于经常发炎,故表面可有溃疡、糜烂,分泌物增多等现象,患者感到肛门潮湿不洁。检查时,可见痔核体积增大,呈紫红色,表面有溃疡、糜烂及脓苔样物附着,黏膜增厚,质地硬而脆,触之极易出血。有时因大便干燥而擦破溃疡基底部,引起大量出血,出血呈喷射样,患者常因反复出血而有继发性贫血的表现,临床上可见明显贫血貌。

(4)Ⅳ度内痔:环形脱出,伴严重疼痛多发生血栓、水肿或有组织坏死(嵌顿),不能复位。

(二)外痔

1.结缔组织性外痔

结缔组织性外痔又称皮赘外痔或赘皮痔,呈黄褐色或黑色,大小形状不等,往往无明显不适感,或只有轻度异物感,或因存在皮赘而难于擦干净肛门而便后有内裤易污的表现。检查时可见肛缘存在散在的或呈环状的、鸡冠状或不规则形状的皮赘,表皮皱褶往往也增多、变深,并常常色素增生,触之柔软无疼痛。在女性患者,结缔组织外痔常见于肛门前侧,尤其在经产妇更是如此。肛裂时伴发的结缔组织外痔多位于肛门前后正中。

2.静脉曲张性外痔

静脉曲张性外痔是齿状线以下肛缘处曲张静脉团块。大多无明显自觉不适或伴有轻度的肛门坠胀不适。检查时可见肛门两侧或周围有柔软的或半圆形隆起,且表皮常较松弛,这种隆起可在排便时、久蹲后、久站后出现或变大,而在卧床休息后萎缩变小,无触压痛。

3.血栓性外痔

血栓性外痔即肛周皮下血肿。好发于肛门两侧,一般只有 1 个,有时也有 2 个以上同时发生,甚或多个小血栓同时集合成块。常在用力排便后,在肛门缘皮下忽然起一圆形或近圆形肿块。肿块越大,疼痛越重,并常在排便或活动时加重,重者可妨碍行走,患者坐卧不安。肿块色紫红,稍硬,可移动,位置比较表浅,触痛明显。有时,肿块小者经 2～3 天后血栓吸收,疼痛减轻,可以自愈。肿块大者则难以吸收,如渗血广泛,皮肤紧张,可以溃烂,血栓排出。偶尔亦有感染化脓者。

4.炎性外痔

炎性外痔是肛缘皮赘因感染和炎性增生所致。皮赘红肿隆起,痒热灼痛,排便时加重。检查时可见肛门部皮赘或皱襞红肿充血,甚至鲜红发亮,皮肤纹理变浅或消失,触痛较甚,有时伴有少量分泌物。

(三)混合痔

混合痔兼有内痔和外痔的症状和体征。

三、治疗

(一)中医辨证论治

1.风伤肠络

(1)症状:大便带血、滴血或喷射状出血,血色鲜红或有肛门瘙痒。舌红、苔薄白或薄黄,脉数。

(2)治法:疏风清热,凉血止血,消痔固脱。

(3)方药。凉血地黄汤加减:细生地黄 10 g,当归 10 g,地榆 10 g,槐角 10 g,黄连 10 g,天花粉 10 g,升麻 10 g,枳壳 10 g,黄芩 10 g,荆芥 10 g,侧柏炭 10 g,生甘草 6 g。每天 1 剂,水煎服。或用槐角丸加减(减当归,加葛根 15 g,秦艽 10 g,炒荆芥 15 g)或服用消痔合剂。

2.湿热下注

(1)症状:便血色鲜红,量较多,肛内肿物外脱,可自行回缩,或脱出物分泌物较多,黏膜糜烂,或伴大便黏滞不爽,肛门灼热,潮湿不适。舌红,苔黄腻,脉滑数。

(2)治法:清热利湿,凉血止血。

(3)方药。①五神汤加减:茯苓 10 g,金银花 10 g,牛膝 10 g,车前子 10 g,地丁 15 g,黄芩 10 g,当归尾 10 g,赤芍 10 g,甘草 10 g。每天 1 剂,水煎服。②槐角丸或止痛如神汤合三仁汤加减:若痔核下脱明显,可加黄芪 15 g,升麻 10 g,柴胡 10 g,以益气升阳固脱。若肿痛明显可酌加蒲公英 15 g,土茯苓 15 g,黄芪 35 g。

3.气滞血瘀

(1)症状:肛内肿物脱出,甚或嵌顿,肛管紧缩,坠胀疼痛,甚则肛缘有血栓,水肿,触痛明显。舌暗红,苔白或黄,脉弦细涩。

(2)治法:活血化瘀,消痔散结。

(3)方药。①活血散瘀汤加减:当归尾 10 g,赤芍 10 g,桃仁 10 g,大黄 10 g,川芎 10 g,牡丹皮 10 g,枳壳 10 g,瓜蒌 10 g,槟榔 10 g。每天 1 剂,水煎服。②桃红四物汤加郁金 10 g,槟榔 10 g;或用活血散瘀汤加地榆 15 g,黄芪 35 g。

4.脾虚气陷

(1)症状:肛门坠胀,肛内肿物外脱,需手法复位。便血色鲜或淡,可出现贫血,面色少华,头昏神疲,少气懒言,纳少便溏。舌淡胖,边有齿痕,舌苔薄白,脉弱。

(2)治法:健脾益气,升阳举陷,消痔固脱。

(3)方药。方用补中益气汤加减:黄芪 30 g,党参 15 g,白术 9 g,陈皮 6 g,炙甘草 5 g,当归 6 g,升麻 10 g,柴胡 9 g,赤石脂 15 g。每天 1 剂,水煎服。一般减当归加地榆 15 g,山药 15 g,葛根 10 g,仙鹤草 15 g;若食欲不佳可加焦三仙 30 g,或用参苓白术散加黄芩 35 g,地榆 15 g,枳壳 10 g;若年老体虚,伴气虚便秘可用补中益气汤合扶正润肠丸;如有脾胃虚寒,先便后血者,可用黄土汤加减,或四君子汤加地榆 15 g,黄芪 10 g,白及 15 g,仙鹤草 15 g,无花果 15 g;若心脾两虚、心悸气短便血者,用归脾汤加地榆 15 g,阿胶(烊化兑服)10 g。

5.阴虚肠燥

(1)症状:头昏咽干,五心烦热,盗汗,形体消瘦,大便秘结,便时肛门疼痛,痔核下脱,滴血。舌红,少苔或苔薄黄,脉细数无力等。

(2)治法:养阴润燥。

(3)方药。方用六味地黄丸加地骨皮 15 g,阿胶(烊化兑服)10 g,地榆 15 g,槐角 15 g,黄精 35 g;或用扶正润肠丸合消痔合剂。

6.大肠实热

(1)症状:渴喜饮,唇燥咽干,大便燥结,便时出血较多,滴血或射血,血色鲜红,痔核脱出,糜烂不能回缩,灼热疼痛。舌质红,苔黄,脉洪数。

（2）治法:清热泻火,凉血止血。

（3）方药。选方常用凉血地黄汤合槐角丸加减或服消痔合剂与复方穿心莲片。如腹胀明显、大便秘结,可用小承气汤加地榆 15 g,槐角 15 g,仙鹤草 15 g,生地黄 10 g,葛根 15 g;若尚有面红目赤、心烦、脉弦数者,可用龙胆泻肝汤加地榆 15 g,决明子 15 g。

（二）西医治疗

1.药物治疗

（1）微循环调节剂:这类药物治疗痔的理论基础是痔的微循环障碍学说,即认为痔的水肿、出血、糜烂等症状是由局部微循环失调引起。微循环调节剂可纠正和改善这种微循环失调,因此用药后可缓解症状以达到治疗的目的。临床常用药物包括马栗树种提取物、地奥司明、草木樨流浸液片等。

（2）止痛药物:主要用以缓解内痔炎性水肿或血栓形成后所引起的疼痛,常用如盐酸曲马多缓释片、布洛芬缓释胶囊等。必要时还可予肌内注射或静脉给药。

（3）止血药物:适用于内痔出血者,常用如维生素 K 等,也可辨证使用云南白药、地榆槐角丸等中成药。必要时也可肌内注射或静脉注射酚磺乙胺等。

（4）通便药物:肛门局部肿痛明显时,患者多因惧怕疼痛而延时排便,使便中水分被过度吸收,干燥不易排出,此时可适量使用通便药物。常用如乳果糖口服液、聚乙二醇电解质散、麻仁润肠丸等。

（5）抗菌药物:主要用于内痔嵌顿伴坏死感染者。

2.局部治疗

（1）坐浴法:该法自古至今一直广泛应用于肛肠疾病的治疗。其中用于治疗内痔者,根据作用可分为清热利湿类、疏风胜湿类、活血止血类、消肿止痛类、收敛固涩类等,常用方剂如活血散瘀汤、洗痔枳壳汤、五倍子汤、苦参汤、安氏熏洗剂。

（2）敷药法:本法是直接将药物敷于患处,多用在坐浴后。主要作用是缓解肿痛和出血。常用如麝香痔疮膏、如意金黄膏、生肌玉红膏、角菜酸酯乳膏等。另外也可将具有相同功效的散剂经蜂蜜或麻油调成膏状后外敷。

（3）塞药法:将药物制成栓剂,纳入肛门而达到治疗目的的用药方法。栓剂的药物功效和坐浴法、敷药法类似,但更适于未嵌顿内痔的治疗。常用如化痔栓等。

3.结扎法治疗

(1)适应证:Ⅱ期或Ⅲ期以上内痔。

(2)操作方法:患者侧卧位或截石位,局部消毒,局部麻醉松弛肛门。①结扎前消毒肠腔,肛门镜下用组织钳将欲结扎的内痔牵拉出肛门外,肛门镜亦随之退出。②用止血钳钳夹痔体基底部,使止血钳顶端超过痔的范围,并在钳夹部位以下剪开一小口。③用丝线在钳夹痔核的止血钳下方结扎,丝线勒入小切口内,可防止滑脱。术者结扎紧线时,助手放松止血钳并退出,术者继续打结勒紧痔基底。如被结扎痔核较大,可剪除结扎线以上多余组织,但至少保留残端 0.5 cm。④同法处理其他痔核,凡士林油纱条置入肛内引流,包扎固定,术毕。

(3)术后处理:术后当日限制大便,次日起正常饮食,每次大便后温水坐浴,一般术后 7～10 天结扎线可脱落。

结扎疗法目前在临床上较为常用,尤其是对脱出性内痔效果较好。单纯结扎时,不可过深,以避免痔核坏死脱落后出血;如痔核较大、基底部较宽时,应用圆针贯穿基底中点 2 次,行 8 字贯穿形缝扎;如有多个痔核,结扎部位不可在同一截面上,以免造成直肠狭窄;内痔结扎术后,肛门缘静脉和淋巴回流受阻,有时产生淤血或水肿,可做一长 1～2 cm 放射状减压切口,使受阻血液和淋巴液得以渗出,减压切口的数目依结扎数目多少而定,一般位于所结扎内痔的相同点位肛缘处。

4.胶圈套扎法治疗

胶圈套扎法与结扎法治疗作用机制相同,只是阻断痔核血供的工具由丝线变为胶圈。常用胶圈为特制或由自行车气门芯胶管制成,宽约 0.5 cm。

(1)止血钳套扎法。操作方法:患者侧卧位或截石位,局部消毒,局部麻醉松弛肛门。①将 1～2 个胶圈套在一长弯头止血钳的关节部,暴露内痔,用该止血钳钳夹痔体基底部,并在钳夹部位以下剪开一小口。②用另一直止血钳,夹住并拉长胶圈,绕过痔体上端和弯止血钳顶端,套扎在痔体基底部,并使胶圈勒入小切口,随即退出止血钳。③同法处理其他痔核,术毕。

(2)套扎器套扎法。操作方法:取侧卧位或截石位,常规消毒,局部麻醉松弛肛门。①肛门镜下查看欲套扎的痔核,助手将肛门镜固定并将其暴露。②术者一手将套有胶圈的套扎器,套扎器官口应与痔核体积大小相适。另一手持组织钳,经过套管口和肛镜伸入肛内,钳夹痔核上部,并拉入套扎器的套管,套管前缘抵痔基底部时,握紧按压手柄,将乳胶圈推出,套住痔核底部。③放开组织钳,与结扎器一同取出。同法处理其他痔核,术毕。

(3)负压吸引套扎法。操作方法:取侧卧位或截石位,常规消毒,局部麻醉松弛肛门。在肛门镜下暴露将要套扎的内痔。①将套扎圆筒插入肛门镜内紧贴在内痔上,开动吸引器使套扎圆筒成负压,透过套扎器玻璃圆筒观察并控制所吸引内痔组织的大小。②扣动手柄,推出胶圈,套在内痔基底部。③同法处理其他痔核,术毕。

注意事项:①牵拉内痔时,勿用力过猛,避免将痔核撕裂出血。②每次套扎痔核最多不超过 3 个,以母痔区为主。如有子痔,待第 1 次套扎创面愈合后,再行套扎。如套扎点过多,易造成狭窄。③乳胶圈不宜反复高压消毒,以免丧失弹力和提前撕裂断开。④套扎后的胶圈应距离齿线 0.2 cm 以上,避免疼痛和坠胀不适。

5.手术治疗

(1)内痔手术治疗。①静脉曲张性内痔:内痔只有一种静脉曲张性内痔出血不脱出,属于一期内痔,采用硬化萎缩剂的消痔灵注射在直肠固有层的子痔区和直肠黏膜下层的母痔区。②静脉曲张性内痔:既出血又脱出,脱出可自行还纳。属于二期内痔,采用痔结扎和注射硬化萎缩剂的消痔灵。痔核小可行直肠固有层和直肠黏膜下层双层注射法。痔核大则行四步注射法,在痔上动静脉注射消痔灵,在母痔体直肠黏膜下层和子痔体直肠固有层注射消痔灵,痔体痔下动静脉区注射消痔灵。③静脉曲张性内痔:间歇性出血,出血少、脱出重,需手法还纳,属于三期内痔,采用痔结扎加含有肾上腺素消痔灵注射,使药液在痔的部位产生最佳疗效。④环形内痔:可行 3 个母痔结扎加消痔灵注射,并在痔的直肠黏膜层,用仪器烧灼,以加强直肠黏膜层瘢痕固定,以防再脱出。5 个子痔可采用仪器烧灼,即可治愈。

(2)外痔手术治疗。①静脉曲张性外痔:位于肛管皮下层,可手术切开肛管皮肤外剥摘出痔核,保存肛管皮肤,以防术后肛管狭窄,可避免肛门狭窄又引起第二并发症的肛裂。所以要求痔核结扎后,行内括约肌切断术松解肛管,术后既不能引起痉挛性疼痛,又不会引起术后肛门狭窄。②结缔组织外痔:位于肛周皮下层,可行放射切口切除外痔,切口小不需缝合,如切口大,可缝合切口,尽早拆线,以利于愈合。

(3)环形混合痔手术治疗。环形混合痔简称环痔,属于重症痔疮,又属于特殊类型痔疮。环形混合痔是直肠黏膜下层的静脉曲张性内痔和在肛管皮下层静脉曲张性外痔跨越齿线融合,而形成的环形混合痔。环形混合痔是比较严重的一种痔疮,是由直肠黏膜下层和直肠固有的静脉曲张性内痔与肛管皮下层固有的静脉曲张性外痔,跨越齿线融合而形成环状混合痔。

环形混合痔不是固有的,又分为以内痔为主的环形混合痔,以内外相等的环形混合痔,以外痔为主的环形混合痔。其手术方法也不尽相同,有一定要求。但术终必须行内括约肌切断术或切段术,必要时再作切口减压。术中要明确分清是以内痔为主的环形混合痔,还是以外痔为主的环形混合痔和以内外相等的环形混合痔。以内痔为主的混合痔,采用外痔"V"字切口剥离外痔、内痔结扎。以外痔为主的环形混合痔,可行外痔切除或剥离切除外痔,内痔结扎或内痔仪器电凝。以内外相等的环形混合痔,可行外痔切除或外痔剥离切除和内痔结扎。

第六节　肛　裂

一、病因与病机

(一)中医病因与病机

中医学认为,肛裂常见的发病因素主要是外感六淫、饮食不节、劳逸失当以及气血虚衰而体质虚弱,导致人体脏腑损伤、气血不畅、瘀血阻滞,从而使人体正常传导失利,肠燥便秘,从而诱发肛裂形成。

1.外感六淫

热(燥)乃火之渐,火乃热之极,火热之邪,极易迫津外溢,燔灼阴液,使阴虚津乏。热聚于下焦,致热结肠燥,便秘火结。燥有内燥与外燥之分,诱发肛裂致病,多见于内燥。常因恣饮醇酒,特别是过食辛辣炙煿之品,以致燥火内结,燥邪易耗伤津液,津亏无以下润大肠,则肠燥便秘,大便秘结不通,排便困难,损伤肛门。故《医宗金鉴》曰:"肛门围绕,折纹破裂,便结者,火燥也。"另因燥热之邪易侵入筋肉,致使筋肉挛缩,影响气血运行,造成局部气血不足而失其荣养,故一旦形成肛裂则久难愈合。

湿(寒)邪犯病,多由恣食生冷、肥甘厚味。煎炸肥腻之品损伤脾胃,致湿寒内生,阻碍气机,升降失常,经络阻滞,局部气血运行不畅,失去气血的濡润而久溃不愈。

2.饮食不节

《素问·生气通天论》说:"因而饱食,筋脉横解,肠澼为痔。"饮食则以适量为宜,饥饱无常即会导致人体脏腑功能失调,发生疾病;过饥会因摄食不足,而气血生化之源不足,气血得不到足够的营养补充,久则亏虚而致病;反之若饮食过度,超越了机体的正常消化和排泄功能,也会导致脾胃损伤,运化失职,食积停聚,淫邪内生,累及大肠和肛门而发病。另外,饮食不可偏嗜,以防引起部分营养物质缺乏,导致机体阴阳的偏盛偏衰,从而诱发本病。如过食辛辣刺激性食物,如葱、蒜、辣椒、芥末或嗜酒过量,均可热极生燥,又可化燥伤阴,以致便秘出血、肛门疼痛。故《太平圣惠方》载有:"夫酒痔者,由人饮酒过度,伤于肠胃之所成也,夫酒性酷热,而有大毒,酒毒责于脏腑,使血脉充溢,积热不散,攻壅大肠,故令下血。"

3.劳逸失当

人体长久负重劳累,得不到正常的养息,或劳累太过,摄生不当,伤及正气,则可损伤机体诱发疾病。《医门补要》曰:"盖劳碌忍饥,或负重远行,及病后辛苦太早,皆伤元气……。"如恣情纵欲,耗力伤神,疲劳过重,肾精亏损,下元不固,可导致大便秘结,肛门疼痛。反之若贪图安逸,缺乏运动,脾胃及脏腑功能呆滞,亦可导致气血运行不畅,机体能力衰退,形成便结便秘。正如《外科启玄》曰:"夫痔者滞也,盖男女皆有之,富贵者因于酒色,贫贱者劳饥饱,僧道者食饱而久坐。"凡此等,无不为健康之大忌。何谈肛裂否?人体只有进行正常的运动和得到适当的休息,乃动静有常,起居有规,劳逸结合,才有助于气血畅流运通,体力增强,减少肛裂等疾病的发生。

4.气血虚衰

气虚主要以脾胃功能失常、中气不足多见,气虚无力推动,则大便传送无力,故排便困难;血虚可因失血过多或脾胃功能失调,以致摄取营养不足,生化之源亏乏而统摄无权,导致大便干结,损伤肛门而出血。同时气血相依,血虚气亦不足,气虚则血行缓慢无力,力尽血枯,使肠道缺乏滋润而大便干燥,肛管溃破疼痛。

综上所述,肛裂的发生与多种因素有关。病变的部位主要在肛门,但是传统医学的理论,肛裂又与"肺"有相当密切的关系。中医讲"肺与大肠相表里",大肠或肛门的正常生理功能又依赖于肺气的宣肃,若肺气失宣失降,皆可导致糟粕结滞,日久则积热不散,攻壅大肠,导致便秘,殃及肛门。

(二)西医病因与病机

1.解剖因素

肛门外括约肌的皮下部为环形纤维,其浅层起自尾骨。肛门外括约肌的浅层纤维向前走行至肛门后方分成2条肌束,分别环绕肛管两侧,向前方汇合附着于会阴体,在肛管的前方和后方形成2个三角形间隙,呈"V"形区,成为生理上的薄弱区。此处多为纤维韧带组织,血液供给较差,皮肤坚韧、弹性降低、脆性增强,容易撕裂损伤形成溃疡。

肛提肌大部分附着于肛管两侧,对肛管的两侧有较强的支持作用,对前后的支持作用较弱,因此肛管的前部和后部不及两侧坚固。加之直肠末端由后向前弯曲至肛门,使肛管与直肠形成了一个直角连通,当粪便排出并通过肛管时,肛管后壁承受的压力较强,当患者用力排出干硬的粪块时,无肌肉支持的薄弱区首先受到损伤,而肛管部位又为人体敏感区之一,受伤后的肛管容易受到刺激从而导致括约肌痉挛,影响局部血运和伤口的引流畅通。解剖的这一特点是导致肛裂容易发生而又极易发生于后位的原因之一。

2.外伤因素

外伤为肛裂的直接因素,而裂伤可视为本病的初期病变。外伤因素包括干硬的粪块或异物;误食入的鸡骨、鱼刺等造成肛管皮肤损伤;女性分娩时撕裂肛管,或因肛门局部检查时过度扩张肛管及器械操作不当,造成机械性损伤。而机械损伤更易使脆弱或正常组织遭受炎症的损害,二者互为因果,加之肛管皮肤一旦损伤就极不容易愈合,其原因是排便时粪便对肛门括约肌产生机械性刺激,导致括约肌痉挛,局部组织缺血,营养不良,创面经久不愈。

3.感染因素

感染是诱发肛裂的主要原因,多因邻近的组织感染,主要为肛管上端齿线部位的一些特殊结构的感染,如肛窦、肛门瓣、肛乳头、肛腺等,最主要为肛门后正中的肛窦感染。因肛窦呈漏斗形,开口向上,底面向下,底深而宽大并向外方伸展,细菌易于繁殖扩散。炎症直接向肛管皮下蔓延,形成皮下脓肿,脓肿破溃后创面久不愈合而形成肛裂。肛门瓣又容易被干硬的粪块推动、擦伤,使局部感染后导致肛腺阻塞化脓。另外尚有直肠息肉、肥大肛乳头炎、直肠炎、梅毒、结核、白浊、软下疳等由于局部炎症刺激、肛门括约肌痉挛、局部血液供应较差,亦是造成肛管容易溃破、裂伤的原因。

4.痉挛因素

过去人们普遍认为,肛门括约肌痉挛是引起肛裂病变的原因之一,而括约肌痉挛学说中最主要部分是指肛门外括约肌皮下部。肛门括约肌正常时柔软,弹性较强,容易扩张,如果发生病理变化,则多为纤维化而失去柔软的弹性。于是在肛门外括约肌浅层"V"形薄弱区下端呈现一无弹力的横门,干硬的粪块通过肛管时,肛门外括约肌浅层于后位出现明显的薄弱点,肛管表层于该部位缺乏组织给予坚强的支持,易破损出现裂伤。加之其下端紧缩的外括约肌皮下部形成的横门,使其引流不畅,裂口难以愈合而形成慢性溃疡。

5.肛管狭窄因素

有学者认为有些患者的先天性肛门狭窄与盆内脏器或组织发育不全有关,最常见的原因是直肠下端及括约肌先天性发育不全和蜷缩的结果。目前,先天性肛门狭窄已不多见,手术或外伤造成的肛管狭窄,久服泻药而使肛门肌肉挛缩狭窄,均可导致排便时粪便通过困难,而屏气努挣,致肛管外伤,诱发肛裂。

6.其他因素

(1)肛门周围皮肤病:如肛周湿疹、皮炎、肛周真菌感染以及肛门周围尖锐湿疣,或肛门周围过敏性疾病引起的肛门瘙痒等,均可导致肛管皮肤角化、脱屑、粗糙失去弹性,当患者有排便动作时,容易发生肛管裂伤而形成肛裂。

因肛周皮肤病诱发的裂伤可发生在肛管皮肤的任何部位,也不局限于一个,临床多与皮肤病损害的位置和程度有关。

(2)排便习惯因素:有的患者尽管无便秘,但习惯于屏气排便,以暴力排便动作将蓄积在直肠内的粪团强行挤压通过肛门排出体外,尤其当粪块坚硬时,因排出困难,使粪团对肛门的冲击扩张力增加,因此肛管必然承受较强的压力,极易造成组织撕裂性损伤,由此形成创伤性溃疡。

(3)女性分娩因素:产妇由于产程中胎儿下降时的压迫,迫使直肠内的粪便强行外溢,造成肛管损伤,加之分娩时阴道极度扩张,使肛门外括约肌前方的肌纤维发生部分断裂,抵抗能力因此减弱而形成溃疡,也是形成肛裂的基本原因。由该原因形成的肛裂多位于肛管的正前方。

二、临床表现

肛裂主要有三大症状,即疼痛、便血、便秘。但随着病情的发展,可伴有肛门潮湿、肛门瘙痒,甚至引起全身症状,严重影响患者的日常生活、工作及学习等。

(一)疼痛

疼痛是肛裂的主要症状,表现为典型的伴随排便而出现的周期性疼痛。初期表现为便时痛,便后痛减。后期不仅便时痛,且便后疼痛不减,甚至加重,可持续数小时甚至到下次排便时间。其疼痛特点非常明显,即开始排便时疼痛,排便后有一短暂疼痛减轻的间歇期,接着又出现更加剧烈的持续疼痛,形成所谓的"肛裂疼痛周期"或"周期性疼痛"(图 5-1)。排便时的疼痛一般认为是创伤性疼痛,便后持续疼痛多是内括约肌痉挛所致,直至内括约肌疲劳,疼痛才会缓解。

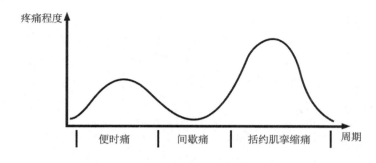

图 5-1　肛裂周期性疼痛

疼痛发作期,便时疼痛十分显著,患者常形容像是排"玻璃碴"样疼痛,便后常迫使患者卧床休息或静止休息,严重影响着患者的日常生活、工作及学习等。慢性期患者已能忍受排便时的疼痛,但少数患者在打喷嚏、咳嗽和排尿时也可发生肛门疼痛,可能与肛乳头肥大、粪便残渣附着或肛隐窝炎等有关。

(二)出血

肛裂的出血时有时无,主要由粪便损伤创面所致,一般出血量不多,粪便干硬时可见大便带血、滴血或手纸带血,血色鲜红。

(三)便秘

肛裂患者多伴有便秘,便秘既是肛裂的发病原因之一,又是肛裂的主要伴随症状。因肛裂患者恐惧排便时疼痛,常有意推迟排便时间,减少排便次数,结果使粪便在直肠内停留时间延长,水分被完全吸收,大便变得越发干硬,再次排便就会更加损伤裂口,疼痛加重,形成"疼痛→恐惧排便→久忍大便→粪便水分被重吸收→粪便愈加干燥→再次排便时裂口损伤更深→疼痛更加剧烈",以致形成恶性循环。为使大便变软,患者多长期服用泻药,还会因长期腹泻,致肛管狭窄,或形成泻药依赖性便秘。此种便秘称为直肠型便秘,粪便堆积于直肠处,滞留过久,排出困难,患者有肛门下坠感、排便不净感、残留感,直肠指诊可触及粪块,但患者排便意识淡漠,不能及时地对进入直肠的粪便产生排便反射。

(四)瘙痒

一般肛裂创面只有少量血清样分泌物,创面常可继发感染,形成肛缘脓肿或皮下瘘,肛裂创面和皮下瘘的分泌物多为脓性,可刺激肛缘皮肤引起肛门湿疹和肛门瘙痒,并污染内裤,自觉肛门潮湿,瘙痒不适等。

(五)全身症状

剧痛可影响患者休息,加重精神负担,甚至引起自主神经功能紊乱,有的患者会因排便恐惧,有意减少进食量,长期下去,可引起轻度贫血和营养不良,女性还可出现月经不调,腰骶部疼痛,肛裂感染期可有发热、肿痛和流脓血等症状。

(六)肛裂的临床分类

1.根据肛裂发病的缓急分类

(1)急性肛裂:肛裂裂口新鲜,无肛乳头肥大、裂痔等并发症。

(2)慢性肛裂:肛裂裂口陈旧,形成溃疡,合并有创口硬结、肛乳头肥大、裂痔。

2.根据肛裂发病的病程分类

(1)早期肛裂:裂口新鲜,尚未形成慢性溃疡,疼痛较轻。

(2)陈旧肛裂:裂口已呈棱形溃疡,同时有前哨痔、肛隐窝炎或肛乳头肥大,并有周期性疼痛。

3.根据肛裂创面的情况分类

(1)Ⅰ期肛裂:新鲜肛裂或早期肛裂,肛管皮肤表浅损伤,创口周围组织基本正常。

(2)Ⅱ期肛裂:肛管已形成溃疡性裂口,但尚无合并症,无肛乳头肥大、前哨痔及皮下瘘。

(3)Ⅲ期肛裂:裂口呈陈旧性溃疡,合并肛乳头肥大、前哨痔。

(4)Ⅳ期肛裂:裂口呈陈旧性溃疡,合并肛乳头肥大、前哨痔、皮下瘘和肛隐窝炎。

三、治疗

(一)中医治疗

1.辨证论治

(1)血热肠燥:大便两三天一行,质干硬,便时肛门疼痛,便时滴血或手纸染血,裂口色红,腹部胀满,溲黄。舌偏红,脉弦数。治宜清热润肠通便,方用凉血地黄汤合脾约麻仁丸。

(2)阴虚津亏:大便干结,数天一行,便时疼痛点滴下血,裂口深红。口干咽燥,五心烦热。舌红,苔少或无苔,脉细数。治宜养阴清热润肠,方用润肠汤。

(3)气滞血瘀:肛门刺痛明显,便时便后尤甚。肛门紧缩,裂口色紫暗,舌紫暗,脉弦或涩。治宜理气活血,润肠通便,方用六磨汤加红花、桃仁、赤芍等。

2.坐浴法

(1)1：5 000 的高锰酸钾溶液坐浴,每天 1～2 次。

(2)芒硝、金银花、马齿苋各 30 g,牡丹皮、红花、荆芥、防风各 10 g,煎水坐浴,每天 1～2 次。瘙痒时可加花椒 10 g,苦参 30 g,白矾 10 g,煎汤熏洗,每天 1～2 次。

(3)十味熏洗汤：车前草 45 g,枳壳 20 g,五倍子、黄柏各 30 g,无花果 60 g,薄荷、荆芥、威灵仙、艾叶各 15 g,煎汤熏洗,每天 1～2 次。

(4)祛毒汤：马齿苋、瓦松各 15 g,川文蛤、川椒、苍术、防风、葱白、枳壳、侧柏叶各 9 g,芒硝 30 g,煎汤熏洗,每天 2 次。

(二)西医治疗

1.一般治疗

(1)饮食调理：避免饮食辛辣刺激、煎炸油腻之品,多食蔬菜、水果,多饮白开水,保持大便通畅。

(2)情志调理：消除恐惧心理,树立积极应对的信心,防止久忍大便形成恶性循环。

2.口服药物治疗

口服轻泻药,避免便秘,是肛裂保守治疗的基本原则,若能避免粪块对肛管的损伤,多数表浅性肛裂常可不用任何治疗而愈合,可口服酚酞片、番泻叶等,但不能单纯依靠服用泻药,长期服用泻药,可形成顽固性泻药依赖性便秘,而且长期腹泻还会引起肛管狭窄,所以服用泻药的时间不宜过长,最好是通过饮食调理和定时排便,保持大便通畅。

3.外用药物治疗

(1)敷药法。①蛋黄油：以熟蛋黄在文火上煎,完全碳化后,继续煎,即可有黑红色浓稠蛋黄油,清洁肛门后,外用于肛裂创面,每天 1～2 次。②黄连膏：黄连粉、地榆粉各 15 g,冰片 0.5 g,上药加麻油 1 000 mL 调和即成,外涂肛裂创面,每天 2 次。③生肌膏：冰片 1 g,煅龙骨、儿茶、象皮面、炙乳香、炙没药、血竭、赤石脂各 3 g。上药研细末,混匀,外撒患处。④其他：如红霉素软膏、马应龙麝香痔疮膏外涂患处,或局部涂抹利多卡因乳膏等药物。

(2)腐蚀法：陈旧性肛裂可用 10% 硝酸银溶液或硝酸银棒,涂抹溃疡创面,然后用生理盐水冲洗,通过烧灼作用,将肛裂的老化组织去掉,重新生长出新的组织。

4.局部封闭治疗

(1)长效止痛剂封闭治疗：药物选复方薄荷脑注射液或复方亚甲蓝制剂。肛周消毒,距肛裂下端 1 cm 处进针,针头由浅入深达到肛门括约肌,沿肛裂基底及两侧作扇形注射,每次 5～10 mL,每周 1 次,注射 1～2 疗程即可痊愈。

(2)乙醇封闭治疗:由于乙醇可引起神经组织纤维形态上明显的退行性变化,因此有人称此法为一完美的化学"神经切断术"。肛裂处先后注射普鲁卡因和乙醇,由于乙醇对神经组织的影响,解除了疼痛和括约肌痉挛,增进了组织营养,兴奋了再生过程,因此收到应有的效果。具体操作为局部消毒后,在距肛裂外端 1 cm 处注入 0.5%～1.0% 利多卡因 10 mL,浸润于肛门皮下组织和部分括约肌内,针头不必取出,继而将 70%～95% 的乙醇 1 mL 注于裂损下 1 cm 深处。

(3)其他封闭治疗:尚有激素封闭法、消痔灵封闭法、复方枸橼酸钠注射液封闭法等,具体操作方法大致相同。

5.肛管扩张器治疗

使用扩张器放入肛管内,则可扩张肛管,预防括约肌痉挛,又可保持肛裂创面肉芽组织从基底向外生长,促进肛裂愈合。一般扩张器每天扩张 2 次,每次 1～2 分钟。

6.手术治疗

一般肛裂初期,大多不必手术治疗,保守治疗即可治愈。若病程日久,溃疡久不愈合,边缘增生、肥厚、坚硬,或伴有裂痔、肛乳头肥大、皮下瘘时,均需手术治疗才能治愈。手术适应证:①肛裂经保守治疗无效者。②伴有裂痔、肛乳头肥大者。③伴有裂口边缘脓肿或皮下瘘者。④溃疡边缘肥厚、坚硬,久不愈合者。⑤伴有肛门中重度狭窄者。

肛裂手术前应排空大便,或术晨清洁灌肠。局部麻醉或骶管麻醉者一般不需禁食水,正常饮食即可。若采用脊椎麻醉或硬膜外麻醉时,术前 6 小时应禁食水,肛门局部毛发旺盛者应术区备皮。对于少数患者精神紧张者,术前晚可给予地西泮口服或肌内注射,以保证良好的精神状态。

(1)肛门扩张术:适用于没有前哨痔及其他并发症的 I 期肛裂。①手术方法:患者取侧卧位或截石位,肛周常规消毒麻醉成功后,术者将戴有无菌手套的双手示指、中指涂以润滑剂,先将右手示指伸入肛内,再伸入左手示指,两手腕部交叉或不交叉缓缓扩张肛管两侧,接着逐渐伸入两手中指,呈四指扩肛。扩张时间不限,一般维持扩张 3～5 分钟。扩肛时用力应均匀,切忌快速、粗野,以免造成皮肤及黏膜撕裂。本法简单易行,无严重并发症和痛苦。②并发症:扩肛用力过猛,可再次造成肛管及黏膜损伤,致使裂口更大,甚至形成血肿,创面愈合后形成瘢痕,引起肛门狭窄。若用力过猛,内括约肌断裂严重,也可造成肛门失禁。

若扩肛不到位,达不到治疗目的,术后复发率高。

(2)肛裂挂线术:适用于伴有潜行性瘘管的肛裂患者。①手术方法:患者取侧卧位或截石位,肛周常规消毒麻醉成功后,用大圆针 7 号或 10 号丝线从肛门裂口下端 0.2～0.5 cm 处进针,贯穿肛裂基底部后从裂口上缘 0.2 cm 处出针,将贯穿丝线一端系一橡皮筋并引出,两端收紧结扎,结扎区及附近注射少量复方亚甲蓝长效止痛剂,外盖无菌纱布即可。橡皮筋约 1 周左右自行脱落,局部常规换药。②并发症:橡皮筋结扎不紧,长时间不脱可致肛周皮肤过敏,出现潮湿、瘙痒等。

(3)肛裂切除术:适用于Ⅱ～Ⅳ期肛裂,即切除增殖的裂缘、前哨痔、肥大的肛乳头及皮下瘘等,或切断部分内括约肌。该法能一次根治,具有创面引流良好,复发率低等优点。①手术方法:患者取侧卧位或截石位,肛周常规消毒麻醉成功后,在肛裂正中做纵向切口,上自齿线,下到肛缘偏外 0.5～1.0 cm,切开深度以切开溃疡中心,切断部分内括约肌至手指无紧缩感为度,此时肛管可容纳两指。同时将裂痔、肥大肛乳头、瘘管甚至充血水肿的肛隐窝一并切除,再将溃疡边缘的结缔组织切除,修剪创缘。用止血纱布或吸收性明胶海绵压迫创面,肛内置入排气管,加压包扎固定即可。②并发症:切口过小或切除增殖组织不全,容易复发;切口过大,愈合时间延长;切断括约肌过多,可致肛门收缩功能下降,出现漏液、漏便等现象。

(4)纵切横缝术:适用于Ⅱ～Ⅳ期肛裂,特点是恢复快。①手术方法:患者取侧卧位或截石位,肛周常规消毒麻醉成功后,上自齿线、下至肛缘将肛缘及其下病理组织切除,切断栉膜及部分内括约肌,同时将裂痔、肛乳头及瘘管一并切除,潜行分离切口边缘皮肤及黏膜,然后用细丝线或可吸收线将黏膜与皮瓣做横行缝合 3～5 针,缝合时张力不宜过紧。张力过大时,可在肛缘外 1.0～1.5 cm 处与缝合口做一平行减张切口,此切口开放或纵向缝合,术后用止血纱布或吸收性明胶海绵覆盖,肛内置入排气管,加压包扎固定。②并发症:切除缝合后应控制饮食,减少排便次数,宜继发感染形成脓肿,甚至延长愈合时间。

(5)括约肌切断术:切断部分括约肌肌束以消除或减轻括约肌的痉挛,从而达到治疗的目的。目前采用较多的是后位内括约肌切断术和侧位内括约肌切断术,无论哪种手术,均在肛管外侧 1.5 cm 处局部麻醉下将肛门内括约肌在后位或侧位切断,注意被挑出切断的肌束要深达齿线,并将肥大肛乳头和皮下瘘一并切除。

1)后位内括约肌切断术。①手术方法:患者取侧卧位或截石位,肛周常规消毒麻醉成功后,用双叶肛门镜或用 2 把组织钳牵拉,充分暴露后正中位裂口,直接经肛裂处切断内括约肌下缘,切口上至齿线,下至肛缘,同时切除并发的裂痔、肛乳头及肛瘘等,术后创面开放,外敷止血纱布或吸收性明胶海绵,包扎固定。②并发症:创面损伤大,愈合时间长。

2)侧位内括约肌切断术。①手术方法:患者取侧卧位或截石位,肛周常规消毒麻醉成功后,在肛门左侧或右侧距肛缘 1.0～1.5 cm 处做一弧形切口,长约 2.0 cm,显露内括约肌后,在直视下用剪刀将内括约肌剪断,查无出血后缝合伤口。②并发症:止血不彻底易形成血肿,切口易并发感染形成脓肿。

(6)皮瓣移植术:国外做肛裂皮瓣移植术较多,操作复杂且恢复快,但不易成功,临床上应用不多。①手术方法:患者取侧卧位或截石位,肛周常规消毒麻醉成功后,沿肛裂正中起自齿线上方 0.5 cm 处,做一纵切口直至肛缘,切断部分内括约肌肌纤维,并在肛缘外作分叉切口使呈例"Y"形,再将肛门外的倒"V"形皮片游离,将皮片尖端向肛管内牵拉,并缝合于肛管内的纵切口处,使倒"Y"形切口变成倒"V"形缝合口,缝合后肛管应容纳两指为度,术后用止血纱布或吸收性明胶海绵覆盖,肛内置入排气管,加压包扎固定。②并发症:术后切口感染或并发皮下脓肿,致皮瓣移植失败。

参 考 文 献

[1] 秦微,王彩霞.历代名家脾胃病医论医案集萃[M].北京:人民卫生出版
社,2022.

[2] 张文高.严控血糖远离并发症[M].北京:中国纺织出版社,2021.

[3] 张远声,张冬,张涛,等.便秘轻松解运动内脏自然排便法[M].北京:中国中
医药出版社,2018.

[4] 李合国,尹国有.脾胃病中医辨治思路与误治解析[M].北京:中国医药科技
出版社,2022.

[5] 李丙生,张晓慧.消化系统那些事 便秘腹泻防治常识问答[M].北京:中医古
籍出版社,2021.

[6] 盛芝仁.远离便秘轻松常在[M].北京:人民卫生出版社,2020.

[7] 张文高.脾胃好了 病就少了[M].北京:中国纺织出版社,2021.

[8] 江田证.告别便秘饮食＋理疗＋中医调养[M].北京:北京科学技术出版
社,2021.

[9] 钟晓莉,黄琴,唐颖丽.中医护理理论与实践指南[M].成都:西南交通大学出
版社,2021.

[10] 魏玮.消化系统疑难病:便秘的中西医整合方略[M].北京:科学出版
社,2020.

[11] 于永铎,尹玲慧,姚秋园.便秘古代医方荟萃[M].沈阳:辽宁科学技术出版
社,2018.

[12] 刘佃温,杨会举,颜帅.便秘防与治[M].郑州:河南科学技术出版社,2023.

[13] 梁繁荣,赵凌.穴位敏化研究与应用[M].上海:上海科学技术出版社,2021.

[14] 李金顺,朱林存,李婷.新编实用痔瘘学[M].北京:科学技术文献出版
社,2022.

［15］王真权.中医谈肛肠保健［M］.北京:科学技术文献出版社,2021.

［16］吴作友.肛肠外科疾病手术治疗策略［M］.开封:河南大学出版社,2019.

［17］赵春杰.告别便秘［M］.北京:华龄出版社,2021.

［18］于永铎,周天羽,尹玲慧.便秘预防调理手册［M］.沈阳:辽宁科学技术出版社,2022.

［19］李博.调好肠胃百病消［M］.天津:天津科学技术出版社,2022.

［20］李平华,孟祥俊.黄帝内经针刺疗法［M］.郑州:河南科学技术出版社,2021.

［21］张虹玺,王莉,张国胜.中医防治便秘手册［M］.沈阳:辽宁科学技术出版社,2019.

［22］毕尚青,吴凡伟.老年常见病诊疗手册［M］.广州:广东科学技术出版社,2021.

［23］刘绍能,姚乃礼,刘绍能.中医消化科医师处方手册［M］.郑州:河南科学技术出版社,2020.

［24］李师,梁秋.李师教授肛肠病诊治学术经验集［M］.沈阳:辽宁科学技术出版社,2021.

［25］韩立杰.实用中医内科治疗［M］.长春:吉林科学技术出版社,2019.

［26］黄彩凤,刘芮,邓玉琴,等.老年人便秘体质因素分析［J］.护理研究,2023,37(02):347-350.

［27］石松艳,李毅平.基于中医古籍文献浅探便秘的辨证论治思路［J］.湖北中医杂志,2023,45(02):43-47.

［28］张升彦,张磊,朱良如,等.基于肠道菌群的慢性便秘治疗进展［J］.临床消化病杂志,2022,34(02):149-152.

［29］黄瑜,贾菲,陈鑫宇,等.慢性便秘的中西医诊疗概况［J］.中国肛肠病杂志,2022,42(11):78-80.

［30］袁伟琛,李慧杰,齐元富.中医药治疗恶性肿瘤相关性便秘研究进展［J］.山东中医药大学学报,2022,46(06):776-781.